T0224753

E. Hohmann ▮ A. B. Imhoff ▮ (Hrsg.)

Der Fuß des Läufers

E. HOHMANN A. B. IMHOFF (Hrsg.)

Der Fuß des Läufers

MIT 60 ABBILDUNGEN UND 22 TABELLEN

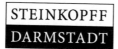

STEINKOPFF
DARMSTADT

Erik Hohmann, MD, FRCS, PhD
Division of Orthopaedic Surgery
Rockhampton Hospital
Canning Street
Rockhampton QLD 4700
Australia

Prof. Dr. med. Andreas B. Imhoff
Abteilung und Poliklinik für Sportorthopädie
TU München
Connollystraße 32
80809 München
Deutschland

ISBN-10   3-7985-1649-9 Steinkopff Verlag, Darmstadt
ISBN-13   978-3-7985-1649-6 Steinkopff Verlag, Darmstadt

Bibliografische Information der Deutschen Nationalbibliothek
Die Deutsche Nationalbibliothek verzeichnet diese Publikation in der
Deutschen Nationalbibliografie; detaillierte bibliografische Daten sind
im Internet über http://dnb.d-nb.de abrufbar.

Steinkopff Verlag Darmstadt
ein Unternehmen von Springer Science+Business Media

www.steinkopff.springer.de

© Steinkopff Verlag Darmstadt 2007
   Printed in Germany

Herstellung: Klemens Schwind
Umschlaggestaltung: WMX Design GmbH, Heidelberg
Satz: K + V Fotosatz GmbH, Beerfelden

SPIN 11825746   105/7231-5 4 3 2 1 0 – Gedruckt auf säurefreiem Papier

Vorwort

Laufen ist in Mode. Falsches Training oder mangelnde Vorbereitung auf einen Volks- oder Marathon/Halbmarathonlauf
führen zwangsläufig zu Verletzungen und/oder Überlastungsreaktionen. Diese Reaktionen finden sich meistens am Fuß und
Sprunggelenk. Dieses Buch soll dazu beitragen, dass nicht nur
der Arzt und Physiotherapeut, sondern auch der interessierte
Läufer und Trainer einen vertiefenden Einblick in die Biomechanik und Anatomie des Fußes und seiner Verletzungen bekommen. Auch Vorschläge zum richtigen Training und zur Erholung werden angeboten.

Die Idee zur Erstellung dieses Buches entstand durch das positive Feedback anlässlich der Münchner Fuß- und Laufkongres-
se, welche von der Abteilung für Sportorthopädie der Technischen Universität München organisiert werden. Die Vielfalt
der Themen, die in diesem Buch abgehandelt werden, spiegelt
das Interesse der Teilnehmer an diesen Kongressen wieder. Wir
waren in der Lage, renommierte Fachleute aus aller Welt als
Autoren zu gewinnen. Daher kommen im Text einige englische
Fachbegriffe vor, die schwer ins Deutsche zu übersetzen sind.
Diese Begriffe werden im Glossar näher erklärt und können
dort nachgeschlagen werden.

Unser Dank gilt in erster Linie den Autoren, die trotz aller Verpflichtungen noch Zeit fanden, an diesem Buch mitzuwirken.
Wesentlicher Dank gebührt Herrn Dr. med. Adrian Schmid und
Frau Dr. med. Felicitas Röder für die Übersetzung und Über-
arbeitung der englischen Manuskripte. Ein besonderer Dank
geht an Frau Dr. G. Volkert, Steinkopff Verlag, für die Unterstützung bei der Herausgabe dieses Buches.

Rockhampton und München,   E. Hohmann
im Herbst 2006   A. B. Imhoff

Inhaltsverzeichnis

▌ Verletzungen

▌ Training und Rehabilitation

Autorenverzeichnis

RAMI ABBOUD, MCh (Orth), PhD

Senior Lecturer and Director Foot Pressure Analysis and Gait Analysis Laboratories Course Director Master of Orthopaedic Surgery (MCH Orth), Tayside Rehabilitation Technology Centre, Ninewells Hospital and Medical School, University of Dundee, Scotland, UK

Section of Orthopaedics & Trauma Surgery TORT Centre, Ninewells Hospital & Medical School Dundee DD1 9SY, United Kingdom

SIMON BARTOLD, BSc (honours)

Sports Pediatrist and Research Fellow, University of South Australia

202 Kensington Road Marryatville 5068, Australia

ADAM L. BRYANT, PhD

Lecturer, Centre for Health, Exercise and Sports Medicine, School of Physiotherapy, University of Melbourne, Australia

The University of Melbourne School of Physiotherapy Centre for Health, Exercise and Sportsmedicine 202 Berkeley Street Victoria 3010, Australia

MANFRED L. DINGERKUS, MD, PhD

Abteilung und Poliklinik für Sportorthopädie des Klinikums rechts der Isar der Technischen Universität München

Aspire, PO Box 22287, Doha, Qatar

RALF FLEISCHMANN

Physiotherapeut des Bayrischen Sportverbandes, München

Gleichmannstraße 10 81241 München

SHEILA GIBBS, MSc

Senior Clinical Gait Analyst, Foot Pressure Analysis and Gait Analysis Laboratories, Tayside Rehabilitation Technology Centre, Ninewells Hospital and Medical School, University of Dundee, Scotland, UK

Section of Orthopaedics & Trauma Surgery TORT Centre, Ninewells Hospital & Medical School, Dundee DD1 9SY, United Kingdom

BIRGIT GRIMM

Physiotherapeutin und Sportwissenschaftlerin, Abteilung und Poliklinik für Sportorthopädie des Klinikums rechts der Isar der Technischen Universität München

Abteilung und Poliklinik für Sportorthopädie Connollystraße 32 80809 München

STEVEN HATCHER, MBChB,
MRCS
Department of Orthopaedic Surgery,
Royal Brisbane Hospital, University
of Queensland

Royal Brisbane and Women's
Hospital
Herston, Queensland 4029,
Australia

ERIK HOHMANN, MD, FRCS,
PhD
Associate Professor für Orthopädie,
Musculoskeletal Research Unit,
Central Queensland University,
Rockhampton, Australien

Division of Orthopaedic Surgery
Rockhampton Hospital
PO Box 4045
Rockhampton QLD 4700,
Australia

ANDREAS B. IMHOFF, MD
Professor für Orthopädie und chirurgische Orthopädie, Direktor der
Abteilung und Poliklinik für Sportorthopädie des Klinikums rechts
der Isar der Technischen Universität
München

Abteilung und Poliklinik
für Sportorthopädie
Connollystraße 32
80809 München

BERNHARD MORIGGL, MD
Anatomische Anstalt, Ludwig-
Maximilians-Universität, München

Anatomische Anstalt
Lehrstuhl 1
Pettenkoferstraße 11
80336 München

TIM NOAKES, MBChB, MD
Professor of Exercise and Sports
Science, Research Unit for Exercise
Science and Sports Medicine,
University of Cape Town,
South Africa

University of Cape Town
Faculty of Health Sciences
Private Bag
Rondebosch, Cape Town,
South Africa

REINHARD PUTZ, MD, PhD
Professor für Anatomie,
Anatomische Anstalt, Ludwig-
Maximilians-Universität, München

Anatomische Anstalt
Lehrstuhl 1
Pettenkoferstraße 11
80336 München

PETER REABURN, PhD
Associate Professor und Exercise
Physiologist, Head School of Health
and Human Performance, Central
Queensland University, Rock-
hampton, Australia

School of Health and Human
Performance
Central Queensland University
Bruce Highway
North Rockhampton, QLD 4702,
Australia

KEVIN TETSWORTH, MD, FRACS
Associate Professor of Orthopaedic
Surgery, Director Department of
Orthopaedic Surgery, Royal Brisbane
Hospital, University of Queensland

Royal Brisbane and Women's
Hospital
Herston, Queensland 4029,
Australia

CHRIS N. VAN DIJK, MD, PhD
Professor für Orthopädie,
Orthopaedic Research Centre,
University of Amsterdam,
Netherlands

Department of Orthopaedic
Surgery
Academisch Medisch Centrum
Meibergdreef 9
1105 AZ Amsterdam,
Netherlands

SIMONE WALDT
Institut für Röntgendiagnostik,
Klinikum rechts der Isar,
Technische Universität München

Institut für Röntgendiagnostik
Ismaningerstraße 22
81837 München

PETER WIMMER
Orthopädie Schuhtechniker,
Rosenheim

Innstraße 20
83022 Rosenheim

KLAUS WOERTLER
Institut für Röntgendiagnostik,
Klinikum rechts der Isar,
Technische Universität München

Institut für Röntgendiagnostik
Ismaningerstraße 22
81837 München

HANS ZOLLINGER, MD, PhD
Professor für Orthopädie, Universität
Zürich, Schweiz

Bahnhofstraße 56
8001 Zürich, Schweiz

Glossar

Accelerated recovery
beschleunigte Erholungsphase

Enhancing recovery
Verbessern der Erholung

Flat foot
Plattfuß, auch Teil der Standphase, wenn der gesamte Fuß Bodenkontakt hat

Forefoot
striker Läufer, der initialen Bodenkontakt mit dem Vorfuß herstellt

Heart rate monitor
Pulsuhr, um die Herzfrequenz zu messen

Heel off
Teil der Standphase. Die Ferse verliert gerade Bodenkontakt

Heel striker
Läufer, der initialen Bodenkontakt mit der Ferse herstellt

High stepping gait
Durch die Parese des Peronealnervs wird das Knie und die Hüfte extrem gebeugt, so als ob man eine Treppe hochsteigt

Initial swing
Beginn der Schwungphase

Loading response
Antwort und Adaption des Fußes auf Bodenkontakt

Long slow distance
lange langsame Ausdauerläufe

Malicous malalignment syndrome
so genannte maligne Fehlstellung der unteren Extremitat mit Innenrotation des Oberschenkels, schielende Kniescheibe, X-Beine, Außenrotation des Unterschenkels und Plattfüße

Metatarsal Bar
Dies entspricht einer Erhöhung der Einlage im mitteleren Teil des Schuhes vom Mittelfuß bis zum Zehenraum. Damit wird das Quergewölbe angehoben.

Microdamage threshold
Grenzwert oder Schwelle oberhalb Mikroschäden vom Körper nicht mehr repariert werden können und zu Dauerschaeden führt.

Midfoot striker
Läufer, der beim initialen Bodenkontakt mit dem gesamten Fuß auftritt

Mid stance
Teil der Standphase. Der gesamte Fuß hat Bodenkontakt

Mid swing
Die Mitte der Schwungphase

Overcompensation
Überkompensation

Pre swing
Phase des Gangzyklus unmittelbar nachdem die Zehen den Boden verlassen

Rocker bottom
Abrollrampe. Dabei wird der Mittelteil des Schuhs unterfüttert und der Vorfußbereich entlastet

Slow basic multicellular unit
mehrzellige Zelleinheit mit langsamen metabolischem Umsatz, welche für die Reparatur von Knochen und Knorpel verantwortlich ist

Spacer
Platzhalter

Speed training
Lauftraining mit hoher Geschwindigkeit (Tempoläufe)

Squeeze
Zusammendrücken

Terminal swing
Ende der Schwungphase

Tilt
Verkippung

Toe box
Teil des Laufschuhs. In diesem Teil werden die Zehen untergebracht(Zehenraum), daher der Begriff Box für die Zehen (toes)

Toe off
Letzte Phase der Standphase. Der Großzeh verlässt gerade den Boden und geht in die Schwungphase über

Too far, too fast too soon
zu weit, zu schnell, zu früh

Thrust
Schub oder Verschieben in eine bestimmte Richtung beim Belasten der Extremität

GRUNDLAGEN

■ Anatomie des Fußes

R. Putz, B. Moriggl

▌ Einleitung

Die Füße werden von den Menschen meist wenig beachtet, sind sie doch in Strümpfen und Schuhwerk verborgen oder stehen mit dem Schmutz der Erde in Berührung. Dabei sind sie ein zentrales Element unseres Selbstverständnisses als aufrechtgehende Wesen. Sie vermitteln die Relativbewegung zum Boden, erlauben vielfältige kräftige Bewegungen vom Treten bis zum Fußballspiel und halten zudem große Kräfte aus. Bei näherem Betrachten gerät man ins Staunen, mit wie wenig Material die Evolution ein so vielfältiges Werkzeug hervorgebracht hat. Abgesehen von Sprungbein und Fersenbein besteht der Fuß aus einer Handvoll zierlicher Knochen, zahlreichen Bändern und einer Reihe kleiner Muskeln. Eindrucksvoll sind die langen Sehnen der Unterschenkelmuskeln, die über die Gelenke hinwegziehen.

▌ Knöcherne Grundlage

Der Bauplan des Fußes ist dadurch charakterisiert, dass die hinteren Knochen übereinander und die vorderen nebeneinander angeordnet sind (Abb. 1). Der mediale Strahl beginnt mit dem Sprungbein (Talus), der auf dem Fersenbein (Calcaneus) sitzt und nach vorne über das Kahnbein (Os naviculare) und die drei Keilbeine (Ossa cuneiformia) in die drei medialen Mittelfußknochen (Ossa metatarsalia I–III) übergeht. Daran schließen sich die ersten drei Zehenknochen (Digiti I–III) an. Der laterale Strahl stellt die Verlängerung des Calcaneus dar und geht nach vorne in das Würfelbein (Os cuboideum), die beiden lateralen Mittelfußknochen (Ossa metatarsalia IV, V) und die beiden lateralen Zehenknochen (Digiti IV, V) über. Betrachtet man das knöcherne Skelett für sich allein, so entsteht das Bild einer medial gehöhlten Längswölbung.

Die Fußwurzelknochen (Ossa tarsalia) sind so zueinander eingestellt, dass eine angedeutete Querwölbung entsteht, die nach medial offen ist (Abb. 2). Nach distal hin verflacht diese Wölbung und wird gegen die Köpfchen der Mittelfußknochen hin nur mehr von den Weichteilen unterfüttert.

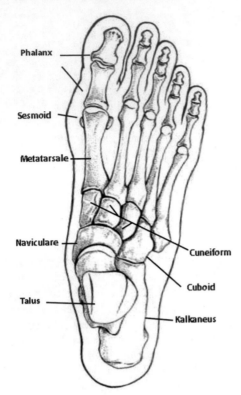

Phalanx

Sesmoid

Metatarsale

Naviculare

Cuneiform

Cuboid

Talus

Kalkaneus

Abb. 1. Fußskelett von dorsal

Die Wölbungen des Fußes sind keineswegs nur für die statische Belastung beim Stehen oder beim Gehen von Bedeutung. Sie bleiben auch beim Zehenstand und beim Auftreffen der Ferse auf dem Boden erhalten und sind gerade unter dynamischen Bedingungen Voraussetzung für einen günstigen Kraftfluss und insbesondere für eine Minimierung der Biegebeanspruchung der Mittelfußknochen (Abb. 3).

▌ Gelenke

In diesem Rahmen sollen die Gelenke des Fußes nicht im Detail auf ihre Bewegungsachsen und Bewegungsausschläge hin untersucht werden; ihre Beweglichkeit, abgesehen von den beiden Sprunggelenken, ist einfach zu komplex. Alle Gelenke aber tragen zur großen Verformbarkeit des Fußes bei. Deutlich fester sind nur die tarso-metatarsalen Verbindungen des ersten und zweiten Strahls.

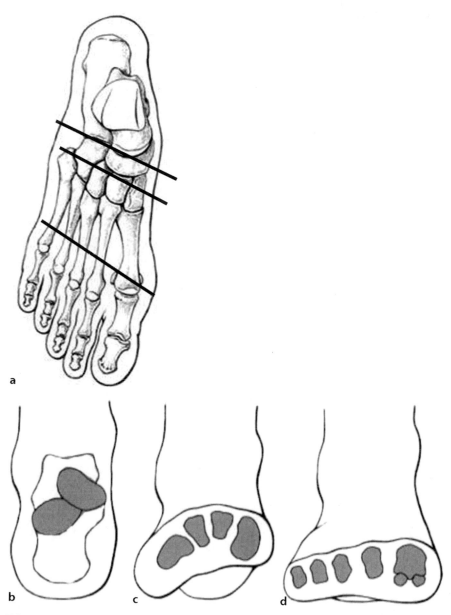

Abb. 2. Bauplan des Fußskelettes. **a** Schnittschema; **b** Querschnitt durch Talus und Calcaneus; **c** Querschnitt durch die Ossa cuneiformia und das Os cuboideum, **d** Querschnitt durch die distalen Anteile der Ossa metatarsalia

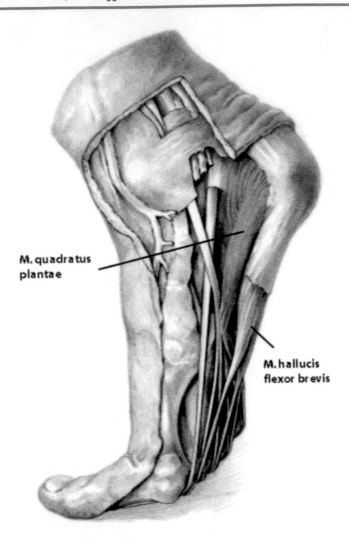

M. quadratus
plantae

M. hallucis
flexor brevis

Abb. 3. Fuß in der Absprungphase. Lange Sehnen und kurze Muskeln der Ansicht von medial

Sprunggelenke

Das obere Sprunggelenk (OSG, Articulatio talocruralis) besteht aus der Gabel der beiden Unterschenkelknochen (Malleolengabel), die die Trochlea tali umgreifen. Dieses Gelenk wird im Allgemeinen als Scharniergelenk bezeichnet, bei näherer Betrachtung zeigt sich jedoch, dass es gerade in relativer Plantarflexion eine über das Ausmaß einer „Wackelbewegung" hinausgehende Möglichkeit der medialen bzw. lateralen Abwinkelung besitzt. In der Endphase der Dorsalflexion versteift sich das Gelenk etwas, da die keilförmige Trochlea tali in der Malleolengaben gewissermaßen einge- klemmt wird. Durch diesen Mechanismus wird der Bandapparat der Syn- desmosis tibiofibularis gespannt und die Fibula in die Kraftübertragung einbezogen bis hin zur Articulatio tibiofibularis.

Die mediale Seite der Sprunggelenke wird von einer festen Bindegewebs- platte, dem Lig. deltoideum bedeckt. Es gliedert sich in vier Anteile und sichert ein mediales Abknicken (Abb. 4a, b). Gemeinsam werden sie bei der Belastung des Fußes beim Stehen und Gehen angespannt; die Endphase der Dorsalflexion wird von der Pars tibiotalaris anterior, die der Plantarfle- xion von der Pars tibiocalcanearis begrenzt.

Der Bandapparat der lateralen Seite ist wesentlich graziler (Abb. 4c, d). In der Dorsalflexion spannt sich das Lig. fibulotalare anterius, in der Plan- tarflexion das Lig. fibulotalare posterius. Nicht zu vergessen ist das Lig. ta- localcaneare interosseum, das im Sinus tarsi als mit zahlreichen Untertei- lungen in sich schraubig verdrehtes Band den Gelenkerhalt sichert.

Das untere Sprunggelenk (USG, Articulatio subtalaris und Articulatio ta- localcaneonavicularis) besteht einerseits aus dem Talus, dem ein komplexer

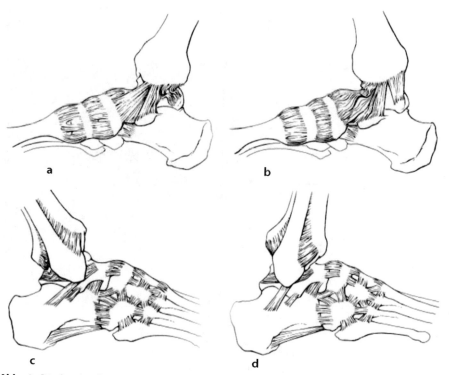

Abb. 4. Bänder der Sprunggelenke; **a, b** Ansicht von medial, **c, d** Ansicht von lateral. **a** Plan- tarflexion; **b** Dorsal flexion; **c** Plantarflexion; **d** Dorsalflexion

Gelenkkörper von Calcaneus und Os naviculare gegenübersteht. Ergänzt wird dieses Gelenk durch eine faserknorpelige Platte, die in ein festes Band zwischen Calcaneus und Os naviculare eingebaut ist, das Lig. calcaneonaviculare plantare (= Pfannenband, spring ligament; Abb. 5). Die Bewegung des unteren Sprunggelenkes erfolgt um eine schräg von vorne oben medial nach hinten unten lateral verlaufende Achse und wird als Supination und Pronation bezeichnet.

▮ Bänder des Fußes

Die großen Bänder des Fußes sind meist in Längsrichtung angeordnet und erreichen eine beträchtliche Dicke. Am auffallendsten gilt dies für die Plantaraponeurose (Abb. 5a), die – mit dem M. flexor digitorum brevis teilweise verwachsen – vom Tuber calcanei bis zu den Grundgelenken der Zehen zieht. Sie geht nach medial über in die derbe Faszie des M. abductor hallucis. Nach lateral lockert sie sich etwas auf, ihre Ausläufer ziehen in die Faszienloge der Kleinzehenmuskeln.

In der Kuppel des knöchernen Gewölbes breitet sich das Lig. plantarum longum (Abb. 4c, d) aus. Es entspringt als derbe Bindegewebsplatte von der gesamten Unterfläche des Calcaneus und zieht über das Os cuboideum

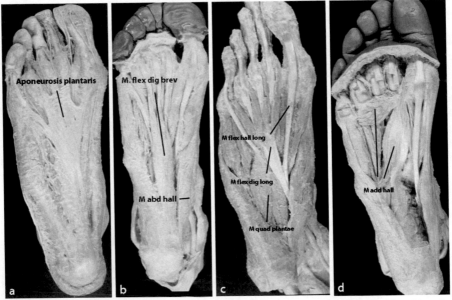

Abb. 5. Muskeln der Fußsohle. **a** Plantaraponeurose; **b** M. flexor digitorum brevis und M. abductor hallucis; **c** M. quadratus plantae und M. flexor digitorum longus; laterale Muskeln; **d** M. adductor hallucis und Mm. interossei

und das Os naviculare hinweg bis zur Basis der Mittelfußknochen. Nach medial geht es über in eine durch Faserknorpel durchsetzte Platte, die den Kopf des Talus im Bereich des unteren Sprunggelenkes unterstützt, das Lig. calcaneonaviculare plantare („Pfannenband"; Abb. 5).

Die drei Muskellogen des Fußes werden durch ebenfalls längs verlaufende, vertikal eingestellte Septen getrennt. Dadurch ergeben sich topographische Kompartimente (siehe Abb. 7)

Die kurzen Bänder des Fußes stellen jeweils direkte Verbindungen zwischen den Knochen her und besitzen dementsprechend sehr unterschiedliche Verlaufsrichtungen. An der Plantarseite sind sie nicht von den übergreifenden längeren Bandmassen des Lig. plantare longum zu trennen, an der Doralseite hingegen stellen sie ein fein differenziertes Netzwerk aus dar.

█ Muskeln des Fußes

█ **Lange Muskeln:** Auf der medialen Seite des Fußes ziehen die Sehnen der Mm. tibialis, posterior, flexor hallucis longus, flexor digitorum longus in Sehnenscheiden hinter dem Knöchel (Malleolus) zu ihren Ansätzen (Abb. 5, 6). Schon von der Mitte der Unterschenkelknochen spannt sich der M. soleus und die an ihn anschließende Achillessehne weit vom Skelett ab und erreicht die Oberkante des Tuber calcanei. Die Mm. fibulares ziehen ebenfalls in Sehnenscheiden um die dorsale Seite des lateralen Knöchels. Die

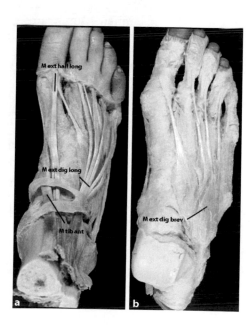

Abb. 6. Muskeln des Fußrückens. **a** M. tibialis anterior, M. extensor hallucis longus, M. extensor digitorum longus; **b** M. extensor digitorum brevis

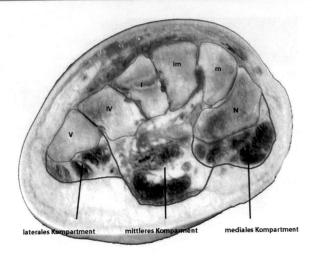

Abb. 7. Kompartimente des Fußes

Muskeln der Streckerloge des Unterschenkels, M. tibialis anterior, M. extensor hallucis longus und M. extensor digitorum longus ziehen geradewegs von der Nische zwischen Tibia und Fibula über die Sprunggelenke hinweg. Im Bereich des talokruralen Überganges werden die Muskelsehnen durch Verstärkungen der Faszien, die Retinacula, in ihrer Lage nahe dem Gelenk gehalten.

Ein Blick auf den Verlauf der langen Sehnen am Fuß zeigt, dass diese über viele Gelenke hinwegziehen und damit Bewegungen des Fußes als Ganzheit steuern können. Durch ihre große Kraftentfaltung üben sie eine erhebliche Druckwirkung in Längsrichtung auf die Elemente des Fußes aus. Etwas aus dem Rahmen fällt nur die Sehne des M. fibularis longus, die diagonal in der Tiefe der Fußsohle von lateral nach medial vorne zieht.

▮ **Kurze Muskeln:** Die kurzen Muskeln des Fußes lassen sich insgesamt in vier Gruppen unterteilen (Abb. 5, 6). Am Fußrücken liegt der M. extensor hallucis brevis und der M. extensor digitorum brevis. Beide Muskeln entspringen vom Calcaneus und den benachbarten Bändern und bedecken als unterschiedlich dick ausgebildete Muskelbündel den Fußrücken.

Die Muskeln der Fußsohle erstrecken sich in den drei vorher schon genannten Kompartimenten (Abb. 7). Zu den Muskeln der Eminentia plantaris medialis gehört der M. abductor hallucis, der M. flexor hallucis brevis mit seinen beiden Köpfen und das Caput obliquum des M. adductor hallucis. Die Eminentia plantaris lateralis umfasst den M. abductor digiti minimi, den M. flexor digiti minimi und den M. oponens digiti minimi. In der Mitte der Fußsohle liegt oberflächlich der M. flexor digitorum brevis, unter ihm der M. quadratus plantae mit seiner charakteristischen Einstrahlung in die Sehne des M. flexor digitorum longus. In der Tiefe der Fußsohle, dem Gewölbe eigentlich eng anliegend, finden sich die Mm. interossei. Quer zur Längsachse des Fußes eingestellt, liegt im distalen Bereich des Mittelfußes das Caput transversum des M. adductor hallucis.

∎ Topographie des Fußes

Drei Straßen von Leitungsbahnen charakterisieren die topographische Situation des Fußes. Am Fußrücken verläuft zwischen den Sehnen der Mm. extensor hallucis longus und extensor digitorum longus die A. dorsalis pedis, die vom N. fibularis profundus begleitet wird. Oberflächlich breitet sich der Endast des N. fibularis superficialis aus.

Zur Fußsohle ziehen die Gefäße und Nerven hinter dem Malleolus medialis durch den sog. Tarsaltunnel (Canalis tarsi). Knapp nach Passieren des Ursprungsgebietes des M. abductor hallucis teilt sich der N. tibialis zusammen mit der A. tibialis posterior in einen medialen und einen lateralen Anteil auf, die zum jeweiligen Fußrand ziehen. Die Arterien bilden knapp vor den Köpfchen der Mittelfußknochen eine bogige Anastomose und stehen ebenso wie die Venen mit den entsprechenden Gefäßen des Fußrückens in Verbindung.

Die Nn. plantares teilen sich auf Höhe der Köpfchen der Mittelfußknochen auf. Etwas weiter distal davon liegt der Aufzweigungsbereich von Aa. und V. plantares. In Abhängigkeit von der Qualität des Schuhwerks und bei Deformitäten (Hallux valgus, etc.) können sie hier durchaus in Bedrängnis geraten und unangenehme Schmerzen verursachen.

Die sensible Versorgung des Fußrückens erfolgt über den N. fibularis superficialis, nur der 1. Interdigitalraum wird von den Endverzweigungen des N. fibularis profundus erreicht. Entlang des medialen Fußrandes laufen die Fasern des N. saphenus bis auf Höhe des Großzehengrundgelenkes. Die Fußsohle wird über den N. tibialis sensibel innerviert.

Entsprechend den Muskellogen unterscheidet man an der Fußsohle drei Kompartimente. Das mediale Kompartiment wird durch die aponeurosenartige Fascie des M. abductor hallucis abgeschottet, die einerseits mit der Aponeurosis plantaris und andererseits mit der Fascia cruris fest verbunden ist. Die Trennwand zum mittleren Kompartiment wird von einem longitudinal eingestellten Septum aufgebaut, das nur hinten eine Öffnung zum Durchtritt der Nn. plantares besitzt. Die Trennwand zwischen mittlerem und lateralem Kompartiment ist zwar nicht so massiv ausgebildet, ist aber dennoch in der Lage, einer Druckerhöhung soviel Widerstand entgegenzusetzen, dass bei ggf. (Kompartmentsyndrom) die N. plantaris medialis und N. plantaris lateralis Schaden nehmen können.

▌ Funktionelle Gesichtspunkte

Die Effektivität der grazilen Bauweise des Fußes erklärt sich daraus, dass unter normalen Bedingungen ein sehr günstiger Kraftfluss aufgebaut wird. Bei ausreichend festem Bandapparat und dynamischer Verspannung durch die Fußmuskeln werden die Knochen im Wesentlichen auf axialen Druck belastet. Die durch die vielgliedrige Gelenkkette erleichterte Verformbarkeit des Fußes erlaubt es, sich zudem an die Unebenheiten des Bodens anzupassen.

Aus dem Bauplan des Fußes ergibt sich, dass die gemeinsame Beanspruchung von Knochen, Bändern und Muskeln unabhängig davon stattfindet, ob wir den Fuß über den gesamte Fläche der Fußsohle oder über die Ferse oder über den Zehenballen belasten. Die Brückenkonstruktion des Fußes ist immer als Ganzheit in den Kraftfluss integriert. Daraus erklärt sich, dass die über das obere Sprunggelenk eingeleiteten Kräfte prinzipiell über alle beteiligten Elemente verteilt werden. Als anschaulicher Vergleich möge vielleicht eine Hängematte dienen, innerhalb der der darauf ruhende Körper auf alle zur Verfügung stehenden dünnen Fäden übertragen wird.

Dieses Konstruktionsprinzip macht es verständlich, dass bei nachlassender Leistungsfähigkeit einzelner Elemente die Gesamtkonstruktion des Fußes gefährdet ist. Eine entscheidende Rolle kommt dabei ohne Zweifel dem Caput transversum des M. adductor hallucis zu. Solange er aktiv genug ist, kann er die beiden Fußränder zur Kraftübertragung miteinbeziehen. Ist dies nicht der Fall, so kommt es zu einer erhöhten Druckbeanspruchung des 2. bis 3. Köpfchens des Mittelfußknochens. Die Anfälligkeit dieses Bereiches z. B. beim Diabetes ist bekannt.

Ein Nachlassen der Festigkeit des Bandapparates führt zu einer Abflachung der Längswölbung, die ohnedies nur auf der medialen Seite ausgebildet ist, was als Senkfuß bezeichnet wird. Daraus kann ein Plattfuß entstehen, der meist mit einer Achsenänderung (Knickfuß) einhergeht. Der sog. Spreizfuß ist in erster Linie auf eine Nachlassen der Aktivität des Caput transversum des M. adductor hallucis zurückzuführen. Die ohnedies schwachen queren Bänder des vorderen Bereiches des Mittelfußes, die Ligg. metatarsalia transversa profunda spielen offenbar kaum eine Rolle.

▌ Literatur

1. Andermahr, J, Helling HJ, Tsironis K, Rehm KE, Koebke J (2001) Compartment Syndrome of the Foot. Clinical Anatomy 14:184–189
2. Barnett CH, Napier JR (1986) The axis of rotation at the ankle joint in man. Its influence upon the form of the talus and the mobility of the fibula. J Anat 86:1–9
3. Blechschmidt EC (1934) Die Architektur des Fersenpolsters. Morphol Jahrb 73:20–68
4. Bojsen-Moller F, Flagstad KE (1975) Plantaraponeurosis and internal architecture of the ball of the foot. J Anat 121:599–611
5. Debrunner HU (1985) Biomechanik des Fußes. Enke, Stuttgart
6. Harper MC (1987) Deltoid ligament: An anatomical evaluation of function. Foot&Ankle 8:19–22
7. Heimkes B, Stotz S, Wolf K. Posel P (1987) Das Tarsaltunnelsyndrom. Orthopäde 16:477–482
8. Helal B, Wilson D (1988) The Foot. Churchill Livingstone, Edinburgh London Melbourne
9. Hellige R, Gretenkorth K, Tillmann B (1981) Funktionelle Anatomie des oberen und unteren Sprunggelenkes. Orthop Prax 4:299–304
10. Hicks JH (1954) The mechanics of the foot II. The plantar aponeurosis and the arch. J Anat 88:25–31
11. Inman VT (1976) The joints of the ankle. Williams & Wilkins, Baltimore
12. Kubik S (1982) Die Anatomie des Fußes mit besonderer Berücksichtigung der Faszien, Faszienräume und der Gefäßversorgung. In: Brunner U (Hrsg) Der Fuß. Huber, Bern
13. Kummer B (1979) Die Biomechanik des Rückfußes. Z Orthop 117:551–556
14. Ludolph E, Hierholzer G (1986) Anatomie des Bandapparates am oberen Sprunggelenk. Orthopäde 15:410–414
15. Mann RA (1986) Biomechanics of the foot and ankle. In: Mann RA (ed) Surgery of the foot. Mosley, St. Louis
16. Müller-Gerbl M, Putz R (1990) Funktionsbezogene Anatomie des oberen Sprunggelenkes. In: Heim UFA (Hrsg) Die Pilon-tibial-Fraktur. Springer, Berlin Heidelberg New York
17. Müller-Gerbl M, Putz R (im Druck) Verteilungsmuster der subchondralen Mineralisierung in der Cavitas glenoidalis bei Normalpersonen, Sportlern und Patienten. Z Orthop
18. Sarrafian SK (1987) Functional characteristics of the foot and plantar aponeurosis under tibiotalar loading. Foot&Ankle 8:4–18
19. Silver RL, Dela Garza J, Rang M (1985) In: Helal B. Wilson D (eds) (1988) The foot. Churchill Livingstone, Edinburgh London Melbourne
20. Tanaka J (1981) Die Bedeutung der langen Verspannungssysteme der Fußsohle für die Beanspruchung des Metatarsus. Morphol Med 1:107–111
21. Tillmann B (1977) Beitrag zur funktionellen Anatomie des Fußes. Orthop Prax 13:505–509
22. Tillmann B (1987) Bewegungsapparat. In: Rauber/Kopsch. Anatomie des Menschen, Bd I. Thieme, Stuttgart

■ Klinische Untersuchung des Fußes

E. Hohmann, A. B. Imhoff

■ Inspektion

Die klinische Untersuchung beginnt mit einer Inspektion der mitgebrachten Sportschuhe auf asymmetrische Abnutzung. Hierdurch können bereits Rückschlüsse auf das Gangbild und den Laufstil gezogen werden. Bei einem supiniertem Laufstil oder einem Vorfußläufer werden die Laufschuhe besonders am Schuhaußenrand abgelaufen. Im Gegensatz dazu weist die Abnutzung des Schuhinnenrandes auf einen Pronierer hin. Zur Beurteilung des Fußes muss die gesamte untere Extremität entkleidet werden. Am stehenden Patienten schaut man zuerst auf auffällige Asymmetrien und abnormen Bodenkontakt des Fußes im Seitenvergleich.

Der Patient wird dann gebeten, zuerst in normalem Tempo zu gehen und anschliessend über eine kurze Strecke zu joggen. Hierbei wird auf Auffälligkeiten im Gangbild geachtet. Tritt der Läufer beim Joggen erst mit dem Rückfuß oder Vorfuß auf, oder gibt es Auffälligkeiten an Knie- und Hüftgelenk wie etwa ein „Varus/Valgus Thrust"? Wenn ein antalgischer Gang (verkürzte Standphase der betroffenen Extremität) beobachtet wird, gilt es den Ort der Pathologie zu lokalisieren: Ist hauptsächlich das obere oder untere Sprunggelenk, Rückfuß, Mittelfuß oder Vorfuß betroffen? Wird z.B. eine kurze propulsive Phase mit einem verkürzten Zehenabstoss (toe off) beobachtet, lässt dies auf ein Vorfußproblem schließen. Bei einer Klumpfuß (equinovarus)- Deformität des Fußes oder bei einer Parese des N. peroneus fällt ein Steppergang auf.

Inspektion des stehenden und sitzenden Patienten

Allgemeine Fußform:
■ Hat der Läufer ein neutrales Fußgewölbe ohne eine vorliegende Deformität (Abb. 1, 2)?
■ Plattfuß: Steht der Rückfuß im Valgus mit einem abgeflachten medialen Längsgewölbe, und der Vorfuß ist abduziert und supiniert, liegt ein Plattfuß vor. Hierbei ist das untere Sprunggelenk für gewöhnlich im Stehen überproniert. Dies verschlimmert sich meist noch beim Gehen und Laufen. Man muss zwischen einem flexiblen oder rigiden Plattfuß unterschei-

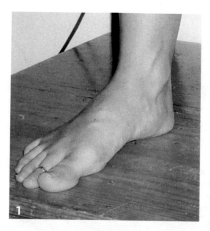
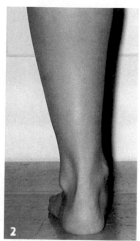

Abb. 1, 2. Normaler Fuß (**1** schräge Ansicht; **2** hintere Ansicht)

den. Der rigide Plattfuß gleicht sich beim Zehenspitzenstand nicht aus, und dass untere Sprunggelenk lässt sich bei der Manipulation nicht bewegen (Abb. 3, 4, 5).

▍ Hohlfuß: Beim Hohlfuß ist ein nach plantar flektierter erster Strahl typisch. Vorfußpronation und ein erhöhtes Längsgewölbe fallen sofort ins Auge. In den meisten Fällen steht der Rückfuß im Varus. Dieser kann passiv korrigierbar (mobil) oder rigide sein. Zur Differenzierung kann der Colemann- Block-Test (siehe Blocktest Subtalargelenk) angewandt werden. Der Hohlfuß kann mit vererblichen sensomotorischen Defiziten wie der Charcot-Marie-Tooth Krankheit oder spinalen Erkrankungen, vor allem beim asymmetrischem Hohlfuß, vergesellschaftet sein (Abb. 6, 7).

▍ Knickfuß: Der selten isoliert vorkommende Knickfuß fällt durch eine Valgusfehlstellung im Rückfuß sowie Adduktionsstellung im Vorfuß auf.

▍ Metatarsus adductus: Hierbei steht der Rückfuß in Neutralstellung, der Vorfuß und Mittelfuß in Adduktion. Normalerweise ist diese Deformität bei Vorschulkindern zu beobachten und für gewöhnlich manuell ausgleichbar. Bei Erwachsenen ist die Deformität meistens rigide, aber asymptomatisch.

Stehend:

▍ Es ist wichtig, auf die Achsenstellung der unteren Extremität zu achten und hierbei im besonderen auf ein Genu valgum kombiniert mit einem Plattfuß. Diese Fehlstellung ist oftmals die Ursache von proximalen medialen tibialen Überlastungssymptomen und kann durch simple Einlagen korrigiert werden.

▍ Die Stellung des Fußes muss beachtet werden: Steht der Fuß in Neutral-Null-Stellung oder ist er außen- oder innenrotiert? Ist der Mittelfuß oder Vorfuß ab- oder adduziert gegenüber dem Rückfuß?

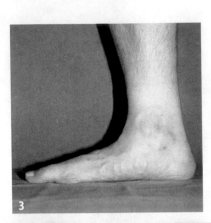
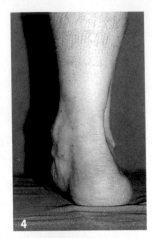
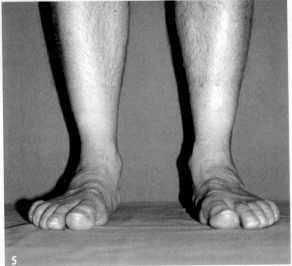

Abb. 3–5. Ein typischer Plattfuß mit Abflachung des medialen Fußgewölbes (**3**), deutlicher Innenrotation der Tibia in der vorderen Ansicht (**5**) und Valgus des Rückfußes von posterior (4).

▌ Wie ist das mediale Längsgewölbe im Stehen (abgeflacht beim Pes planus oder erhöht beim Pes cavus)? Auf Hinweise für eine Spina bifida occulta an der Lendenwirbelsäule oder klinische Zeichen einer Neurofibromatose sollte geachtet werden, da diese häufig mit einer Deformität des Fußes einhergehen.

▌ Nun wird der Fuß von hinten inspiziert. Varus, Neutralstellung oder Valgus wird notiert. Bitten Sie den Patienten, auf den Zehenspitzen zu gehen, und beachten Sie Veränderungen oder etwa den Ausgleich der Deformität. Ein Ausgleich der Valgusfehlstellung im Rückfuß weist auf ein mobiles unteres Sprunggelenk hin, ein Nichtausgleichen des Valgus in

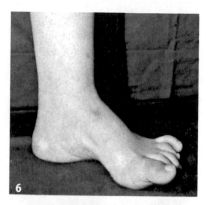

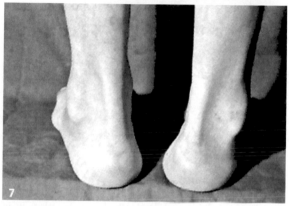

Abb. 6, 7. Der Hohlfuß ist durch ein erhöhtes mediales Fußgewölbe (**6**) geprägt. Rückfußvarus (**7**) ist nicht immer zu sehen, ein verbreiteter Vorfuß im Sinne eines Spreizfußes aber ein typischer Befund.

eine neutrale oder varische Stellung auf eine Ruptur der Sehnen des M. tibialis posterior.

▌ Das „zu viele Zehen"-Zeichen lateral beim Betrachten des Fußes von hinten ist ein Zeichen für einen Spreiz- oder Plattfuß (Abb. 8).

Sitzend:
Der Patient wird gebeten, seine Beine locker von der Untersucherliege hängen zu lassen. Der Untersucher sitzt auf einem Stuhl vor der Liege.

Inspektion:
▌ Es wird auf Muskelatrophien, Veränderungen der Haut und Gefäße, der Nägel, allgemeine Nagelhygiene, knöcherne Vorsprünge, knöcherne Exostosen und Hühneraugen geachtet.

▌ Die Pulse der Arteria dorsalis pedis und Arteria tibialis posterior sollten getastet werden.

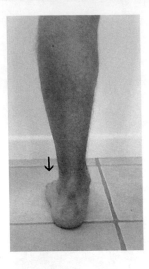

Abb. 8. Bei der Inspektion eines Plattfußes von hinten hat man oft den Eindruck, dass im Vergleich zum normalen Fuß (Abb. 2) zu viele Zehen zu sehen sind.

▌ Palpation

Der Patienten wird nach eventuellen schmerzhaften Regionen gefragt. Diese Regionen werden nach Palpation des gesamtes Fußes eingehend untersucht.

Knöchel

Eine systematische Palpation des Knöchels wird nach folgendem Schema durchgeführt:
- Vordere Gelenklinie
- Außenbänder und Recessus
- Syndesmose
- Hintere Gelenklinie
- Innenbänder und Recessus

Auf Gelenkergüsse, synoviale Hypertrophien, offensichtliche Deformitäten, knöcherne Prominenzen und freie tastbare Gelenkkörper sollte im Rahmen der Untersuchung geachtet werden.

Rück- und Mittelfuß

Folgende Strukturen werden von lateral nach dorsal und medial palpiert:

Lateral (von distal nach proximal):
- Processus styloideus des Os metatarsale V
- Die Grube im Os cuboideum für die Sehne des M. peroneus longus unmittelbar hinter dem Processus styloideus.

- Das Tuberculum peroneus am Kalkaneus, eine kleine laterale Ausziehung, welches die Sehnen des M. peroneus longus und brevis trennt.
- Den Sinus tarsi, eine Depression im Kalkaneus unmittelbar anterior zum lateralen Malleolus. Der Sinus ist mit Fettgewebe und mit dem Muskelbauch des M. extensor digitorum brevis gefüllt.
- Den Talusdom medial und lateral, der durch forcierte passive Plantarflexion getastet werden kann.

Medial (von proximal nach distal):
- Den Gelenkspalt des Os metatarsale – Os cuneiforme
- Das Tuberkulum des Os naviculare (Prominenz anterior des medialen Malleolus und Ansatz der Sehne des Musculus tibialis posterior.
- Den Taluskörper durch passive Inversion und Eversion des Mittelfußes
- Den medialen Malleolus

Vorfuß

Alle Knochen und Gelenke werden im systematischen Rundgang mit besonderer Beachtung der folgenden Strukturen palpiert:
- 1. Metatarsalköpfchen
- 1. Metatarsophalangealgelenk
- Metatarsalköpfchen
- Interdigitalräume

▌ Bewegung

Es müssen immer beide Seiten verglichen werden. Zuerst soll sich der Patient aktiv bewegen. Danach wird der passive Bewegungsumfang überprüft. Das folgende Schema kann als Gedächtnisstütze benutzt werden, um die Begriffe Pronation und Supination als komplexe Bewegung im Fuß zu verstehen.

PAED: Pronation = Abduktion   Eversion   Dorsalflexion

SAPI: Supination = Adduktion   Inversion   Plantarflexion

Oberes Sprunggelenk (OSG)

- Dorsalflexion und Plantarflexion sind die Hauptbewegungsebenen im OSG und werden erst aktiv und dann passiv überprüft.
- Passiv: Bei der Dorsalflexion wird die Handfläche unter die Fußsohle gelegt, der Unterarm unterstützt den Fuß. Der Fuß wird mit Hilfe des Unterarms flektiert. Bei der Plantarflexion wird der Fuß am dorsalen Mittelfuß gegriffen und nach plantar bewegt (Abb. 9)

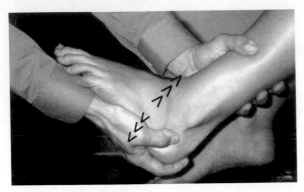

Abb. 9. Prüfung des Bewegungsausmaßes im oberen Sprunggelenk durch passives Gleiten auf dem Unterarm.

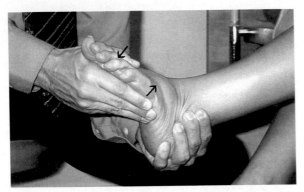

Abb. 10. Fixieren des OSG und USG und passives Bewegen des Mittelfußes.

Unteres Sprunggelenk (USG)

▌ Das OSG wird dorsalflektiert. Der Talus blockiert nun die Bewegung im oberen Sprunggelenk. Mit der Handfläche wird Varus- und Valgus-Stress ausgeübt (Abb. 9). Das USG kann auch in Bauchlage mit dem Fuß über die Untersuchungsliege ragend untersucht werden.

Mittelfuß (Talo-Naviculare, Kalkaneo-Cuboid)

▌ Das USG/OSG wird wie oben beschrieben blockiert. Mit der freien Hand bewegt der Untersucher den Mittelfuß nach medial und lateral und prüft Abduktion und Adduktion. Diese Bewegung kann meistens nicht gesehen, aber gefühlt werden. Der Mittelfuß wird dann auf Supinations- und Pronationsbewegungen getestet. (Abb. 10).

Tarsometatarsalgelenk

Der Bewegungsumfang in diesem Gelenk ist null, die Gelenke müssen aber auf ihre Stabilität geprüft werden.

Metatarsophalangealgelenk der Großzehe

Die Gesamtbeweglichkeit in diesem Gelenk beträgt 70–90 Grad, die Dorsalflexion beträgt hierbei 45 Grad. Für den normalen Abrollvorgang („toe off") ist eine Dorsalflexion von mindestens 35–40 Grad erforderlich.

▌ Muskeltests

Tibialis posterior – Muskel und Sehne

Der beste Funktionstest ist der einseitige Zehenspitzenstand. Die meisten Patienten mit einer gerissenen Tibialis posterior-Sehne sind nicht in der Lage, im Ein-Bein-Stand die Ferse vom Boden abzuheben. Bei einer chronischen Ruptur kann ein erst später erworbener Plattfuß auftreten. Hierbei fällt meist das höherstehende Fußgewölbe am kontralateralen Fuß auf, vorausgesetzt die Sehne ist kontralateral intakt. Der Valgus im Rückfuß wird durch den Zehenspitzenstand nicht korrigiert. Gleichzeitig muss eine kontrakte Achillessehne, die meistens bei Patienten mit einer Schwäche des Musculus tibialis posterior vorhanden ist, ausgeschlossen werden.

Tibialis anterior – Muskel und Sehne

Der Patient wird gebeten, auf der Ferse zu laufen und dabei den Fuß zu invertieren. Dadurch kann die Sehne leicht dargestellt werden.

Klinischer Test: Der Patient sitzt am Rand der Untersuchungsliege. Die Füße hängen locker nach unten. Die linke Hand des Untersuchers umgreift den distalen Unterschenkel. Der Daumen liegt an der Sehne des Musculus tibialis anterior. Die rechte Hand umgreift den Fuß und hält ihn in Inversion und Plantarflexion. Der Patient soll nun versuchen, gegen Widerstand den Fuß in die Neutralstellung zurückzubringen (Abb. 11).

Peroneus – Muskeln und Sehnen

Der Patient wird gebeten, auf dem medialen Fußrand zu gehen.

Klinischer Test: Die Eversion gegen Widerstand wird durch Stabilisieren des Kalkaneus mit der rechten Hand und Fühlen der Peronealsehnen mit

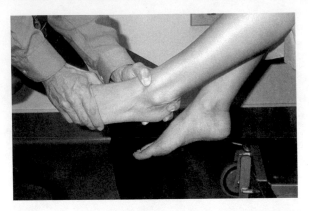

Abb. 11. Test für den Musculus tibialis anterior gegen Widerstand.

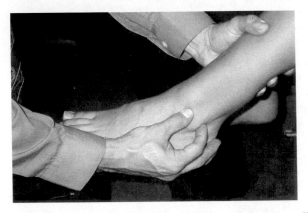

Abb. 12. Palpieren der Sehnen des Musculus peroneus gegen Widerstand.

der linken Hand geprüft. („reverse test des Muskeltests für den Musculus tibialis anterior) (Abb. 12).

Peronealschnappen: Bei passiver Dorsal- und Plantarflexion im OSG mit evertiertem Fuß tastet man, ob ein Schnappen der Sehnen über den lateralen Malleolus zu fühlen ist.

Achillessehne

Bei Überlastungsreaktionen im Bereich der Achillessehne muss man den Läufer nach Änderungen seines Aktivitätslevels fragen. Hierbei ist im Besonderen darauf zu achten, ob die wöchentliche oder tägliche Laufdistanz erhöht wurde, ob man auf unterschiedlichen Böden läuft, kürzlich neue Laufschuhe erworben hat oder die Trainingsroutine wie Aufwärmen oder Dehnübungen verändert hat. Die meisten Achillessehnenprobleme entste-

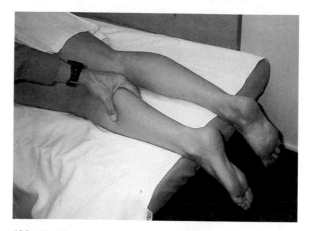

Abb. 13. Thompson Test

hen durch Fehler beim Training. Oftmals sieht man den Läufer im Rückfußvalgus mit Abflachung des Langsgewölbes (im Laufjargon „Pronation") gehen. Oder er hat Schwierigkeiten, den Fersengang durchzuführen. Dies weist auf eine verkürzte Achillessehne hin. Eine Entzündung der Sehnenscheide zeigt sich durch Druckschmerz, dessen Lokalisation sich durch Plantar- und Dorsalflexion nicht ändert, während sich bei Schmerzen in der Sehne selbst die Schmerzlokalisation bei Flexions- und Extensionsbewegungen im OSG ändert. Der Thompson Test (Abb. 13) weist auf eine intakte Kontinuität der Sehne hin. Vermindert sich die Dorsalflexion im OSG bei zunehmender Extension des Kniegelenkes, so liegt dies an einer Verkürzung des Musculus gastrocnemius, während eine verminderte Dorsalflexion im OSG, die unabhängig von der Stellung des Kniegelenkes auftritt, auf einen verkürzten Musculus soleus hinweisen kann.

Stabilitätstest

Talar Tilt Test

Dieser Test dient zur Untersuchung der Rotation und Verkippung des Talus im oberen Sprunggelenk. Man sucht den Talushals auf und hält ihn medial bzw. lateral zwischen Zeigefinger und Daumen. Dann prüft man Rotation und Verkippung des Talus im Seitenvergleich (Abb. 14).

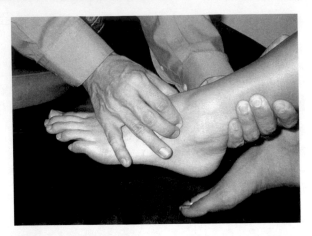

Abb. 14. Talar-Tilt-Test

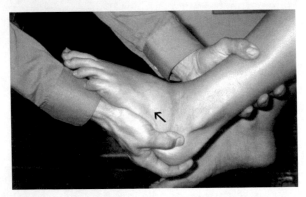

Abb. 15. Instabilitätstest für das obere Sprunggelenk: Vordere Schublade

Vordere Schublade

Dieser Test wird in Neutralstellung des OSG durchgeführt und dient zur Untersuchung der Stabilität des Ligamentum talofibulare anterior. Hierbei wird der Fuß mit der einen Hand des Untersuchers nach vorne bewegt, während die andere Hand den distalen Unterschenkel stabilisiert. Bei einer Ruptur des Ligamentum talofibulare anterior findet man im Seitenvergleich eine vermehrte Translation nach ventral (Abb. 15).

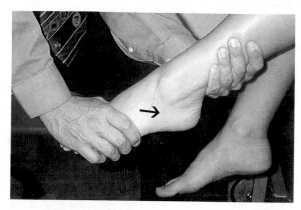

Abb. 16. Instabilitätstest für das obere Sprunggelenk: Hintere Schublade

Hintere Schublade

Der Fuß wird maximal plantarflektiert und nach hinten gedrückt. Bei einer Ruptur des Ligamentum talofibulare posterior findet man im Seitenvergleich eine vermehrte Translation nach dorsal (Abb. 16).

▌ Andere Tests

Tibiofibulares Gelenk/Syndesmose

Fibulare Schublade

Wenn versucht wird, die Fibula nach vorne zu dislozieren, kann der Untersucher normalerweise keine Bewegung auslösen. Wird die Fibula nach hinten bewegt, kann man minimale Beweglichkeit spüren. Jegliche Bewegung nach vorne oder Schmerzen, die durch eine Dislokation ausgelöst werden, gelten als pathologisch und müssen als eine Verletzung der Syndesmose oder der Begleitstrukturen gewertet werden.

Squeeze Test

Dies ist ein klinischer Test, um die Stabilität der Syndesmose zu evaluieren. Kompression des proximalen Unterschenkels im Bereich des Fibulaköpfchens führt zu einer Lateralisation der distalen Fibula bei rupturiertem Ligamentum tibiofibulare anterior und ruft Schmerz im Bereich der verletzten Syndesmose hervor, unabhängig davon, ob die Syndesmose ganz oder nur teilweise rupturiert ist.

Koronare Schublade

Sind passive Bewegungen des Talus in der koronaren Ebene möglich, ist dies ein weiterer Hinweis auf eine verletzte Syndesmose.

Block Test – Unteres Sprunggelenk

Beim Hohlfuß oder auch beim Normalfuß ist die Ferse normalerweise in Neutralnullstellung oder im Varus, wenn der Fuß auf einem 2 cm hohen Block platziert wird. Wenn der Vorfuß dann medial über den Block heraus- ragt und der Rückfuß sich weiterhin im Varus oder in Neutralnullstellung befindet ist das untere Sprunggelenk steif und fixiert. Korrigiert der Rückfuß in den Valgus, ist das untere Sprunggelenk mobil. Dieser Test mag auf den ersten Blick unbedeutend sein, hilft aber enorm, wenn man sich für einen Laufschuh entscheiden muss. Ist das untere Sprunggelenk hypomobil, muss der Laufschuh besonders gute Dämpfungseigenschaften haben. Ein Schuh, der den Rück- und Mittelfuß stabilisiert, ist nicht geeig- net und erhöht das Verletzungsrisiko.

Fersendrucktest

Dieser Test dient zur klinischen Untersuchung einer Stressfraktur des Kal- kaneus. Hierbei presst der Untersucher die Ferse mit den Handflächen zu- sammen. Bei einer Kalkaneusstressfraktur verspüren die Patienten Schmer- zen im Fersenbereich.

Mulder Klicktest

Bei Verdacht auf ein Morton'sches Interdigitalneurom dient dieser Test zur klinischen Bestätigung der Verdachtsdiagnose. Der Vorfuß wird auf Höhe der Metatarsalköpfchen von lateral und medial komprimiert. Dies führt zu Schmerzen mit gelegentlichen Parästhesien.

Tarsal Tunnel

▐ **Tinel Test:** Der Patient liegt auf dem Bauch mit auf 90° gebeugtem Knie- gelenk. Die Grube hinter dem Innenknöchel wird z. B. mit Hilfe eines Reflexhammers beklopft. Missempfinden und Schmerzen an der Fußsohle werden als Hinweis auf ein Tarsaltunnel Syndrom gedeutet.

▌ **Tourniquet Test:** In Rückenlage wird oberhalb des Knöchels eine Blutdruckmanschette angelegt und über den systolischen Blutdruck hinaus aufgepumpt. Nach einer Minute auftretende Schmerzen und Missempfindungen an der Fußsohle weisen auf eine Schädigung des Nervus tibialis posterior hin.

▌ Literatur

1. Buckup K (2005) Klinische Tests an Knochen, Gelenken und Muskeln. 3. überarbeitete und erweiterte Aufl., Thieme
2. Canale (2002) Techniques in Operative Orthopaedics Ankle and Foot 1st ed, Mosby
3. Coughlin M, Mann J, Roger A (1999) Surgery of the Foot and Ankle, 2 Vols. 7th ed, Mosby
4. Garrick JG (2004) Preparticipation orthopedic screening evaluation. Clin J Sport Med 14(3):123–126
5. Gehrmann RM, Rajan S, Patel DV, Bibbo C (2005) Athletes' ankle injuries: diagnosis and management. Am J Orthop 34(11):551–561
6. Hoffinger SA (1996) Evaluation and management of pediatric foot deformities. Pediatr Clin North Am 43(5):1091–1111
7. Mangini M (1998) Physical assessment of the musculoskeletal system. Nurs Clin North Am 33(4):643–652
8. McRae R (2003) Clinical Orthopaedic Examination, 5th ed, Church
9. Meehan RE, Brage M (2003) Adult acquired flat foot deformity: clinical and radiographic examination. Foot Ankle Clin 8(3):431–452

■ Bildgebung am Fuß

S. WALDT, K. WOERTLER

■ Bandverletzungen

Bandverletzungen des oberen Sprunggelenks gehören zu den häufigsten Sportverletzungen [21, 37]. Drei ligamentäre Gruppen stützen das Sprunggelenk: die Syndesmose, der laterale und der mediale (Lig. deltoideum) Bandapparat.

Die stabilisierenden Bänder des lateralen Sprunggelenks beinhalten den distalen Anteil der interossären tibiofibularen Syndesmose, sowie die paarweisen anterioren und posterioren tibiofibularen und talofibularen Bänder und das einzelne Lig. calcaneofibulare. Bei Inversionsverletzungen kommt es als erstes und am häufigsten zu einer Läsion des Lig. talofibulare anterius. Bei schwereren Traumata folgt diesem ein Riss des Lig. calcaneofibulare und schließlich evtl. sogar des festen Lig. talofibulare posterius, welches am seltensten verletzt wird.

Durch Röntgenbilder können Frakturen ausgeschlossen, jedoch nicht die Bänder selbst dargestellt werden. MRT-Bilder hingegen können präzise Informationen über die betroffene Region und das Ausmaß der Bandverletzung liefern. Da jedoch nur selten Bandverletzungen des Sprunggelenks operativ behandelt werden, sollte die Anfertigung von MRT-Bildern auf die Evaluation von Leistungssportlern auf fortgeschrittenem Wettkampfniveau

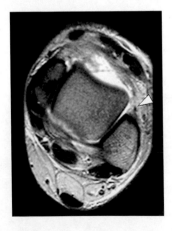

Abb. 1. Kompletter Riss des anterioren talofibularen Ligaments. Das axiale T2-gewichtete TSE-Bild zeigt die freien Enden des gerissenen anterioren talofibularen Ligaments, hervorgehoben durch das umgebende Ödem (*Pfeilspitze*).

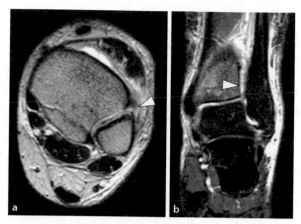

Abb. 2. Akuter Riss des anterioren tibiofibularen Ligaments (Syndesmose). **a** Das axiale T2-gewichtete TSE-Bild zeigt eindeutig eine Diskontinuität des anterioren tibiofibularen Ligaments (*Pfeilspitze*). **b** Die koronare STIR-Sequenz zeigt die darauf folgende Verbreiterung der tibiofibularen Syndesmose (*Pfeilspitze*).

(bei denen eine primäre operative Versorgung in Betracht gezogen werden kann) und auf Patienten mit einer chronischen Sprunggelenksinstabilität begrenzt werden [12].

Die meisten intakten Bänder haben ein homogenes band-ähnliches Erscheinungsbild mit einer variablen Dicke, welche auf MRT-Bildern eine niedrige Signalintensität zeigt. Bei akuten Verletzungen zeigen Bänder eine erhöhte Signalintensität und können sich ausgedünnt oder komplett unterbrochen darstellen. Ein Ödem umzeichnet oft die freien Enden der gerissenen Bänder und macht dadurch den Riss während der akuten Phase deutlich sichtbar [1, 21]. Chronische Risse manifestieren sich oft als Verdickung, Ausdünnung, Elongation und gewellten oder irregulären Konturen des Ligaments. Normalerweise findet sich kein zurückgebliebenes Knochenmarks- oder Weichteilödem und auch keine Einblutung mehr. Eine verminderte Signalintensität auf allen Impulssequenzen in dem die Bänder umgebenden Fettgewebe weist auf eine Vernarbung oder synoviale Proliferation hin.

Die anterioren tibiofibularen und talofibularen Bänder werden am besten in der axialen Ebene abgebildet. Das Lig. calcaneofibulare ist ein extraartikuläres, strangartiges Band, welches von der Fibulaspitze nach posterokaudal bis hin zu den Peronealsehnen zieht. Aufgrund seines schrägen Verlaufes ist das Lig. calcaneofibulare beim Sprunggelenk in Neutralposition auf Standardebenen oft nicht dargestellt. Durch Plantarflexion kann das Ligament jedoch in der axialen Ebene erscheinen, wohingegen Dorsalflexion zu einer Darstellung in der koronaren Ebene führt. Eine Flüssigkeitsansammlung in den Peronealsehnenscheiden kann ein Sekundärzeichen einer calcaneofibularen Bandverletzung sein. Die posterioren tibiofibularen und talofibularen Bänder können normalerweise auf coronaren und axialen Schichten identifiziert werden. Komplett gerissene Bänder stellen sich häufig überhaupt nicht dar, v.a. in der subakuten oder chronischen Phase. Dies stellt ein diagnostisches Problem dar, insbesondere da manchmal sogar gesunde Bänder aufgrund von technischen oder anatomischen Faktoren nicht abgebildet sind.

Im Auffinden einer chronischen anterioren talofibularen oder calcaneofibularen Bandruptur zeigt die MR-Arthrographie eine Genauigkeit von 100, bzw. 82%. Bei der Diagnose einer lateralen Seitenbandruptur findet sich bei konventionellen MRT-Bildern hingegen lediglich eine Genauigkeit von nur 59% [6].

Das Deltaband besteht aus fünf Teilen: dem Lig. tibiotalare anterius und posterius, dem Lig. talocalcaneum mediale, dem Lig. tibiocalcaneare und Lig. tibionaviculare. Die verschiedenen Anteile des Deltabandes stellen sich gut sowohl in axialen, als auch in coronaren Schichten dar. Der tiefe tibiotalare Anteil des Deltabandes zeigt normalerweise eine regelmäßige Streifenbildung und erscheint daher normalerweise etwas heterogen. MRT-Befunde lassen vermuten, dass Kontusionen des Deltabandes, insbesondere des tibiotalaren Anteils häufig mit Sprunggelenksdistorsionen verbunden sind [16]. Diese Kontusionen können sich als Verlust der gleichmäßigen Streifung manifestieren, welche normalerweise beim Deltaband gesehen wird. Entgegen der Erwartung zeigt das Band nach dem Auftreten einer Inversionsverletzung eine homogene intermediäre Signalintensität. Eine reaktive Flüssigkeitsansammlung in der Sehnenscheide der Tibialis posterior-Sehne wird ebenfalls häufig gesehen.

▌ Knöcherne Läsionen

Knochenkontusionen

Bei Knochenkontusionen (engl. bone bruises) stellen sich intraossäre Regionen mit einer unterschiedlichen Signalintensität dar, vereinbar mit dem Auftreten von trabekulären Mikrofrakturen mit daraus resultierender Hyperämie, Blutung und Knochenmarksödem [2].

In den meisten Fällen sind die Röntgenaufnahmen unauffällig. Trabekuläre Mikrofrakturierungen können jedoch leicht auf MRT-Bildern festgestellt werden. STIR und frequenzselektive, fettunterdrückte T2-gewichtete Sequenzen sind sehr sensitiv im Auffinden von Ödemen in Verbindung mit Knochenkontusionen. Diese Sequenzen sollten in Verbindung mit T1-gewichteten Bildern verwendet werden, die ihrerseits ein gutes Auffinden von Knochenmarksödemen als Gebiete verminderter Signalintensität ermöglichen und die Anatomie besser darstellen. Knochenkontusionen sind gewöhnlich das Ergebnis eines Traumas. Jedoch kann sich der selbe Typ von Knochenmarksödem auch in Athleten als Folge von chronischen geringgradigen Stress entwickeln [2]. In diesem Fall wird das Knochenmarksödem als „Stressreaktion" gesehen. Knochenkontusionen lösen sich normalerweise nach 8–12 Wochen auf. Die klinische Signifikanz der Knochenkontusionen, welche auf MRT-Bildern gefunden werden, ist nicht bekannt. Man geht aber generell davon aus, dass dauerhafter Stress auf eine Knochenkontusion zu einer kompletten Fraktur und sogar zur Osteonekrose führen kann [17].

Stressfrakturen und Stressreaktionen

Stressfrakturen können sowohl im gesunden als auch im vorgeschädigten Knochen auftreten, wenn dieser wiederholten Belastungen ausgesetzt wird mit einer geringeren Krafteinwirkung als bei akuten Frakturen. Zwei Arten von Stressfrakturen können angetroffen werden: die Ermüdungsfraktur („fatigue fracture") als das Ergebnis von einer abnormalen Belastung auf gesunden Knochen mit normaler elastischer Widerstandsfähigkeit; die Insuffizienzfraktur („insufficiency fracture") tritt auf, wenn ein Knochen mit einer unzulänglichen Widerstandsfähigkeit einer normalen Belastung ausgesetzt ist [26].

Bei Läufern kommt es gehäuft zu Ermüdungsfrakturen der proximalen posteromedialen Oberfläche der Tibia, des distalen Fibulaschaftes und des Schenkelhalses [26]. Ebenso treten häufig auch Stressfrakturen des Fußes und des Sprunggelenkes beim Läufer auf. Vor allem Stressfrakturen der Mittelfußknochen und des Os naviculare sind sehr häufig [26].

Stressfrakturen des Os naviculare haben typischerweise einen sagittalen Verlauf und betreffen das zentrale Drittel des proximalen Anteils [15]. Diese Fraktur ist nur selten auf konventionellen Röntgenbildern gut zu sehen [25].

Knochenszintigramme bieten eine hohe diagnostische Sensitivität, da Stressfrakturen Gebiete mit einer reaktiven Osteoblasten-Aktivität aufweisen, was wiederum zu einer vermehrten Aufnahme der Radionuklide führt. Beim Nachweis von Stressfrakturen haben MRT-Bilder eine vergleichbare Sensitivität bei einer insgesamt höheren Spezifität im Vergleich zu Knochenszintigrammen. Bevor allerdings eine Stressfraktur auftritt, kommt es gewöhnlich zu einer so genannten „Stressreaktion". Während dieser Phase entwickelt sich innerhalb der belasteten Knochenregion ein Ödem, Hyperämie und eine gesteigerte Osteoklastenaktivität. Dies zeigt sich auf MRT-Bildern als unscharf begrenzte, abnormale Signalintensität im Knochenmark. Diese ist vergleichbar zu der bei Knochenkontusionen mit einem als pathologisch definierten Gebiet mit Hypointensität auf T1-gewichteten Bildern und einer Hyperintensität auf T2-gewichteten und auf fettsupprimierten Bildern [33]. Wenn die Belastung bestehen bleibt und sich eine Fraktur entwickelt, zeigen MRT-Bilder eine unregelmäßige, hypointense Linie innerhalb des Gebietes des Ödems und der Hyperämie. Die periostale Kallusbildung beginnt kurz nach dem Auftreten der Fraktur. Während den ersten paar Tagen mag diese jedoch auf konventionellen Röntgenbildern noch nicht gesehen werden. Auf MRT-Bildern hingegen kann dies als eine hy-

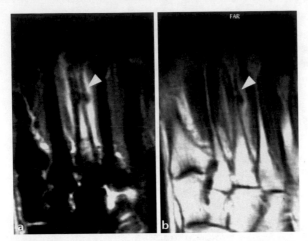

Abb. 3. Stressfraktur des dritten Os metatarsale. **a** Die axiale STIR-Sequenz zeigt eine transverse, nicht-dislozierte Fraktur des dritten Metatarsale (*Pfeilspitze*) mit einem angrenzenden Knochenmarksödem und einer Weichteilschwellung. **b** Die axiale T1-gewichtete SE-Sequenz nach gd-Applikation zeigt eine auffällige Vergrößerung der ödematösen Region, welches einen Streifen mit einer niedrigen Signalintensität parallel zu der Knochenoberfläche skizziert und eine periostale Reaktion darstellt (*Pfeilspitze*).

pointense Linie abgebildet sein, die parallel zum Kortex verläuft und das abgehobene Periost darstellt. Das Periost wird von der darunterliegenden Corticalis durch Gewebe mit einer hohen Signalintensität auf T2-gewichteten Bildern abgetrennt, was sehr wahrscheinlich einen Entzündungsprozess wiederspiegelt.

▌ Okkulte posttraumatische Frakturen

Das MRT ist sehr sensitiv beim Auffinden von röntgenologisch okkulten, posttraumatischen Frakturen. Nicht-dislozierte Frakturen stellen sich als lineare Banden mit hypointenser Signalintensität auf T1- und T2-gewichteten Sequenzen dar, umgeben von einer medullären Einblutung oder Ödem, welches eine hohe Signalintensität auf T2-gewichteten Sequenzen und eine niedrige Signalintensität auf T1-gewichteten Bildern zeigt [9].

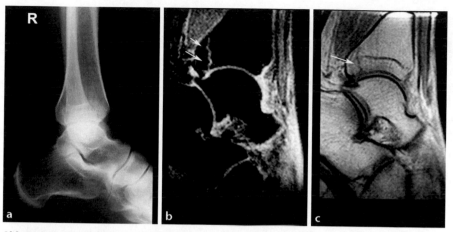

Abb. 4. Okkulte Fraktur der distalen Tibia. **a** Laterale Röntgenaufnahme ohne dem Nachweis einer Fraktur. **b** Die sagittale STIR-Sequenz und **c** die T1-gewichtete SE-Sequenz zeigen eine nicht-dislozierte Fraktur der posterioren Tibia, dargestellt durch eine hohe Signalintensität auf der STIR-Sequenz und eine niedrige Signalintensität auf dem T1-gewichteten Bild (*Pfeilspitzen*).

▌ Osteochondrosis dissecans

Die Osteochondrosis dissecans (engl.: osteochondritis dissecans, osteochondral fracture) ist eine umschriebene Verletzung einer Gelenkfläche, welche in dem Ablösen eines Knorpelfragments und des angrenzenden subchondralen Knochens aus der Gelenksoberfläche enden kann. Der Talus ist am zweithäufigsten von einer Osteochondrosis dissecans betroffen. Läsionen sind typischerweise an der posteromedialen oder anterolateralen Oberfläche der Talusschulter lokalisiert. Die Mehrheit der Patienten hat eine eindeutige Anamnese eines vorangegangenen Traumas, üblicherweise eine Inversionsverletzung mit einer begleitenden Bandverletzung. Berndt und Harty haben ein Klassifikationssystem für osteochondrale Läsionen entwickelt, welche rein auf Röntgenbildern basiert [4]. Im Stadium I findet sich eine röntgenologisch unsichtbare Kompressionsfraktur des Talus mit einer erhaltenen Integrität des darüberliegenden Glenkknorpels. Stadium-II-Läsionen sind charakterisiert durch ein teilweise herausgelöstes Fragment aus Gelenkknorpel und subchondralem Knochen. Im Stadium III findet sich ein vollständig herausgelöstes osteochondrales Fragment, welches jedoch im knöchernen Defekt verbleibt. Das Stadium IV zeigt schließlich ein loses osteochondrales Fragment.

Die MRT-Bildgebung vermag sehr gut alle Stadien von osteochondralen Frakturen zu charakterisieren und ist am besten geeignet zur Identifikation von röntgenologisch okkulten osteochondralen Läsionen (Stadium I-Läsionen). Darüber hinaus liefert die MRT-Bildgebung Informationen über die Beschaffenheit des aufliegenden Gelenkknorpels, der Stabilität des osteochondralen Fragments und die Vitalität des knöchernen Fragments.

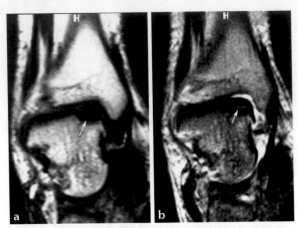

Abb. 5. Osteochondrosis dissecans Stadium II des Talus. **a** Die koronare T1-gewichtete SE-Sequenz zeigt einen Signalverlust des subchondralen Knochenmarks (*Pfeilspitze*). **b** Die korrespondierene T2-gewichtete SE-Sequenz zeigt ein knöchernes Fragment, welches durch ein lineares Gebiet mit einer hohen Signalintensität abgetrennt wird (*Pfeilspitze*). Beachten Sie die Integrität des Knorpels, welcher durch die Gelenksflüssigkeit dargestellt wird.

Die Signalintensität am Übergang von gesundem Knochen und dem osteochondralen Fragment wird als ein Indikator für die Stabilität angesehen [8, 22, 39]. Eine Hypointensität am Übergang auf T2-gewichteten Impulssequenzen zeigt einen Heilungsprozess und Stabilität an, wohingegen eine Hyperintensität Flüssigkeit zwischen dem Segment und dem gesunden Knochen und somit eine Instabilität darstellt. Eine hohe Signalintensität auf T2-gewichteten Bildern kann jedoch auch durch Granulationsgewebe entstehen, welches nicht notwendigerweise mit einer Fragmentinstabilität assoziiert ist. Die Signalintensität des Segments selbst ist ebenfalls signifikant. Eine niedrige Signalintensität auf allen Impulssequenzen weist auf eine Nekrose hin, wohingegen eine Hyperintensität auf T1-gewichteten Bildern durch vitales Knochenmark zustande kommt.

Die Vitalität kann darüber hinaus nach intravenöser Injektion von Gadolinium-haltigen Kontrastmittel auf fettunterdrückten, T1-gewichteten Impulssequenzen beurteilt werden. Vermehrtes Knochenmark innerhalb des Fragments weist auf vitales Gewebe hin. Im Gegensatz dazu bedeutet ein Mangel dieser Anhäufung eine Nekrose [22, 24]. Des Weiteren erlauben Kontrast-angereicherte Sequenzen normalerweise eine Differenzierung zwischen Granulationsgewebe und Flüssigkeit zwischen dem Fragment und dem angrenzenden Knochen. Für die Beurteilung des aufliegenden Knorpels scheint die MR-Arthrographie und CT-Arthrographie dem konventionellen MRT überlegen, da sich der aufliegende Knorpel durch das intraartikuläre Kontrastmittel klar darstellt [32]. Zur Zeit scheint die CT-Arthrographie (durchgeführt als vielschichtiges CT) die genaueste Methode zur Beurteilung von Knorpelschäden zu sein, aufgrund der hohen räumlichen Auflösung des vielschichtigen CT und der Durchführbarkeit von Rekonstruktionen in vielen verschiedenen Ebenen. Jedoch wurde die Genauigkeit der CT-Arthrographie bisher noch nicht eindeutig ermittelt.

Sehnenverletzungen

Dreizehn Sehnen ziehen am Sprunggelenk vorbei. Diese beinhalten eine posteriore Sehne (Achillessehne), zwei laterale Sehnen (Peroneus longus- und Peroneus brevis-Sehne), drei mediale Sehnen (Tibialis posterior-, Flexor digitorum longus- und Flexor hallucis longus-Sehne) und vier anteriore Sehnen (Tibialis anterior-, Extensor hallucis longus-, Extensor digitorum- und Peroneus tertius-Sehne). Eine Sehnenscheide umschließt alle Sehnen mit Ausnahme der Achillessehne. Die MRT-Bildgebung ist das Mittel zur Wahl bei der Beurteilung von Sehnenverletzungen. Intakte Sehnen zeigen eine niedrige Signalintensität auf Bildern aller Impulssequenzen.

Achillessehnen-Verletzungen

Die Achillessehne ist die Sehne, welche am Sprunggelenk am häufigsten reißt [19]. Risse treten gehäuft bei Sportlern mittleren Alters auf. In vielen Zentren werden Achillessehnenrisse nicht einer MRT-Bildgebung zugeführt, da die Diagnose klinisch gestellt werden kann. Jedoch kann durch eine Weichteilschwellung die klinische Untersuchung eingeschränkt sein. Die medialen Flexoren und die Peronealsehnen können weiterhin eine Plantarflexion ermöglichen (falsch positiver Thompson-Test) und so die Diagnose einer Achillessehnenruptur verschleiern [20]. Falls eine operative Behandlung angestrebt wird, sind eine genaue Lokalisation des Risses und der Ausschluss von Begleitverletzungen hilfreich. In den meisten Fällen wird eine partielle oder komplette Ruptur mit einem Gips in Spitzfußstellung behandelt. Nach der Gipsanlage kann das MRT bestätigen, dass sich die Sehnenstümpfe ordnungsgemäß gegenüberstehen. Retrahierte Sehnenstümpfe heilen nur mit einer geringen Wahrscheinlichkeit durch eine konservative Behandlung. Das MRT kann frühzeitig diese Patienten identifizieren, welche dann Kandidaten für eine operative Therapie sind.

Es gibt verschiedene Klassifikationen für Achillessehnenverletzungen. Man kann sie nach Verletzungen am Sehnenansatz und der Sehne selbst unterteilen [36, 38]. Sehnenverletzungen beinhalten eine diffuse akute und chronische Sehnen- bzw. Sehnenscheidenentzündung mit einem Riss 2–6 cm oberhalb des Sehnenansatzes am Calcaneus [40]. Verletzungen am Ansatz schließen eine Tendinosis der Achillessehne mit ein, welche mit einer Haglund-Deformität des Calcaneus verbunden sein kann. Weinstabi et al. [40] klassifizierten die Achillessehnen-Läsionen in vier Typen, basierend auf den Veränderungen im MRT. Typ I stellt eine Entzündungsreaktion dar;

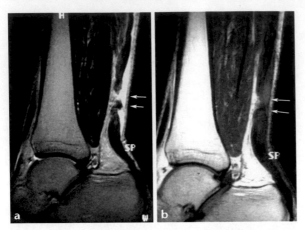

Abb. 6. Eine komplette Ruptur der Achillessehne ohne eine relevante Retraktion der Sehnenstümpfe (*Pfeilspitzen*). In der akuten Phase werden die Sehnenstümpfe von einem Bluterguss und Ödem mit einer hohen Signalintensität auf der sagittalen T2-gewichteten TSE-Sequenz (**a**) und mit einer niedrigen Signalintensität auf dem sagittalen T1-gewichteten Bild (**b**) umgeben.

Typ II degenerative Veränderungen; Typ III eine partielle Ruptur und Typ IV eine komplette Ruptur.

Bei einer MRT-Routineuntersuchung der Achillessehne werden 3–4 mm Schichten und Sequenzen verwendet, dargestellt in der axialen und sagittalen Ebene. Die normale Achillessehne zeigt eine niedrige Signalintensität auf Bildern in allen Impulssequenzen mit einer abgeflachten anterioren und einer konvexen posterioren Begrenzung. Bei kompletten Rissen ist die gesamte Dicke der Sehne unterbrochen mit ausgefransten und retrahierten Sehnenstümpfen. Der dabei entstehende Spalt ist mit einer für Flüssigkeiten typischen Signalintensität, vereinbar mit einem Ödem oder Einblutung abgebildet.

Charakteristisch für partielle Rupturen sind lineare oder fokale Regionen mit einer gesteigerten Signalintensität und einer Verdickung der Fasern, jedoch ohne Spalt im Bereich der Sehne.

Patienten mit einer chronischen Tendinopathie haben eine im Umfang verdickte, spindelförmig aufgetriebene Achillessehne. Die Sehne hat oft ein lineares oder zystisches Gebiet mit einer hohen Signalintensität, welche eine Kombination aus degenerativen Veränderungen und einem partiellen inneren Riss der Fasern darstellt. Die chirurgische und histopathologische Korrelation hat ein Vorherrschen der degenerativen Veränderungen gegenüber den Entzündungszellen (Tendinitis) gezeigt. Daher stellen sich abnorme Signalveränderungen häufig besser durch kurze TE-Sequenzen dar. Die Tendinopathie der Achillessehne ist ein häufiges Leiden der Mittel- oder Langstreckenläufer. Lysholm und Wiklander berichteten über eine jährliche Inzidenz von Achillessehnenbeschwerden zwischen 7 und 9% bei Läufern auf sehr hohem Niveau [18].

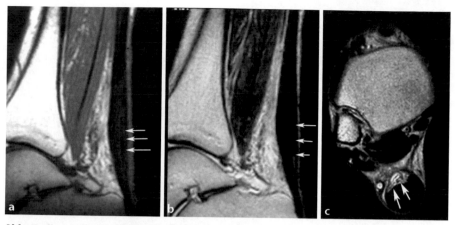

Abb. 7. Chronische Tendinitis der Achillessehne. Sagittale (**a**) T1-gewichtete und (**b**) T2-gewichtete Bilder zeigen eine spindelförmige Verdickung der Achillessehne *(Pfeilspitzen)* mit intratendinösen unregelmäßigen Gebieten mit einer hohen Signalintensität, welche vereinbar mit degenerativen Veränderungen und inneren Faserrissen sind. **c** Das axiale T2-gewichtete TSE-MRT-Bild zeigt eine bedeutende Verdickung der Sehne mit Verlust der physiologisch konkaven anterioren Begrenzung.

Die Beurteilung postoperativer MRT-Bilder beinhaltet die Evaluation des Ausmaßes des tendinösen Heilungsprozesses. Die meisten Follow-up-Studien mit MRT-Bildern zeigen, dass die intratendinöse Signalintensität abnimmt, sobald die Sehne heilt [10].

▌ Tibialis posterior-Sehnenverletzungen

Die medialen Sehnen des Sprunggelenks von anterior nach posterior sind die Tibialis posterior-, die Flexor digitorum longus- und die Flexor hallucis longus-Sehne. Die Tibialis posterior-Sehne ist die am zweithäufigsten verletzte Sehne des Sprunggelenks. Eine akute Sehnenscheidenentzündung ist verbunden mit einer Überbeanspruchung und betrifft normalerweise v. a. junge Athleten. Auf MRT-Bildern findet man eine Flüssigkeitsansammlung in der Sehnenscheide [28]. Die Sehne zeigt eine normale Signalintensität und morphologische Charakteristiken, wohingegen sich bei einer chronischen Sehnenscheidenentzündung eine noduläre oder diffuse Verdickung oder Vernarbung der Sehnenscheide findet. Ein akuter partieller oder kompletter Riss der Tibialis posterior-Sehne ist bei jungen sportlichen Personen ungewöhnlich und betrifft normalerweise den Ansatz der Sehne am Os naviculare [7].

Ein chronischer Riss der Tibialis posterior-Sehne tritt gewöhnlich bei Frauen mittleren Alters in der fünften oder sechsten Lebensdekade auf.

Die gesunde Tibialis posterior-Sehne invertiert den Fuß und liefert eine dynamische Unterstützung des longitudinalen Gewölbes; eine Ruptur der Sehne ist die häufigste Ursache eines Pes planus.

Die medialen Sehnen des Sprunggelenks zeigen sich am besten auf axialen MRT-Bildern. Risse der Tibialis posterior-Sehne werden in drei Typen unterteilt [27]. Typ I und II sind partielle Risse, Typ III eine komplette Ruptur. Typ-I-Risse sind charakterisiert durch eine Hypertrophie der Sehne mit einer heterogenen Signalintensität als Ergebnis von vertikalen Einrissen und innerer Degeneration. Eine diagnostische Überlappung besteht zwischen einer ernsten Sehnenscheidenentzündung und einem partiellen Typ-I-Riss, da beide eine spindelförmige Verdickung der Sehne mit einer veränderten inneren Signalintensität zeigen [13]. Typ-II-Risse sind charakterisiert durch verdünnte Anteile der Sehne, gewöhnlich ohne Veränderung der Signalintensität. Eine komplette Unterbrechung der Sehnenfasern wird bei Typ-III-Rissen der Tibialis posterior-Sehne gesehen. Diese sind ziemlich selten und erscheinen auf MRT-Bildern als Diskontinuität der Sehne. Der Spalt kann mit Flüssigkeit oder Granulationsgewebe aufgefüllt sein, abhängig von der Chronizität der Verletzung.

▮ Peronealsehnen-Verletzungen

Der M. peroneus longus und der M. peroneus brevis sind am bedeutendsten für die Eversion des Rück- und Mittelfußes und verlaufen posterolateral hinter dem Malleolus lateralis. Aufgrund dieser Lokalisation werden sie am besten in der axialen Ebene oberhalb der Fibulaspitze und in der coronaren Schicht etwas mehr distal dargestellt. Der M. peroneus longus hat mit dem M. peroneus brevis eine gemeinsame Sehnenscheide bis zur Höhe der Fibulaspitze, wo sie dann divergieren. Die Peroneus longus-Sehne liegt hinter und plantar der Peroneus brevis-Sehne. Die Peronealsehnen werden in ihrer anatomischen Position durch das superiore und inferiore Retinaculum stabilisiert, sowie durch eine unterschiedlich konkave Fossa an der posterioren Fibula (retromalleolarer Sulcus). Bei 20% der Personen ist der retromalleolare Sulcus abgeflacht oder nicht vorhanden, was zu einer erhöhten Gefahr einer peronealen Subluxation führen mag. Verletzungen der Peronealsehnen werden häufig gesehen und beinhalten Peritendinosis, Sehnenscheidenentzündung, Tendinosis, Ruptur und Dislokation [30].

Eine innere Flüssigkeitsansammlung oder Verdickung der gemeinsamen peronealen Sehnenscheide sowie die Sehnen umgebendes Narbengewebe weisen auf eine Sehnenscheidenentzündung und Peritendinosis hin [23]. Die morphologischen Kennzeichen der Sehne selbst sind normalerweise erhalten. Eine Flüssigkeitsansammlung innerhalb der gemeinsamen Sehnenscheide kann auch sekundär bei einem Riss des calcaneofibularen Bandes nach einem Trauma gesehen werden und muss von einer Sehnenscheidenentzündung unterschieden werden.

Distal kann eine Tendinosis an verschiedenen Stresspunkten gesehen werden, wie einem vorstehenden peronealen Tuberkel, einem angrenzenden Os peroneum oder einem intratendinösen Sesamoid, welches die Artikulation der Peroneus longus-Sehne mit dem Os cuboideum unterstützt.

Darüberhinaus kann es durch chronischen Stress bei allen Sehnen des Sprunggelenks zur Ausbildung von Ganglien aus den Sehnenscheiden kommen.

Akute und chronische Rupturen der Peronealsehnen treten vor allem bei jungen, sportlichen Personen aufgrund von Überbeanspruchung auf oder stehen im Zusammenhang mit einem degenerativen Verschleiß bei älteren, inaktiven Patienten. Peronealsehnenrisse entstehen typischerweise während Aktivitäten, die einen plötzlichen Wechsel der Bewegungsrichtung erfordern, wie z.B. Fußball, Tennis oder Basketball, jedoch nicht so sehr beim Laufen. Peronealsehnenrisse sind meistens partiell und longitudinal gespalten. Die MRT-Diagnose eines kompletten Sehnenrisses ist durch den Nachweis einer Diskontinuität mit oder ohne Flüssigkeitsansammlung im Spalt bewiesen. Die umgebenden Gewebe zeigen häufig eine Einblutung oder Ödem. Im Gegensatz zu Risse der Achillessehne kann eine deutliche Sehnenretraktion bei kompletten Peronealsehnenrissen fehlen. Risse der Peroneus brevis-Sehne entstehen häufig aufgrund von einer Kompression zwischen der weiter hinten gelegenen Peroneus longus-Sehne und der harten Kante der retromalleolaren fibularen Notch. Longitudinale innere Risse der Peroneus brevis-Sehne sind deutlich auf axialen MRT-Bildern zu erkennen. Charakteristischer Weise finden sich dabei Teile der Peroneus brevis-Sehne auf beiden Seiten der intakten Peroneus longus-Sehne [14, 31].

Durch eine starke Plantarflexion mit Inversion oder Dorsalflexion mit Eversion kann es zu einer Dislokation der Peroneussehne kommen. Bei einer initialen oder akuten Verletzung ist dies mit einem Riss des superioren peronealen Retinaculums verbunden, oft begleitet von einer Distorsionsfraktur der posterolateralen Fibula. Auf MRT-Bildern können das ausgerissene Fragment und das angrenzende Ödem in der Fibula identifiziert werden, sowie eine Flüssigkeitsansammlung in der Sehnenscheide und ein umgebendes Weichteilödem.

▌ Tarsaltunnelsyndrom

Das Tarsaltunnelsyndrom ist eine Neuropathie hervorgerufen durch eine Einklemmung oder Kompression des Nervus tibialis posterior oder seiner Endäste. Typische Symptome beinhalten einen schwer zu lokalisierenden brennenden Schmerz, Parästhesie der Fußsohle und eine intrinsische Muskelschwäche. Obwohl die sich verzweigenden Endäste des Nervus tibialis posterior ziemlich variabel sind, teilt sich der Nervus tibialis posterior typischerweise auf Höhe des Malleolus medialis in drei Endäste auf: der Nervus plantaris medialis und lateralis und der Nervus calcanearis medialis.

Das Tarsaltunnel ist ein fibro-ossärer Kanal vom Malleolus medialis zum tarsalen Os naviculare am posteromedialen Sprunggelenk und Rückfuß. Die Strukturen innerhalb des Tarsaltunnels beinhalten von anterior nach posterior die Tibialis posterior-Sehne, die Flexor digitorum longus-Sehne, das Gefäß-Nerven-Bündel und die Flexor hallucis longus-Sehne. Das Retinaculum flexorum formt das Dach des Tunnels. Der Boden wird gebildet durch die angrenzenden Teile der Tibia, Talus, Sustentaculum tali, Calcaneus und M. quadratus plantae. Mögliche Ursachen der Kompressions-Neuropathie in dieser Region beinhalten eine posttraumatische Knochendeformität, Lipome, Varicosis, Ganglien, Nervenscheiden-Tumore, Vernarbungen, rigider Plattfu (tarsal coalitio), Sehnenscheidenentzündung und akzessorische Muskeln [29, 35].

Konventionelle Röntgenaufnahmen sind normalerweise unspezifisch, aber die meisten dieser Veränderungen können gut durch MRT-Bildgebung dargestellt werden. Wenn große Läsionen festgestellt werden, ist eine dekomprimierende Operation die Behandlung der Wahl. Leider haben jedoch 10–20% der Patienten wiederkehrende Symptome nach einem operativen Release des Retinaculums [41].

▮ Ganglion

Ein Ganglion ist eine zystische Läsion, welche gelartige Flüssigkeit enthält. Die Läsionen können sich in enger Verbindung mit fibrösen Sehnenscheiden oder Gelenkkapseln (tibiotalares Gelenk und subtalares Gelenk) entwickeln. Ganglion-Zysten entstehen als Ergebnis einer gelartigen Degeneration von fibrösen Gewebe (z.B. Sehnen, Bänder, Sehnenscheiden, Gelenkkapseln) und sind daher nicht von einer Synovia ausgekleidet [5].

Das morphologische Erscheinungsbild der Ganglion-Zysten ist unterschiedlich. Die Läsionen können sich als runde, ovale, gelappte oder septierte Massen darstellen.

An den Händen, Handgelenken und Füßen entstehen Ganglion-Zysten normalerweise aus den Sehnenscheiden. Die meisten Läsionen sind klein und stehen nicht in Verbindung mit einem Gelenk. Der Fuß ist am dritthäufigsten von Ganglion-Zysten befallen – nach der Hand und dem Handgelenk.

MRT-Bilder zeigen typischerweise eine scharf begrenzte, oft septierte zystische Läsion, deren Inhalt eine Signalintensität vergleichbar mit Wasser hat. Die Wände der Zysten sind gewöhnlich glatt mit einer mäßigen Kontrastverstärkung [34].

▌ Plantarfasziitis

Die Plantarfasziitis ist eine der häufigsten Ursachen für chronischen Fersen-schmerz (Calcaneodynie). Diese schmerzhafte Erkrankung stellt eine Entzündung der Plantarfaszie am Calcaneus-Ansatz dar. Dies ist sehr wahr-scheinlich auf mechanischen Stress mit wiederholten Traumata zurückzufüh-ren. Es ist eine typische Erkrankung durch Überbeanspruchung und kommt v. a. bei Läufern, Tänzern und übergewichtigen Patienten vor [3, 11].

Seitliche Röntgenaufnahmen zeigen bei ca. 50% der Patienten mit einer Plantarfasziitis einen Fersensporn (plantarer calcanearer Osteophyt). Dies ist jedoch unspezifisch und kann bei ca. 25% der Normalbevölkerung gese-hen werden. Die Knochenszintigraphie kann eine vermehrte Radiotracer-Aufnahme im Bereich des Calcaneus zeigen, was wahrscheinlich eine perios-tale Entzündungsreaktion darstellt [3]. Auf MRT-Bildern finden sich die his-tologischen Zeichen einer chronischen Entzündungsreaktion, Kollagen-Nek-rose und einer angiofibroblastischen Hyperplasie mit einer Verdickung und gesteigerten Signalintensität innerhalb des proximalen Anteils der Plantarfas-zie mit unterschiedlicher distaler Ausdehnung [3, 11]. Auf sagittalen und co-ronaren MRT-Bildern erscheint die normale Plantarfaszie als eine dünne, hy-pointense Struktur, welche sich von der Tuberositas calcanei nach anterior ausdehnt. Die Plantarfaszie sollte beim Gesunden auf coronaren und sagitta-len Bildern eine Dicke von 3–4 mm nicht überschreiten. Bei einer Plantarfas-ziitis sind die Faszienschichten verdickt (oft bis zu 7–10 mm) und zeigen eine intermediäre Signalintensität auf T1-gewichteten und Protonen-gewichteten Bildern und eine Hyperintensität auf T2-gewichteten Bildern. Signalverän-derungen können auch im subcutanen Fettgewebe, in den tiefen Weichteilen und im Calcaneus am Ansatz der Faszie gesehen werden. Diese Verdickung ist oft spindelförmig, im Gegensatz zur Plantarfibromatose, welche eine foka-le, knotenförmige Verdickung verursacht [11]. Eine Diskontinuität der Fasern der Plantarfaszie, oft mit einem Ödem oder einer Einblutung, kann bei einem

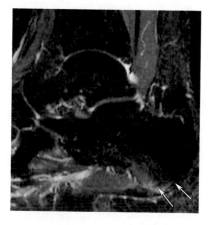

Abb. 8. Plantarfasziitis. Die sagittale STIR-Sequenz zeigt ein inneres Ödem an der calcanearen Inserti-on der Plantarfaszie. Beachten Sie sowohl das Weichteilödem als auch Knochenmarksödem an der calcaneraren Insertion der Plantarfaszie (*Pfeil-spitzen*).

Faszienriss gesehen werden. MRT-Bilder sind hilfreich bei Patienten, bei denen eine konservative Therapie versagt. Es können damit andere Ursachen für eine Calcaneodynie ausgeschlossen werden, wie calcaneare Stressfrakturen, Sehnen-Abnormalitäten oder Knochenkontusionen.

▌ Literatur

1. Bencardino J, Rosenberg ZS, Delfaut E (1999) MR imaging of sports injuries of the foot and ankle. Magn Reson Imaging Clin N Am 7:131–149
2. Berger PE, Ofstein RA, Jackson DW, Morrison DS, Silvin N, Amador R (1989) MRI demonstration of radiographically occult fractures: what have we been missing?. RadioGraphics 9:407–436
3. Berkowitz JF, Kier R, Rudicel S (1991) Plantar fasciitis: MR imaging. Radiology 179:665–667
4. Berndt AL, Harty M (1959) Transchondral fractures (osteochondritis dissecans) of the talus. J Bone Joint Surg [Am] 41:988–1020
5. Campanacci M (1999) Bone and Soft Tissues Tumors: Clinical Features, Imaging, Pathology and Treatment. New York: Springer, 1233–1237
6. Chandnani VP, Harper MT, Ficke JR et al (1994) Chronic ankle instability: evaluation with MR arthrography, MR imaging, and stress radiography. Radiology 192:189–194
7. Conti SF (1994) Posterior tibial tendon problems in athletes. Orthop Clin North Am 25:109–121
8. De Smet AA, Fisher DR, Burnstein MI, Graf BK, Lange RH (1990) Value of MR imaging in staging osteochondral lesions of the talus (osteochondritis dissecans): results in 14 patients. AJR Am J Roentgenol 154:555–558
9. Deutsch AL, Mink JH, Waxman AD (1989) Occult fractures of the proximal femur: MR imaging. Radiology 1709:113–116
10. Dillon EH, Pope CF, Barber V, Jokl P, Lynch K (1990) Achilles tendon healing: 12-month follow-up with MR imaging. Radiology 177(P):306
11. Grasel RP, Schweitzer ME, Kovalovich AM et al (1999) MR imaging of plantar fasciitis: edema, tears and occult abnormalities correlated with outcome. AJR Am J Roentgenol 173:699–701
12. Kannus P, Renstrom P (1991) Treatment for acute tears of the lateral ligaments of the ankle. J Bone Joint Surg [Am] 73:305–312
13. Khoury NJ, El-Khoury GY, Saltzman CL, Brandser EA (1996) MR imaging of posterior tibial tendon dysfunction. AJR Am J Roentgenol 167:675–682
14. Khoury NJ, El-Khoury GY, Salzman CL, Kathol MH (1996) Peroneus longus and brevis tendon tears: MR imaging evaluation. Radiology 200:833–841
15. Kiss ZS, Khan KM, Fuller PJ (1993) Stress fractures of the tarsal navicular bone: CT findings in 55 cases. AJR Am J Roentgenol 160:111–115
16. Klein MA (1994) MR imaging of the ankle: normal and abnormal findings in the medial collateral ligament. AJR Am J Roentgenol 162:377–383
17. Lynch TC, Crues JV, III, Morgan FW, Sheehan WE, Harter LP, Ryu R (1989) Bone abnormalities of the knee: prevalence and significance at MR imaging. Radiology 171:761–766
18. Lysholm J, Wiklander J (1987) Injuries in runners. Am J Sports Med 15:168–171
19. Maffulli N (1990) Rupture of the Achilles tendon. J Bone Joint Surg [Am] 81:1019–1036

20. Maffulli N (1999) Current Concepts Review – Rupture of the Achilles Tendon. J Bone Joint Surg [Am] 81(7):1019–1036
21. Mesgarzadeh M, Schneck CD, Tehranzadeh J, Chandnani VP, Bonakdarpour A (1994) Magnetic resonance imaging of the ankle ligaments: emphasis on anatomy and injuries to lateral collateral ligaments. Magn Reson Imaging Clin N Am 2:39–58
22. Mesgarzadeh M, Sapega AA, Bonakdarpour A et al (1987) Osteochondritis dissecans: analysis of mechanical stability with radiography, scintigraphy, and MR imaging. Radiology 165:775–780
23. Mota J, Rosenberg ZS (1998) MRI of the peroneal tendons. Top Magn Reson Imaging 9:273–285
24. Nelson DW, DiPaola J, Colville M, Schmidgall J (1990) Osteochondritis dissecans of the talus and knee: prospective comparison of MR and arthroscopic classifications. J Comput Assist Tomogr 14:804–808
25. Pavlov H, Torg JS, Freiberger RH (1983) Tarsal navicular stress fractures: radiographic evaluation. Radiology 148(3):641–645
26. Resnick D, Goergen TG, Niwayama G (1995) Physical Injury: Concepts and Terminology. In: Resnick D, eds. Diagnosis of bone and joint disorders. Saunders, Philadelphia, pp 2561–2692
27. Rosenberg ZS, Cheung Y, Jahss MH, Noto AM, Norman A, Leeds NE (1988) Rupture of the posterior tibial tendon: CT and MR imaging with surgical correlation. Radiology 169:229–235
28. Rosenberg ZS (1994) Chronic rupture of the posterior tibial tendon. Magn Reson Imaging Clin N Am 2:79–87
29. Sammarco GJ, Conti SF (1994) Tarsal Tunnel Syndrome caused by an anomalous muscle. J Bone Joint Surg [Am] 76A:1308–1314
30. Sanmarco GJ (1994) Peroneal tendon injuries. Orthop Clin North Am 25:135–145
31. Schweitzer ME, Eid ME, Deely D, Wapner K, Hecht P (1997) Using MR imaging to differentiate peroneal splits from other peroneal disorders. AJR Am J Roentgenol 168:129–133
32. Shelton ML, Pedowitz WJ (1991) Injuries to the talar dome, subtalar joint, and mid foot. In: Jahss MH, eds. Disorders of the foot and ankle. Saunders, Philadelphia, pp 2274–2292
33. Stafford SA, Rosenthal KI, Gebhardt MC, Brady TJ, Scott JA (1986) MRI in stress fracture. AJR Am J Roentgenol 147:553–556
34. Steiner E, Steinbach LS, Schnarkowski R, Tirman PF, Genant HK (1996) Ganglia and cysts around joints. Radiol Clin North Am 34:395–425
35. Takakura Y, Kitada C, Sugimoto K, Tanaka Y, Tamai S (1991) Tarsal tunnel syndrome. Causes and results of operative treatment. J Bone Joint Surg Br 73(1):125–128
36. Teitz CC, Garret WE, Miniaci A, Lee MH, Mann RA (1997) Tendon problems in athletic individuals. J Bone Joint Surg [Am] 79:138–152
37. Thacker SB, Stroup DF, Branche CM, Gilchrist J, Goodman RA, Weitman EA (1999) The prevention of ankle sprains in sports. Am J Sports Med 27(6):753–760
38. Trevino S, Baumhauer JF (1992) Tendon injuries of the foot and ankle. Clin Sports Med 11:727–739
39. Yulish BS, Mulopulos GP, Goodfellow DB, Bryan PJ, Modic MT, Dollinger BM (1987) MR imaging of osteochondral lesions of the talus. J Comput Assist Tomogr 11:296–301
40. Weinstabl R, Stiskal ZM, Neuhold A, Aamlid B, Hertz H (1991) Classifying calcaneal tendon injury according to MRI findings. J Bone Joint Surg [Br] 73:683–685
41. Zeiss J, Saddemi SR, Ebraheim NA (1989) MR imaging of the peroneal tunnel. J Comput Assist Tomogr 13:840–844

■ Gang- und Videoanalyse

R. Abboud, S. Gibbs

■ Einführung

Laufen unterscheidet sich erheblich vom normalen Gehen. Ein bedeutender Unterschied ist, dass es während des Laufens Phasen gibt, in denen beide Füße keinen Bodenkontakt haben. Dieses Kapitel befasst sich ausschließlich mit der Ganganalyse des Gehvorganges.

Gang oder „gait" ist ein wissenschaftlicher Begriff für den Laufstil. Ganganalyse ist daher nichts weiter als die Analyse des menschlichen Ganges. Laufenlernen ist eine der schwierigeren Aufgaben in unserer Kindheit. Haben wir es allerdings gelernt, wird es zu einem automatisierten Vorgang. Wir stehen auf und gehen ohne uns bewusst Gedanken zu machen. Ganganalyse ist beim normalen Gangmuster eine recht einfache Aufgabe. Die Komplexität des Ganges wird uns erst dann bewusst, wenn wir einen pathologischen Gang zu analysieren haben. Gehen ist wie das Zusammenspielen eines Symphonieorchesters. Musiker arbeiten zusammen und produzieren eine harmonische Melodie, der man gerne zuhört. Fortbewegung funktioniert auf sehr ähnliche Weise. Viele Komponenten müssen zusammenarbeiten, um eine scheinbar mühelose Fortbewegung zu ermöglichen. Jede kleine Abweichung einer der Komponten verursacht Kompensationsmechanismen anderer Komponenten. Dies verursacht eine Verminderung der Effizienz im eigentlichen Gehvorgang.

■ Gangzyklus und Terminologie des normalen Ganges

Die Essenz der Ganganalyse liegt im Studieren der menschlichen Fortbewegung vor allem bei Menschen, bei denen wir einen pathologischen Gang beobachten. Es ist daher notwendig, den „normalen Gang" zu definieren. Man muss allerdings berücksichtigen, dass Normalität relativ ist und sowohl inter- als auch intraindividuell schwanken kann.

Das Interesse am menschlichen Gang lässt sich bis in die Renaissance zurückverfolgen und ist mit vielen bekannten Namen verbunden, z.B. Leonardo da Vinci, Galileo und Isaac Newton. Sie haben als erstes eine systematische Analyse des menschlichen Ganges vorgenommen [30]. Borelli war der erste Autor, der in den Jahren 1680 und 1682 die Fundamente unseres heutigen Wissens schriftlich niederlegte [23]. Er hat ein Konzept von Hebelarmen und Kräften durch Muskulatur in Relation zu Knochen und Gelenken beschrieben. Er hat auch einen ersten Versuch unternommen Propriozeption zu erklären und hat eine Korrelation zwischen Balance und Position des Fußes am Boden aufgestellt. Erst 150 Jahre später haben zwei deutsche Wissenschaftler, Wilhelm und Weber (1836), unser heutiges Konzept der verschiedenen Gangphasen mit Schwung- und Standphase beschrieben [20]. In den letzten 30 Jahren wurden etliche hundert Veröffentlichungen über Ganganalyse publiziert

Bei der Beschreibung des normalen Ganges wird folgende Terminologie benutzt:

Der Gangzyklus ist der Zeitraum vom initialen Bodenkontakt eines Fußes bis zum nächstfolgenden Kontakt. Beim Gangzyklus werden zwei Gangphasen unterschieden: die Schwung- und die Standphase. Diese werden wiederum unterteilt, um spezielle Ereignisse und Phasen besser beschreiben und analysieren zu können. In Abbildung 1 wird ein Gangzyklus des rechten Fußes graphisch dargestellt.

▮ **Aufschlüsselung zu Abbildung 1 und 2: 1** = initialer Bodenkontakt; **2, 3, 4** = Bodenreaktionskräfte; **1–4** = die erste Phase der Doppelabstützung"; **5** = Zehenabstoss (toe off) Phase des anderen Fußes oder Beginn des Fersenauftritt (heel contact) im Einbeinstand; **6** = Einbeinstand, **5–6** = Sohlenkontakt (mid stance); **7** = gegenüberliegender initialer Bodenkontakt und zweite Phase der Doppelabstützung (double support); **7–8** = terminale Standphase; **9** = initiale Schwungphase; **10** = Mitte der Schwungphase; **11** = terminale Schwungphase; **12** = initialer Bodenkontakt.

Abbildung 2 zeigt die Druckmessungen des rechten und linken Fußes. Die schwarze Linie repräsentiert das Kraftzentrum, die grauen Areale beschreiben die Doppelabstützungs-Phasen. Tabelle 1 zeigt den Gangzyklus in der Übersicht:

Tabelle 1

	0–10%	10–50%	50–60%	60–100%
▮ **Rechts**	Belastungsantwort, Extremität empfängt Körpergewicht	Sohlenkontakt, Körper bewegt sich über den Fuß hinweg	Vorschwung, Extremität ist entlastet	Schwungphase
▮ **Links**	Vorschwung	Schwungphase	Belastungsantwort	Mittel- und Terminalstand
	Doppelabstützung	Einbeinstand	Doppelabstützung	Einbeinstand

Blaue Zonen repräsentieren Standphasen

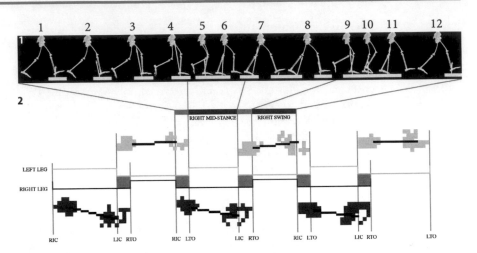

Abb. 1 und 2. 1 Der normale Gangzyklus. **2** Druckmessungen des rechten und linken Fußes.

▌ **Standphase:** Diese Phase beschreibt die Periode, in denen der Fuß Bodenkontakt hat. Beim normalen Gang betrifft dies etwa 60% des Gangzyklus. Die Standphase kann in folgende Unterphasen aufgeteilt werden:

▌ Initialer Bodenkontakt: dies ist der erste Kontakt des Fußes mit dem Boden.

▌ Belastungsantwort: das Körpergewicht verteilt sich nun ausschließlich auf den Fuß mit Bodenkontakt. Bodenreaktionskräfte werden von der Extremität absobiert.

▌ Doppelabstützung: Zwei Phasen im Gangzyklus, in denen beide Füße Bodenkontakt haben. Dies geschieht jeweils zu Beginn und am Ende der Standphase, wenn das Körpergewicht von einem auf den anderen Fuß verlagert wird.

▌ Einbeinstand: Nur ein Fuß hat Bodenkontakt, der andere befindet sich in der Schwungphase.

▌ Vorschwung: Vorbereitung der Extremität auf die Schwungphase.

▌ Terminalstand: der letzte Kontakt der Extremität mit dem Boden.

▌ **Schwungphase:** Diese Phase beschreibt die Periode, in der der Fuß keinen Bodenkontakt hat. Beim normalen Gang betrifft dies ca. 40% des Gangzyklus.

▌ Initiale Schwungphase: Der Fuß hebt sich vom Boden ab. Die Extremität wird nach vorne gebracht.

▌ Mittlere Schwungphase: Die Extremität passiert den Standfuß.

▌ Terminale Schwungphase: Vorbereitung auf die Standphase.

▌ **Zeitliche und Abstandsparameter:** Diese Parameter beschreiben Zeit und Distanzen, die während des Gangzyklus auftreten.

▌ *Schrittlänge*: Distanz zwischen den gegenüberliegenden Fersen beim initialen Bodenkontakt.

▌ *Stride Länge*: Distanz zwischen zwei aufeinanderfolgenden Bodenkontakten der Ferse des gleichen Fußes. Dies kann man auch als Gangzyklus oder Zykluslänge beschreiben.

▌ *Geschwindigkeit* (m/s): die horizontale Durchschnittsgeschwindigkeit des Körpers in Richtung der Bewegung über einen oder mehrere Gangzyklen gemessen.

▌ *Kadenz* (Schritte/min): Anzahl der Schritte gemessen über eine bestimmte Zeit, hier eine Minute.

Bei der Beurteilung des Ganges, sollten drei Freiheitsgrade der Bewegung berücksichtigt werden.

▌ *Sagittalebene*: Der Proband wird von der Seite betrachtet. Die vertikale Ebene teilt den Körper in zwei Hälften: rechts und links. Beispiel einer Bewegung in der Sagittalebene ist Extension und Flexion des Knies.

▌ *Koronare Ebene*: Der Proband wird von vorne betrachtet. Die vertikale Ebene teilt den Körper in anterior (vorne) und posterior (hinten). Beispiel einer Bewegung in der koronaren Ebene ist Abduktion und Adduktion der Hüfte.

▌ *Transversale Ebene*: Der Proband wird von oben betrachtet. Die transversale oder horizontale Ebene verläuft senkrecht zur koronaren und sagittalen Ebene. Beispiel einer Bewegung in der transversalen Ebene: Rotation der Hüfte.

▌ Ganganalyse-Technologie

Wenn man heutzutage den Begriff „Ganganalyse" erwähnt, wird er sofort mit dem Gebrauch von Reflektoren, der Verwendung von „High-Tech"-Ausrüstung wie leistungsfähigen Hochgeschwindigkeitskameras zusammen mit kompatibler Software zur Analyse und Demonstration der Bewegung oder der Verwendung elektronischer Systeme in Verbindung gebracht. Die Benutzung dieser Systeme ist allerdings von der Expertise des Anwenders abhängig und geht auch mit nicht unerheblichen Kosten einher.

Ganganalyse geht nicht notwendigerweise mit der Erfassung aller potenziellen Variablen einher. Einige Parameter können durch einfache klinische Beobachtung erfasst werden. Zur Erfassung bestimmter Variablen wird allerdings eine minimale technische Ausrüstung benötigt. Erfassbare Parameter werden in folgende Kategorien eingeteilt:

▌ Zeit und Distanz können mit Stopuhr und einem Metermaß bestimmt werden.

▎ Die kinematische Analyse ist der wissenschaftliche Begriff für die Analyse der Bewegungssegmente ohne die auftretenden Kräfte zu berücksichtigen. Man kann zur Analyse Videokameras einsetzen, mit denen Bewegungen des Rumpfes und der Extremitäten während des Gehens aufgezeichnet werden können. Es gibt die Möglichkeit der zwei- oder dreidimensionalen Aufzeichnung.

▎ Die kinetische Analyse ist der wissenschaftliche Begriff, der die auftretenden Kräfte während der Bewegung beschreibt. Kräfte können entweder durch Kraftmessplatten oder durch Schuheinlagen gemessen werden. Diese Systeme ermöglichen es aber nicht, Angaben über die Orientierung der Körperteile im Raum zu machen. Die Summe der gemessenen Kräfte wird als Vektor angegeben. Dieser Vektor beschreibt Kraft pro Messfläche, Ausmaß der Kraft und die Richtung der auftretenden Kraft. Man nennt diesen Vektor Bodenreaktionskraft oder „ground reaction forces (GRF)". Der Vektor ist vom Kontaktpunkt des Fußes am Boden zum Schwerpunkt des Körpers gerichtet. Es gibt grundsätzlich zwei verschiedene Kraftarten: von außen auftretende und intern produzierte Kräfte. Äußere Kräfte werden durch direkten Kontakt des Fußes mit dem Boden verursacht. Interne Kräfte werden durch Muskelkontraktionen hervorgerufen.

▎ Kraftmessung: siehe Kapitel Kraftmessung.

▎ Die Elektromyographie dient zur Erfassung der elektrischen Aktivität des Muskels während der Muskelanspannung und in Ruhe. Man kann diese Aktivität sowohl durch die Verwendung von an der Haut angebrachten Elektroden als auch durch in den Muskel eingebrachte Nadeln oder drahtlose Elektroden erfassen.

▎ Der Energieverbrauch kann durch direkte oder indirekte Kalometrie ermittelt werden.

Ganganalyse durch die Verwendung von Videokameras

Ein einfacher Videorekorder ist vom Kosten-Nutzen-Aspekt ein wertvoller Bestandteil des Ganglabors, obwohl man durch Videoaufzeichnung keine dreidimensionale Auswertung vornehmen kann. Die Benutzung einer Videokamera hat Vor- und Nachteile:

Vorteile:
▎ Es ist eine kostengünstige Anschaffung.
▎ Man kann das Gangbild aufzeichnen, speichern und Veränderungen im Zeitverlauf analysieren, denn es ist oftmals sehr schwierig sich daran zu erinnern, wie ein Proband vor 6 Monaten gelaufen ist. Außerdem kann man dem Probanden zeigen, dass sich das Gangbild im zeitlichen Verlauf gebessert hat, obwohl er subjektiv keinen Unterschied feststellen kann.

- Ganganalysen können wiederholt werden, ohne den Probanden zu ermüden, oder eine schmerzhafte Situation zu verschlimmern, und damit das Gangbild zu verändern.
- Hat man eine qualitativ gute Zeitlupen- und Standfunktion, können einzelne Segmente ausgewertet werden, die für das bloße Auge nicht unterscheidbar sind. Ein sehr nützliches Feature ist außerdem die Betrachtung einzelner aufgezeichneter Bilder hintereinander. Diese Systeme sind heutzutage nicht mehr unerschwinglich teuer.
- Ein Zoomobjektiv kann dynamische Ereignisse, wie z.B. Bewegung im Fuß-Knöchelbereich während der Standphase, aufzeichnen, die durch rein visuelle Beobachtung schwierig zu erkennen sind.
- Der Proband kann sich seinen individuellen Gang persönlich betrachten.
- Man kann die Aufzeichnungen als Lehrmaterial nutzen.

Nachteile:
- Eine visuelle Analyse ist subjektiv und kann nicht durch quantitative Daten gefestigt werden. Dies erschwert die Analyse von Veränderungen, da die Qualität der Auswertung von der Erfahrung und Expertise des Untersuchers abhängig ist. Videoanalyse kann mit anerkannten Scoringsystemen ausgewertet werden. Die Zuverlässigkeit dieser Tests ist allerdings nicht hoch [14].
- Die Analyse kann nur zweidimensional erfolgen, es sei denn, man benutzt mehrere Kameras und Aufnahmeebenen und betrachtet diese im Mehrfachbild.
- Minimale Abweichungen des Gangbildes können nicht erfasst werden.
- Kräfte, die am Gelenk auftreten, können nicht erfasst werden. Zur Erfassung dieser Kräfte muss man ein Vektorvisualisationssystem in Verbindung mit Druckmessplatten verwenden. Außerdem muss man ein Interfacesystem benutzen, welches die Informationen der Druckmessplatte mit der Videoaufnahme korreliert. Diese Art von System erlaubt eine zweidimensionale Auswertung. Man kann damit aber keine adäquate Berechnung der Gelenkkinematik oder -kinetik vornehmen. Der Untersucher bekommt allerdings ein „intuitives" Bild für die Kinetik. Voraussetzung hierfür ist, dass keine signifikanten Rotationskräfte auftreten.
- Man kann die Videoanalyse nicht verwenden, wenn Skelettabnormalitäten wie Rotationsfehlstellungen auftreten. Die pathologische Anteversion des Femurs führt z.B. zu einer Innenrotationsstellung der Hüfte und somit zum klassischen nach innen Drehen der Füße („in-toing"). Damit findet die Extensions-Flexions-Bewegung des Kniegelenkes nicht mehr in der sagittalen Ebene statt.

Auftretende Kräfte während des Gangzyklus

Beim initialen Bodenkontakt übt der Körper einen Kraftvektor auf den Boden aus. Der Boden übt andererseits eine Kraft auf den Körper aus, der dem Kraftvektor des Körpers entgegensteht. Diese Kraft kann mit Druckmessplatten gemessen werden. Die drei verschiedenen Anteile dieses Vektors – vertikale, so genannte vorwärts Impulsvekoren und medio-laterale Kraftvektoren – können separat gemessen werden. Eine Druckmessplatte kann auch das Zentrum der Hauptkraft messen, welches den Ursprung der Bodenreaktionskraft oder „ground reaction force" darstellt. Als Resultat dieser auftretenden Kräfte wird ein Rotationsmoment an den Gelenken generiert. Dieses Moment ist das Produkt der auftretenden Kraft **F** (Körpergewicht mal Schwerkraft) multipliziert mit dem Abstand **d** der senkrecht zur Rotationsachse steht. In Abbildung 3 ist die Bodenreaktionskraft **F** und der Abstand **d** aufgezeichnet.

Die Summe dieses Momentums kann entweder durch Veränderung des Abstandes oder des auftretenden Kraftvektors verändert werden. In Abbildung 4 ist der Effekt der Kniebeugung während der Standphase aufgezeichnet. Als Folge der verstärkten Flexion vergrößert sich der Abstand **d** vom Rotationszentrum. Dies führt zu einer vermehrten Kontraktion der Extensoren, um das Kniegelenk zu stabilisieren.

Die normale vertikale Komponente der Bodenreaktionskraft hat eine charakteristische Fluktuation oberhalb und unterhalb des Körpergewichtes (Abb. 5). Dies kommt durch die Verschiebung des Körperschwerpunktes nach oben und unten während des Gehvorganges zustande. Manchmal

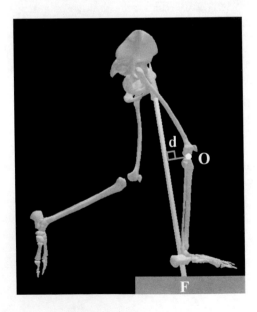

Abb. 3. Die Position der Bodenreaktionskraft im Verhältniss zu den Gelenkachsen.

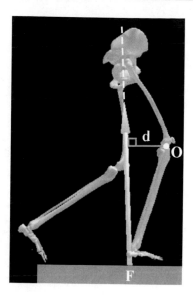

Abb. 4. Der Effekt von vermehrten Abstand *d* vom Rotationszentrum eines Gelenkes.

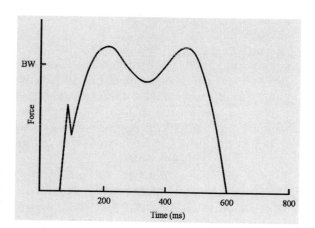

Abb. 5. Diagramm der vertikalen Komponente der Bodenreaktionskraft im Zeitverlauf.

zeigt sich ein vorübergehendes Kraftmoment beim initialen Bodenkontakt, das man als Fersenauftrittskraft bezeichnet. Es tritt nur sehr kurz auf. Der Kraftvektor zeigt hierbei in die falsche Richtung.

Kinematik und Kinetik des Sprunggelenkes während der Standphase

Beim normalen Gang stellt die Ferse den initialen Bodenkontakt her. Das Körpergewicht wird über den Mittelfuß auf den Vorfuß verteilt, um im Endstadium der Standphase auf dem Metatarsophalangealgelenk des gro-

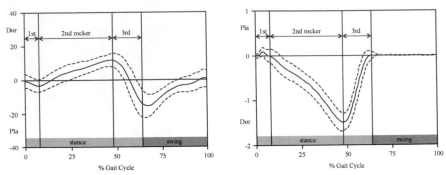

Abb. 6. Normale Kinematik und Kinetik des Sprunggelenkes

ßen Zehes zu lasten. Dieser Bewegungsablauf wird üblicherweise in 3 Phasen aufgeteilt. In Abbildung 6 wird die die normale Kinetik und Kinematik des Sprunggelenkes dargestellt.

Erste Phase:

▮ *Kinematik:* Dies ist die Phase, in der sich das Gewicht vom einen Fuß auf den anderen Fuß verteilt. Sie beginnt mit initialem Bodenkontakt (normalerweise mit Fersenkontakt) bis der Fuß flach auf dem Boden aufliegt und wird durch ekzentrische Muskelkontraktionen der anterioren Beimuskulatur kontrolliert (M. tibialis anterior, M. extensor digitorum). Bei diesem initialen Bodenkontakt steht die Ferse in minimalem Varus, und der Vorfuß ist minimal supiniert. Hat die gesamte Ferse Bodenkontakt, plantarflektiert das obere Sprunggelenk, während sich das untere Sprunggelenk in leichtem Valgus befindet, und der Vorfuß in Pronation übergeht (siehe Abb. 1).

▮ *Kinetik:* Nach dem initialen Bodenkontakt ist die Bodenreaktionskraft (GRF) direkt nach superior und posterior gerichtet und verursacht die kurz andauernde Plantarflektion im OSG. Dies bedeutet, dass die GRF posterior zum OSG verläuft und somit Plantarflexion hervorrufen muss, sobald der gesamte Vorfuß Bodenkontakt hat. Dies wird durch die Dorsiflektoren der Beinmuskulatur kontrolliert.

Zweite Phase:

▮ *Kinematik:* Während dieser Phase ruht der gesamte Fuß auf dem Boden. Das OSG plantarflektiert initial. Mit fortschreitender Vorwärtsbewegung der Tibia über den Fuß wird im OSG Dorsalflexion verursacht. Dies erlaubt die kontrollierte Vorwärtsbewegung des Körpers über den Standfuß und wird durch ekzentrische Muskelaktivität der posterioren Beinmuskulatur kontrolliert (Soleus-Gastroknemius-Komplex). Während der Standphase findet eine Außenrotationsbewegung der Tibia statt. Diese führt dazu, dass der Fuß von Pronation in Supination übergeht [11] (siehe Abb. 1).

▮ *Kinetik:* Während der zweiten Phase findet eine vermehrte Dorsalflexion im OSG statt, welche ihr Maximum erreicht, wenn der kontralaterale Fuß die Schwungphase gerade beendet. Dies bedeutet, dass die GRF anterior des OSG verläuft und somit zu einer Dorsalflexion des OSG führt. Das Ausmaß dieser Bewegung wird durch die Dehnung der Plantarflexoren und deren Propriozeptionsorgane kontrolliert.

Dritte Phase:

▮ *Kinematik:* Diese Phase wird mit dem Abstoß oder der Propulsion assoziiert. Das OSG geht von Dorsalflexion in Plantarflexion über. Die Ferse hebt sich vom Boden, das Gewicht wird auf den Vorfuß übertragen. Die Ferse ist in Varusstellung, der Vorfuß ist supiniert. Die Plantarflexion wird durch die konzentrische Muskelkontraktion des Gastrocnemius-Soleus-Komplexes kontrolliert und durch die konzentrische Aktion des Iliopsoas-Komplexes der Hüfte unterstützt, welche die Kniebeugung erleichtert (Abb. 1).

▮ *Kinetik:* Das Moment der Dorsalflexion erreicht sein Maximum zu Beginn der 3. Phase. Ein rapider Abfall dieses Moments wird gesehen, wenn im OSG plantarflektiert wird, um den Fuß auf den Abstoß vorzubereiten. Die GRF nähert sich dem OSG.

Unterschiede zwischen Rückfuß, Mittelfuß und Vorfußläufern

Die Bedeutung dieser verschiedenen Laufstile zeigt sich besonders, wenn man pathologische Gangarten, bei denen der initiale Bodenkontakt nicht mit der Ferse stattfindet, betrachtet. In den folgenden Beispielen werden die Abnormalitäten besonders anschaulich. Wir beschränken uns auf die sagittale Ebene.

Wenn der initiale Bodenkontakt mit dem Vorfuß hergestellt wird, verläuft die GRF anterior zum OSG. Dies verursacht ein abnormales Dorsalflexionsmoment. Die Plantarflexoren müssen durch ekzentrische Muskelkontraktion die Bewegung der Ferse zum Boden kontrollieren (siehe Abb. 7). Zusätzlich verläuft die GRF anterior zum Kniegelenk und verursacht ein sehr unnatürliches Extensionsmoment. Dies führt unweigerlich zu einer Hyperextension im Kniegelenk, wodurch pathologische Kräfte auftreten, die an den posterioren Strukturen des Kniegelenkes wirken und möglicherweise zu Schäden an Knorpel und Weichteilgeweben führen können.

Wenn der initiale Bodenkontakt mit dem Mittelfuß hergestellt wird, verläuft die GRF direkt durch oder unmittelbar hinter dem OSG. Am Kniegelenk verläuft die GRF weit posterior und verursacht ein großes Flexionsmoment. Dies führt zu ekzentrischer Kontraktion der Knieextensoren und vorzeitiger Ermüdung (Abb. 8).

▮ **Klinische Untersuchung:** Eine einfache Beobachtung des Ganges durch komplexe Kamerasysteme oder einfaches Beobachten eines Passanten im

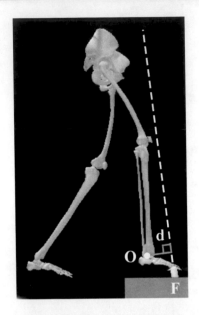

Abb. 7. Initialer Bodenkontakt mit dem Vorfuß

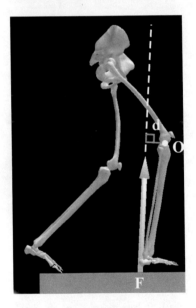

Abb. 8. Initialer Bodenkontakt mit dem Mittelfuß

Vorübergehen ist nicht ausreichend, um eventuelle Pathologien festzustellen. Ein Vorfußläufer kompensiert möglicherweise verkürzte Plantarflexoren oder hat einfach einen Stein im Schuh, der seinen Gang verändert.

∎ **Inspektion:** Trotz oben gesagtem ist es sehr nützlich, den Probanden im Stehen zu beobachten. Geringgradige Veränderungen wie z. B. die Position der Extremität und Gelenke können Hinweise auf Pathologien geben. Ein schmerzhaftes Knie wird generell in leichter Flexion gehalten. Deformitäten wie z. B. Hammerzehen oder Hallux valgus werden festgehalten. Hautfarbe, -temperatur und -beschaffenheit können Hinweise auf die Durchblutungssituation geben. Des Weiteren ist auf Schwellung und Ergussbildung zu achten.

▌ **Ausmaß der Gelenkbewegung:** Die klinische Untersuchung muss sämtliche Gelenke der unteren Extremität erfassen, selbst wenn das Problem nur am Fuß zu sein scheint. Das Bewegungsausmaß aller Gelenke muss untersucht und festgehalten werden. Obwohl ein Goniometer bei der Untersuchung hilfreich ist, gilt es zu bedenken, dass es nicht sehr genau ist und eine inter- und intraindividuelle Variabilität aufweist. Es ist allerdings sehr nützlich zum Seitenvergleich. Sämtliche Einschränkungen müssen notiert und mögliche Gründe, z. B. Gelenkerguss, Schmerzen und Kontrakturen erfasst werden.

▌ **Muskeltonus und Kraft:** Zur Aufzeichnung der Muskelkraft wird üblicherweise die Oxford-Skala verwendet:
Grad 0 = keine Muskelaktivität
Grad 1 = Muskelfibrillationen
Grad 2 = Muskelkontraktion und Gelenkbewegung unter Aufhebung der Schwerkraft
Grad 3 = Muskelkontraktion und Gelenkbewegungen gegen die Schwerkraft möglich
Grad 4 = Muskelkontraktion und Gelenkbewegungen gegen die Schwerkraft und leichten Widerstand möglich
Grad 5 = normale Kraft.

▌ **Skelettabnormalitäten:** Beinlängendifferenzen und Rotationsfehlstellungen wie erhöhte femorale Anteversion oder pathologische Torsion der Tibia sollten ausgemessen und festgehalten werden.

▌ **Gelenkerguss:** Gelenkergüsse sind ein Indiz für pathologische Veränderungen. Die Flüssigkeit im Gelenk mag durch eine akute Verletzung, z. B. Hämarthros, oder durch synoviale Hypertrophie bei entzündlichen Reaktionen verursacht sein.

▌ **Temperatur:** Erhöhte Hauttemperaturen können als Hinweis auf Entzündung oder Verletzung dienen.

▌ **Palpation:** Es ist ratsam, diesen Teil der Untersuchung am Ende vorzunehmen, da eine Verschlimmerung der Symptome hervorgerufen werden kann. Man sollte sich eine systematische Vorgehensweise angewöhnen, um wichtige Aspekte, die einen abnormalen Gang verursachen können, nicht zu übersehen. Am Ende der klinischen Untersuchung sollte der Untersucher einen ersten Eindruck gewonnen haben und in der Lage sein, die Ursache des Problems zu formulieren. In der anschließenden Ganganalyse zeigt sich dann die Kulmination der primären Pathologie zusammen mit den assoziierten Kompensationen. Zum Beispiel kann eine primäre Insuffizienz der Plantarflexoren die Progression (Vorwärtsbewegung) des Körpers über den Fuß in der Standphase erheblich erschweren. Diese Insuffizienz wird durch ein bis in die letzten Phasen der Standphase gestrecktes Kniegelenk kompensiert, um einen Kollaps im OSG zu vermeiden.

▮ **Laufband:** In den letzten 20 Jahren hat die Verwendung von motorisierten Laufbändern in klinischen Laboratorien um das doppelte zugenommen. Die Hauptursache ist im Wesentlichen in limitierten Räumlichkeiten in den Instituten sowie entstehenden Kosten, die mit der Analyse von Gehen und Laufen einhergehen, zu sehen. Eine Routineuntersuchung auf dem Laufband schließt eine oder mehrere der folgenden Aktivitäten ein: Festhalten von physiologischen Parametern eines Individuums wie Energieverbrauch, Herzfrequenz und Sauerstoffverbrauch, Ganganalyse, Druckmessungen mit Messsohlen, Elektromyographie, Goniometrie.
Man muss allerdings betonen, dass sich das Laufen auf dem Laufband wesentlich vom Laufen auf „natürlichem" Untergrund unterscheidet. Strathy [24] hat keine signifikante Differenz bezüglich der Knierotation in der koronaren und transversalen Ebene gefunden. In der sagittalen Ebene allerdings zeigten sich Unterschiede. Bewegungen in dieser Ebene verringern sich signifikant. Zusätzlich verringert sich der Fuß-Bodenkontakt. Der Fersenkontakt ist erheblich verkürzt, der Zehenkontakt verlängert. Die sagittale Kinematik des Knies auf dem Laufband unterscheidet sich also erheblich von normalen Oberflächen. Strathys Ergebnisse legen nahe, dass der Vorfuß auf dem Laufband im Vergleich zur normalen Oberfläche früheren Bodenkontakt hat, was möglicherweise mit veränderter Propriozeption und räumlicher Perzeption in Verbindung zu bringen ist. Dies lässt sich durch Arsenaults Ergebnisse untermauern, bei denen sich eine höhere Amplitude im EMG bei erhöhter Laufbandgeschwindigkeit im Vergleich zum Gehen auf geteerten Oberflächen zeigte. Weitere Studien [21, 29] bestätigen Unterschiede zwischen Laufband und „natürlichen" Oberflächen. White [29] konnte signifikante Unterschiede bei der Bodenreaktionskraft finden. Smothers [21] untersuchte die Validität der Laufbandanalysen beim menschlichen Gang und fand, dass sich die Maximalkräfte während des initialen Bodenkontaktes der Ferse („heel strike") mit zunehmender Geschwindigkeit des Laufbandes linear erhöhen. Beide Autoren wiesen zusätzlich darauf hin, dass zusätzliche Faktoren wie Eigenschaften des Laufschuhs, Schrittlänge, Maximalimpakt der Ferse und vorherige Erfahrung auf dem Laufband berücksichtigt werden müssten.
Laufbänder stellen ein nützliches Instrument zur Ganganalyse dar. Sie ermöglichen die Erfassung multipler Variablen des Gangzyklus, die einen Vergleich zwischen Laufband und „natürlichen" Oberflächen erlauben. Man kann mit hoher Wahrscheinlichkeit diese Ergebnisse auf das Laufen (Jog-

ging, Running) übertragen. Allerdings können nur normale Probanden mit diesem Hilfsmittel untersucht werden, denn die Benutzung des Laufbandes ist bei Patienten mit pathologischem Gang und neurologischen und biomechanischen Einschränkungen limitiert. Untersucht man den normalen Gangzyklus beim Menschen haben sich erhebliche Unterschiede zwischen Laufband und „natürlicher" Oberfläche gezeigt. Es ist noch erhebliche Arbeit zu leisten, um herauszufinden, ob das Laufband zur Ganganalyse überhaupt geeignet ist, speziell im Hinblick auf die Effekte auf die Propriozeption.

▮ **Propriozeption:** Propriozeption ist die bewusste Wahrnehmung der Position und Bewegung im Raum. Hierdurch kann die Stellung der Gelenke ohne visuelles feedback akkurat bestimmt werden. Die funktionelle Struktur des OSG und USG bildet ein universelles komplexes Gelenk, welches als interface zwischen Fuß und Körper während Stehen, Gehen und Laufen agiert. Während der Standphase des Gangzyklus wird die gesamte untere Extremität als eine geschlossene Kette betrachtet. Der Fuß ist durch die Bodenreaktionskraft am Boden fixiert, während der restliche Körper über den Fuß nach vorne bewegt wird [23].

Bewegung geschieht in allen drei Ebenen [17]:
▮ *Sagittal:* Dorsal- und Plantarflexion des OSG erlaubt Vorwärts- und Rückwärtsbewegung der Tibia gegenüber dem Fuß.
▮ *Transversal:* Adduktion und Abduktion der Tibia werden durch Pronation und Supination des USG ermöglicht.
▮ *Koronar:* Inversion und Eversion des USG werden normalerweise als Drehmomente verstanden, in denen koronare Kraftvektoren (z.B. Eversion des Kalkaneus) absorbiert und in transversale Bewegungen umgewandelt werden (z.B. Innenrotation der Tibia).

Jegliche Einschränkung oder Hypermobilität der Bewegung im USG hat daher biomechanische Konsequenzen proximal für die untere Extremität und distal für den Fuß [4].

Knöchelverletzungen sind die häufigsten Verletzungen aktiver Personen und variieren von milden Bandverletzungen bis zu schweren Frakturen und Zerstörung des Gelenkknorpels mit massiven begleitenden Weichteilverletzungen. Trainings- und Wettkampfausfälle in Lauf-und Sprungdisziplinen werden zu 20–25% einer Knöchelverletzung zugeschrieben [15]. Staples [22] hat 1975 postuliert, dass Verletzungen des fibularen Bandapparates entweder durch mechanische Instabilität, Muskelinsuffizienz der Peronäusgruppe, vorangegangene Syndesmosenverletzungen oder Propriozeptionsdefizite verursacht werden. Verletzungen werden durch eine Verschiebung des Talus über die normale Elastizität der Sprunggelenksbänder hinaus verursacht. Ist der Kraftvektor in erster Linie axial, resultieren Pilonfrakturen, ist der Kraftvektor eher ein Rotationsmoment mit Rotation des Talus gegenüber der Tibia und einer gewissen axialen Komponente, frakturiert die

Malleolengabel. Traumatische Verletzungen des Knöchels sind daher mit einem oder mehreren Bewegungsmustern assoziiert: Innenrotation, Außenrotation, Abduktion und Adduktion. Hierbei tritt am häufigsten die Kombination aus Abduktion und Außenrotation auf. Dies verursacht eine Spiralfraktur des lateralen Malleolus oder der proximalen Fibula und eine transversale Avulsionsfraktur des medialen Malleolus [10].

Freeman [8] nahm an, dass ein Trauma an den Propriozeptoren der Bänder ein propriozeptives Defizit hervorruft, welches zu einem inadäquaten Positionieren des Knöchels und damit zu einer höheren Wiederverletzungsrate führt. Konradsen [13] postulierte, dass die afferenten Impulse der Mechanorezeptoren des Knöchels und des Bandapparates weniger wichtig sind als die der Muskeln und Sehnen. Feuerbach [7] zeigte, dass Mechanorezeptoren des Bandapparates wenig Einfluss auf die Propriozeption des Knöchels haben und afferente Impulse von anderen peripheren Rezeptoren, z. B. von Haut und Gelenken, ausreichend sind, um den Knöchel adäquat im Raum zu platzieren. Es herscht keine Einigkeit darüber, welchen Einfluss die Propriozeptoren der Gelenkoberfläche langfristig auf die Wiederverletzungsrate nehmen.

Die Untersucher haben allerdings Rückschlüsse auf die Propriozeption des Knöchels gezogen. Hierbei sind direkte und indirekte Methoden zur Anwendung gekommen. Berenberg [6], Konradsen [13] und Feuerbach [7] untersuchten die Propriozeption von verletzten und unverletzten Personen hinsichtlich der Fähigkeit, Referenzpositionen des Sprunggelenkes zu erkennen.

Es gibt zahlreiche extrinsische und intrinsische Faktoren, die als potenzielle Risikofaktoren für eine Knöchelverletzung angesehen werden. Extrinsische Faktoren schließen Trainingsfehler, Aktivität (z. B. Sport), Trainingsdauer, Ausrüstung und Umweltfaktoren ein. Intrinsische Faktoren wurden von Milgrom [16] untersucht. Er kam zu dem Schluss, dass Größe, Gewicht und eine positive Anamnese von Knöchelverletzungen einen signifikanten Einfluss auf die Inzidenz der Knöchelverletzungen haben. Baumhauer [5] postulierte, dass Individuen mit Muskelimbalancen in Form einer erhöhten Eversion-Inversion-Ratio sowie einer erhöhten Plantarflexionskraft eine höhere Inzidenz an Bandverletzungen am Knöchel aufwiesen.

Abboud entwickelte eine direkte quantitative Methode zur Messung der Propriozeption des Knöchels. Dafür benutze er ein dreidimensionales elektromagnetisches Goniometer, das Isotrack®-System. Zur Zeit untersucht er damit die Rolle der propriozeptiven Defizite und verschiedene Risikofaktoren, die zu einer Sprunggelenksverletzung führen können. Die Messungen werden unter der Annahme, dass Individuen akkurate Aussagen über Referenzpositionen des Knöchels ohne visuelles feedback machen zu müssen, ausgeführt. Weitere noch unveröffentlichte Studien befassen sich mit dem Einfluss von Schuhwerk auf die Propriozeption und konnten bereits zeigen, dass Schuhe bei normalen Individuen signifikante Veränderungen verursachen [25]. Dies zeigte sich auch bei Probanden mit früheren Knöchelverletzungen [28]. Bei der barfuß laufenden Bevölkerung sind Knöchelverletzungen wesentlich geringer [2]. Dies lässt vermuten, dass Schuhwerk propriozeptive Mechanismen verändert und damit auch Veränderungen an der Inzidenz der Knöchelverletzungen hervorruft. Die Ursache hierfür ist möglicherweise in einem veränderten Hebelarm im Knöchelbereich durch den unnatürlich hohen Fersenstand sowie in der geringeren Sensibilität beim Fuß-Boden-Kontakt zu sehen. Außerdem verändert sich möglicherweise der Propriozeptionsmechanismus des Knöchel-Fersen-Komplexes, wenn der Fuß in einer festen Form, wie dem Schuh, gehalten wird. Knöchelverletzungen ereignen sich hauptsächlich unter dynamischen Bedingungen. Die Studien beschäftigen sich zur Zeit hauptsächlich damit, Propriozeption am Knöchel unter dynamischen Bedingungen zu messen. Abboud ist der Meinung, dass das Berührungsempfinden der Haut und die Propriozeption von entscheidender Bedeutung sind und ein „intelligentes Schuhwerk", welches ein adäquates Gleiten im Schuh gewährleistet, noch nicht gefunden ist. Robbins und Waked [18] haben 1997 darauf hingewiesen, dass trotz der vielversprechenden Werbung der Schuhindustrie, dass teure Laufschuhe durch Dämpfung den Fuß vor Verletzungen schützen, diese bis heute lediglich zu einer um 123% höheren Verletzungsrate beim Vergleich mit dem billigsten Laufschuh geführt haben.

█ Literatur

1. Abboud RJ, Agarwal SK, Rendall GC, Rowley DI (1999) A direct method for quantitative measuring of ankle proprioception. The foot 9:27–30
2. Abboud RJ (1999) An investigation into a relationship between lower limb muscle activity and foot/ankle sensation. Final Grant Report to the Wishbone Trust
3. Arsenault AB, Winter DA, Martiniuk RG (1986) Treadmill versus walkway in locomotion in humans: an EMG study. Ergonomics 29:665
4. Ball P, Johnston GR (1993) Reliability of hindfoot geometry when using a flexible electrogoniometer. Clin Biomech 8:13–19
5. Baumhauer JF, Alosa DM, Renström P, Trevino S, Beynnon B (1995) A prospectice study of ankle injury risk factors. Am J Sports Med 23(5):564–570
6. Berenberg RA, Shefner JM, Sabol JJ Jr (1987) Quantitative assessement of position sense at the ankle: a functional approach. Neurology 37:89–93
7. Feuerbach JW, Grabiner MD, Koh TJ, Weiker GG (1994) Effect of an ankle orthosis and ankle ligament anaesthesia on ankle joint proprioception. Am J Sports Med 22(2):223–229
8. Freeman MAR, Dean MRE, Hanham IWF (1965) The etiology and prevention of functional instability of the foot. JBJS 47B:678–685
9. GaitRite: *www.GAITrite.com*
10. Hamilton WC (1984) Traumatic disorders of the ankle. New York, Springer
11. Inman VT, Ralston HJ, Todd F (1981) Human walking. Baltimore, Wliams and Wilkins
12. Isotrak: *www.Polhemus.com*
13. Konradsen L, Ravn JB, Sorensen AI (1993) Proprioception at the ankle: the effect of anaesthetic blockade of ligament receptors. JBJS 75B:433–436

14. Krebs DE, Edelstein JE, Fishman S (1985) Reliability of observational kinematic gait analysis. Phys Ther 65:1027
15. Mack RP (1982) Ankle injuries in athletics. Clin Sports Med 71–84
16. Milgrom C, Shlamkovitch N, Finestone A, Eldad A, Laor A, Danon YL et al (1991) Risk factors for lateral ankle sprain: a prospective study among military recruits. Foot and ankle 12(1):26–30
17. Rendall GC, Abboud RJ (1999) The development of a three plane system for the measurement of the ankle/subtalar joint complex in gait. The Foot 9:31–39
18. Robbins S, Waked E (1997) Hazards of deceptive advertising of athletic footwear. Br J Sports Med 299–303
19. Sharif I (2001) GaitRite System: Clinical evaluation, Master in Orthopaedic Surgery (MCh Orth), June
20. Smidt GL (1990) Gait in rehabilitation. Churchill Livingstone
21. Smothers CL, Ray JD, Wildman GC (2000) Comparison of heel strike accelerations while walking on carpet, tile and a motorized treadmill. Crit Rev Biomed Eng 28 (1–2):225–230
22. Staples OS (1975) Ruptures of the fibular collateral ligament. JBJS 57A:101–107
23. Steindler A (1955) Kinesiology. Published Springfield Thomas
24. Strathy GM, Chao EY, Laugham RK (1983) Changes in knee function associated with treadmill ambulation. J Biomech 16(7):517–522
25. Suryanarayana M (1999) Ankle proprioception as a risk factor in ankle injury. Master in Orthopaedic Surgery (MCh Orth), June
26. Vaughan CL, Murphy GM, dy Toit LL (1987) Biomechanics of human gait: an annotated bibliography, Champagn, Illinois, Human Kinetics Publishers
27. Vicon Motion Systems Ltd: *www.vicon.com*
28. Vincent C (2000) Ankle proprioception as a risk factor in ankle injury. Phase II, Master in Orthopaedic Surgery (MCh Orth), June
29. White SC, Yack HJ, Tucker CA, Lin HY (1998) Comparison of vertical ground reaction forces during overground and treadmill walking. Med Sci Sports Exerc, 30(10):1537–1542
30. Whittle WM (1996) Gait analysis: an introduction. Butterworth Heinmann Ltd Oxford

■ Bestimmung der Fußkinetik während des Bewegungsablaufes

A. L. BRYANT

Kinetik ist die Wissenschaft von den Kräften, die Bewegung verursachen, sowohl intern (Muskelaktivität, Bänder, Friktion in der Muskulatur und den Gelenken) als auch extern (passive und aktive Widerstandskräfte des Bodens) [18].

■ Die Bodenreaktionskraft

Die Bodenreaktionskraft (engl.: ground reaction force = GRF) beschreibt die Reaktionskraft, die von der Oberfläche geliefert wird, auf der die Bewegung stattfindet. Sie wird abgeleitet vom Newtonschen Gesetz der Actio – Reactio, durch das die Reaktion auf den Boden durch die Beschleunigung in allen Körperbereichen wiedergegeben wird. Die GRF kann mit einem Gerät gemessen werden, das allgemein als Kraft-Messplatte bezeichnet wird und prinzipiell wie eine Waage zum Messen des Gewichts funktioniert [3]. Wissenschaftler haben bereits vor über 70 Jahren begonnen mit dieser Technik zu arbeiten [2, 4, 14]. Kraft-Messplatten werden mittlerweile regelmäßig in Biomechanik-Labors verwendet. Dabei sind die GRFs die am häufigsten gemessenen biomechanischen Parameter.

Die Kraft-Messplatten können die GRF mit einer minimalen Verzerrung des Signals in drei Dimensionen messen. Die resultierende GRF kann in drei Komponenten unterteilt werden, deren Richtungen funktionell in aufwärts-abwärts (vertikal), vorwärts-rückwärts und seitwärts eingeteilt werden. Diese Komponenten spiegeln die Reaktion des Bodens auf die Bewegungen einer Person wieder, die von dem Fuß auf den Boden übertragen werden und die der Beschleunigung des Körpers in diese bestimmten Richtungen entsprechen [3].

Abbildung 1 zeigt die drei Komponenten des resultierenden GRF-Vektors, die auf den Fuß während der Standphase beim Laufen einwirken. Diese Kraft wirkt jedoch nicht auf einen einzelnen Punkt, sondern ist über den ganzen Fuß verteilt. Die Lokalisation (der Punkt des Auftretens) der Bodenreaktionskraft am Fuß entspricht der Summe der Kraftvektoren (engl.: center of pressure = COP), die das geometrische Zentrum der aufgetretenen Kräfteverteilung identifizieren [18]. Hierbei handelt es sich ein-

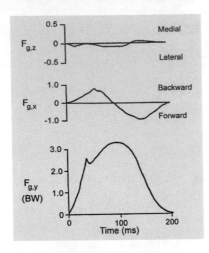

Abb. 1. Generalisierte Kraft-Zeit-Kurven für die drei Komponenten der Bodenreaktionskraft während der Abstützphase innerhalb der Standphase beim Laufzyklus. Die Kräfte sind relativ zum Körpergewicht (BW) dargestellt.

fach um den zentralen Druckpunkt, der durch den Fuß verursacht wird. Cavanagh und LaFortune [1] teilten in Mittelfuß- und Rückfuß-Läufer ein. Diese Unterscheidung bezieht sich auf die ursprüngliche Lokalisation des COP am Fuß zum Zeitpunkt des ersten Bodenkontaktes des Fußes. Bei den Mittelfuß-Läufern befand sich die anfängliche Lokalisation des COP am lateralen Mittelfuß, bei den Rückfuß-Läufern am Rückfuß. Bei beiden Arten des Laufens verschob sich der COP jedoch rasch in den zentralen Bereich des Fußes und endete an der Großzehe, als der Fuß den Bodenkontakt verlor [3].

▮ Druckverteilung

Die Systeme der Kraft-Messplatten sind auf die Analyse der Fußbewegung limitiert, da die Kraftmessung nicht spezifisch für eine bestimmte anatomische Position des Fußes ist. So können die aufgezeichneten Kräfte z.B. gleichzeitig unter dem Vorder- und Rückfuß auftreten, sodass der COP auf einen Bereich dazwischen fällt, auf den evtl. gar keine direkten Kräfte wirken. Instrumente zur Messung der Druckverteilung zeichnen die spezifischen Lokalisationen der Drücke auf, wie sie während der Bewegung des Fußes stattfinden [18].

Frühe Methoden haben die plantaren Kräfte aus Abdrücken in Gips oder Lehm abgeschätzt. Später wurden optische Methoden mit einer kinematographischen Aufzeichnung miteinbezogen. Die unmittelbare Druckverteilung wurde zuerst von Elftman [2] aufgezeichnet, der eine Matratze mit Gummi-Pyramiden auf einer Seite verwendete, und diese mit der Pyramiden-Seite auf eine Glasplatte legte. Wenn die Versuchspersonen auf die Gummimatte traten, erhöhte ihr Körpergewicht die Kontaktfläche der Pyramiden mit der Glasplatte. Filmaufnahmen der beleuchteten Glasplatte ermöglichten die Festlegung der unmittelbaren Drücke des Fußes.

Erst seit wenigen Jahren wurde durch die Verfügbarkeit von preiswerten Kraftwandlern und modernen Datenverarbeitungssystemen die Konstruktion verschiedener Messsysteme der Druckverteilung möglich. Das grundlegende Prinzip für die nun im Handel erhältliche NOVEL® Kapazität-Druckverteilungsinstrumentation wurde von Nicol und Henning [16] entwickelt und patentiert. Eine Anordnung von 256 Kondensatoren wurde durch das Überlappen von zwei Reihen aus 16 Leitbahnen gebildet, die in orthogonaler Richtung auf die gegenüberliegenden Seiten einer zentralen Schicht eines dreischichtigen Sandwiches gelegt sind. Henning [7] beschrieb auch den Nutzen von preiswerten piezokeramischen Materialien zur Messung der Fußdrücke. Heutzutage basieren die wesentlichen Umwandlungstechniken für die Druckverteilung auf kapazitiven, piezoelektrischen und Widerstands-Prinzipien. Alle Methoden basieren auf dem Effekt der Veränderungen der elektrischen Eigenschaften von Sensoren, die durch die mechanische Deformierung ihres Materials verursacht werden [6].

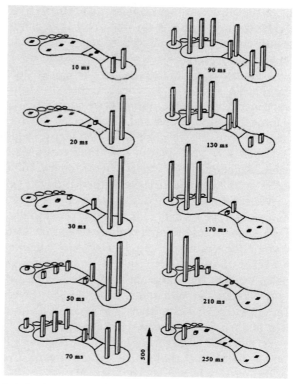

Abb. 2. Druckverteilung an acht Lokalisationen unter dem Fuß für eine Versuchsperson während dem Laufen mit 3,3 m/sek.

Hennig und Milani [7] verwendeten acht Druckwandler in einem Schuh: zwei unter der Ferse, zwei unter dem Mittelfuß, drei unter dem Vorfuß und eine unter der Großzehe. Die Abfolge der Diagramme in Abbildung 2 zeigt die Druckverteilung in diesen Bereichen zu verschiedenen Zeitpunkten (10–250 msek) nach dem ersten Bodenkontakt des Fußes. Innerhalb der ersten 50 msek des Bodenkontaktes war der Druck an der Ferse am stärksten und erreichte einen Maximalwert von $\sim$ 1000 kPa bei 30 msek. Im mittleren Aufzeichnungsbereich (70 und 90 msek) war der Druck mehr oder weniger gleichmäßig über den gesamten Fuß verteilt. Danach wurde der Druck am stärksten unter dem Vorfuß [3].

▎ Die Kraftvektoren am Gelenk (joint reaction force)

Durch die Anwendung des Newtonschen Gesetzes auf den menschlichen Körper ist es möglich, die Stärke und Richtung der Kräfte innerhalb des menschlichen Körpers festzulegen [3]. Diese Methoden sind notwendig, um die Kräfte innerhalb eines Gelenkes zu berechnen, da Kraftwandler derzeit nicht zuverlässig bei Versuchspersonen benutzt werden können. Dazu muss ein drei-dimensionales Diagramm (free-body) erstellt werden.

Wenn ein System für ein free-body Diagramm definiert wird, sodass dieses an einem Gelenk endet, wird das Konzept der Kraftvektoren am Gelenk (engl.: joint reaction force = Fj) aufgestellt, *um die Reaktion des benachbarten Körperteils auf die Kräfte, welche auf das identifizierte System ausgeübt werden, darzustellen* [3]. Dies ist eine dreidimensionale Kraft. Sie besteht aus einer Komponente normalerweise in Richtung Gelenkoberfläche und – wie die Bodenreaktionskraft – zwei Komponenten, die tangential zur Oberfläche verlaufen. Die normale Komponente zeigt typischerweise in die Gelenkoberfläche und spiegelt die Kompressionskraft wieder. Die zwei tangentialen Komponenten sind aus den Scherkräften zusammengesetzt, welche entlang der Gelenkoberfläche wirken [3].

Wie von Enoka [3] berichtet, können die Kraftvektoren am Gelenk von allem beeinflusst werden. Beispiele hierfür sind die Kräfte, die von einem Ende des Segments auf das andere Ende übertragen werden (z.B. Bodenreaktionskraft) oder Kräfte, die durch das Weichteilgewebe im Bereich des Gelenks entstehen (Bänder, Gelenkskapsel) und Kräfte, die von der Muskulatur ausgeübt werden. Die Stärke dieser Kräfte kann erheblich sein. Obwohl die Stärke der Kräfte der Weichteilgewebe, v.a. der Bänder zunächst kontrovers diskutiert wurde, hat es mittlerweile den Anschein, dass diese Kräfte signifikant sein können und während des Bewegungsumfanges variieren [15, 20].

Es gibt nur wenige Studien über die Verteilung der Kraftvektoren am Sprunggelenk, wahrscheinlich weil in diesem Gelenk osteoarthrotische Veränderungen seltener vorkommen als im Hüft- oder Kniegelenk. Stauffer [21] zeigte, dass auf das Sprunggelenk vom Aufsetzen der Ferse bis zum Bodenkontakt des gesamten Fußes Kompressionskräfte bis zum Dreifachen des Körpergewichts wirken. Eine weitere Erhöhung dieses Maximalwerts auf das 4,5- bis 5,5fache des Körpergewichts findet während des Abhebens der Ferse statt, wenn die Plantarflexoren eine starke Kontraktion ausüben. Weiterhin haben Seireg und Arvikar [19] über Gelenkkräfte (joint reaction forces) von dem 5,2fachen des Körpergewichts berichtet, wohingegen Procter und Paul [17] nur einen Maximalwert vom 3,9fachen Körpergewicht für das Sprunggelenk während des Gehens gefunden haben.

Stauffer [21] berichtete auch über Scherkräfte des Sprunggelenks von dem 0,6fachen Körpergewicht nach posterior. Nach dem Abheben der Ferse traten die talocruralen Scherkräfte anterior auf und waren um die Hälfte reduziert im Vergleich zu denen von posterior. Die Reaktionskräfte im unteren Sprunggelenk wurden von Seireg und Arvikar [19] berechnet. Die maximal resultierende Kraft an der anterioren Facette des talocalcaneonavicularen Gelenks betrug das 2,4fache Körpergewicht und für die posteriore Facette das 2,8fache Körpergewicht. Die Maximalwerte für beide Lokalisationen traten in der späten Standphase des Gangzyklus auf [18].

Bei der Bestimmung der absoluten Stärke der Bodenreaktionskraft ist es jedoch notwendig, jede einzelne Kraft zu berücksichtigen, anstatt nur die Gesamtwirkung zu berechnen [3]. Ein interessantes Beispiel für den Unterschied zwischen der Gesamtwirkung und der absoluten Wirkung wurde von Galea und Norman [5] aufgeführt in ihrer Untersuchung der Muskelaktion am Sprunggelenk während einer schnellen Ballett-Bewegung, einer Sprungbewegung vom Aufsetzen des gesamten Fußes auf die Zehenspitzen. Bei dieser Analyse bezog das Modell für diese Berechnung die großen Muskelgruppen ein, welche über das Sprunggelenk ziehen, also diejenigen, die zu der Muskel-abhängigen Komponente der Kraftvektoren am Gelenk beitragen. Diese Muskelgruppen beinhalten den M. extensor hallucis longus, M. tibialis ant., M. flexor hallucis longus, M. peroneus longus und M. gastrocnemius/soleus. Für die Berechnung wurde die von jedem Muskel ausgeübte Kraft auf der Grundlage seines EMG's, seiner Länge und dem Grad der Änderung seiner Länge abgeschätzt [9–13] für eine Versuchsperson errechneten Galea und Norman [5] eine Größe der Kraftvektoren am Gelenk aufgrund der Muskelaktivität von netto 732 N während der Bewegung sowie eine absolute Größe der Kraftvektoren von 6068 N, was einen sehr großen Unterschied bedeutet.

Die Lokalisation des COP unter dem Fuß unter Verwendung der GRF-Daten ist mit Abstand der am häufigsten verwendete kinetische Parameter für die Untersuchung der Biomechanik des Fußes. Die Ableitung des COP durch Kraft-Messplatten ist jedoch nicht spezifisch für die anatomische Position des Fußes. Daher werden bevorzugt Messinstrumente der Druckverteilung für die Feststellung der genauen Lokalisation des Druckes am bewegten Fuß verwendet. Mittels eines Diagramms ist es möglich, die Reaktionskräfte im Gelenk während des Bewegungsablaufes einzuschätzen. Sowohl Kompressions- als auch Scherkräfte können abgeschätzt werden. Um jedoch die Muskelabhängige Komponente von den Reaktionskräften am Gelenk zu trennen, müssen komplexere Modelle herangezogen werden müssen.

▮ Literatur

1. Cavanagh PR, LaFortune MA (1980) Ground reaction forces in distance running. Journal of Biomechanics 13:397–406
2. Elftman H (1938) The measurement of the external force in walking. Science 88:52–153
3. Enoka RM (2002) Movement forces. In: Enoka RM (ed) Neuromechanics of Human Movement (3rd edn) Human Kinetics, Champaign, IL, pp 57–118)
4. Fenn WO (1930) Work against gravity and work due to velocity changes in running. American Journal of Physiology 93:433–462
5. Galea V, Norman RW (1985) Bone-on-bone forces at the ankle joint during a rapid dynamic movement. In: Winter DA, Norman RW, Wells RP, Hayes KC, Patla AE (eds) Biomechanics IX-A, Human Kinetics, Champaign, IL, pp 71–76
6. Hennig EM (2002) Invited Wei Lun Public Lecture: The human foot during locomotion – Applied research for footwear. The Chinese University of Hong Kong, Hong Kong
7. Hennig EM, Milani TL (1995) In-shoe pressure distribution for running in various types of footwear. Journal of Applied Biomechanics 11:299–310
8. Hennig EM, Cavanagh PR, Albert HT, Macmillan NH (1982) A piezoelectric method for measuring the vertical contact stress beneath the human foot. Journal of Biomedical Engineering 4:213–222
9. Hof AL (1984) EMG and muscle force: An introduction. Human Movement Sciences 3:119–153
10. Hof AL, van den Berg J (1981a) EMG to force processing I: An electrical analogue of the Hill muscle model. Journal of Biomechanics 14:747–758
11. Hof AL, van den Berg J (1981a) EMG to force processing II: Estimation of parameters of the Hill muscle model fore the human triceps surae by means of a calf ergometer. Journal of Biomechanics 14:759–770
12. Hof AL, van den Berg J (1981a) EMG to force processing III: Estimation of model parameters for the human triceps surae muscle and assessment of the accuracy by means of a torque plate. Journal of Biomechanics 14:771–785
13. Hof AL, van den Berg J (1981a) EMG to force processing IV: Eccentric-concentric contractions on a spring-flywheel setup. Journal of Biomechanics 14:787–792
14. Manter JT (1938) The dynamics of quadrupedal walking. Journal of Experimental Biology 15:522–540
15. Mommersteeg TJA, Huiskes R, Blankevoort L, Kooloos JGM, Kauer JMG (1997) An inverse dynamics modelling approach to determine the restraining function of human knee ligament bundles. Journal of Biomechanics 30:139–146
16. Nicol K, Hennig EM (1976) Time-dependant method for measuring force distribution using a flexible mat as a capacitor. In: Komi PV (ed) Biomechanics V-B, Vol. 1B, International Series on Biomechanics, University Park Press, Baltimore, pp 433–440
17. Procter P, Paul JPL (1982) Ankle joint biomechanics. Journal of Biomechanics 15:627–634
18. Rodgers M (1993) Biomechanics of the foot during locomotion. In: Grabiner MD (ed) Current Issues in Biomechanics. Human Kinetics, Champaign, IL, pp 33–52
19. Seireg A, Arvikar RJ (1975) The prediction of muscular load sharing and joint forces in the lower extremities during walking. Journal of Biomechanics 8:89–102
20. Shelbourne KB, Pandy MG (1997) A musculoskeletal model of the knee for evaluating ligament forces during isometric contractions. Journal of Biomechanics 30:163–176
21. Stauffer RN, Chao EYS, Brewster RC (1977) Force and motion analysis of the normal, diseased, and prosthetic ankle joint. Clinical Orthopaedics 127:189–196

■ Fußdeformitäten und Laufen

E. Hohmann, H. Zollinger

■ Der normale Fuß

■ **Definition:** Klinische Definitionen physiologischer bzw. „normaler" Füße sind im deutschen Schrifttum selten. Die Beschreibung von Cailliet geht eher von funktionellen Kriterien aus: Schmerzfreiheit, normale Balance, keine Kontrakturen, Dreipunktgewichtsverteilung während Stand und Gang, einen neutralen Rückfuß und gerade, mobile Zehen. So ist „Normalität" von subjektiven Eindrücken abhängig und unterliegt einer hohen inter- und intraindividuellen Variationsbreite.

Büchi und Zollinger definieren normale und pathologische Füße mittels folgender Elemente: Vertikale Kalkaneusachse, Längswölbung, vordere Querwölbung und Winkel zwischen Vor- und Rückfuß. Radiologisch lässt sich der Fuß über die Messung folgender Winkel beschreiben:

■ Kalkaneusneigungswinkel (Verbinden der ventralen und dorsalen Kortikalispunkte an der plantaren Kalkaneusbegrenzung; Winkelbildung mit der Auftrittlinie). Ein Winkel von 10° und weniger weist auf einen Plattfuß hin.

■ Fersenauftrittswinkel (Linie durch die Mittelachse des Kalkaneus; Winkelbildung mit der Auftrittslinie). Ein Winkel von 20° und weniger weist ebenfalls auf einen Plattfuß hin.

■ **Biomechanik:** Die Belastung am Fuß beginnt mit Aufsetzen der Ferse. Die initiale Belastung liegt am postero-lateralen Ende des Rückfußes, der mit 100–125% des Körpergewichtes belastet wird. Diese Phase dauert etwa 0,05 Sekunden an. Diese erste Phase hat die Aufgabe der Absorption und Verteilung der Kräfte. Mit weiterem Aufsetzen des Fußes – Fersenkontakt und Sohlenkontakt – verlagert sich die Belastung nach medial und geht auf den Mittelfuß über. Die Belastung am Rückfuß reduziert auf 30% des Körpergewichtes. Die Kräfte verlagern sich auf die Köpfe der Metatarsalia mit der höchsten Belastung am zweiten und dritten Metatarsaleköpfchen. Dies variiert allerdings individuell und hängt auch vom Gangbild ab. In dieser Phase lasten nur etwa 70% des Körpergewichtes auf dem Fuß. Während der Fersenablösung und des Zehenabstoßes ist der erste Metatarsalekopf dem höchsten Druck ausgesetzt, das fünfte Metatarsale dem geringsten. Die vertikale Kraft ist also beim initialen Bodenkontakt am höchsten und kann durch passendes

Schuhwerk oder Einlagen um etwa 20% verringert werden. Der Kraftvektor wandert von postero-lateral nach medial und dann entlang der Mittellinie des Mittelfußes, bis er die Metatarsaleköpfchen erreicht. Der Hauptvektor der vertikalen Kräfte konzentriert sich dann auf den großen Zeh. Beim Laufen veringert sich diese Standphase von etwa 0,6 Sekunens bei langsamem Gehen auf 0,2 Sekunden beim Laufen. Die vertikalen Kräfte erhöhen sich auf das zwei- bis dreifache des Körpergewichtes.

▮ **Überlastungen/Verletzungen:** Spezielle Überlastungssyndrome und Verletzungen beim Normalfuß gibt es nicht. Die Überlastungsverletzungen entsprechen den üblichen Verletzungen durch Langstreckenlaufen und werden in anderen Kapiteln dieses Buches dementsprechend abgehandelt.

▮ Plattfuß/Senkfuß

▮ **Definition:** Beim Plattfuß findet man eine vollständige Abflachung der medialen Fußlängswölbung mit Bodenkontakt aller Tarsalknochen. Beim Senkfuß besteht lediglich eine Verminderung der medialen Längswölbung, die sich im Podogramm als Verbreiterung des Isthmus darstellt.

▮ **Biomechanik:** Beim Plattfuß tritt der Fuß verstärkt in Plantarflexion und Valgusstellung auf. Die initiale Belastung verlagert sich mehr zur posteromedialen Seite. Während des Fersen- und Sohlenkontaktes flacht sich das mediale Fußgewölbe verstärkt ab, und die Belastungslinie verläuft medial, um dann beim Fersen- und Zehenabstoß hauptsächlich den ersten Strahl zu belasten. Dies geht mit einer vermehrten Innenrotation der Tibia einher. Dies kann zu einer vermehrten Belastung der medialen proximalen Tibia führen. Verschiedene Autoren halten diese Konstellation im Kindesalter für eine Ursache der Hallux-valgus-Entwicklung.

▮ **Laufschuhe:** Laufschuhe sollen bei dieser Fehlform eher stützende als absorbierende Eigenschaften haben. Eine Erhöhung des medialen Schuhinnenrandes zusammmen mit einer stützenden Zunge am Rückfuß ist seit vielen Jahren erprobt.

▮ **Einlagen:** Ob Einlagen die veränderte Biomechanik beeinflussen können, somit zur Prophylaxe dieser Überlastungen beitragen und allenfalls auch zur Behandlung eingesetzt werden sollen, wird in der Litaratur kontrovers diskutiert. Insbesondere ist die Frage, ob man mit Orthesen Pronation und tibiale Rotation beinflussen kann, derzeit noch nicht mit gesicherten Daten belegt. Man geht heute eher davon aus, dass der biomechanische Effekt minimal ist, und die Einlagenversorgung über die Propriozeption zu einer Aktivierung der stabilisierenden Muskulatur führt. Nur 50% der Patienten gaben an, dass die Orthese zu einer Besserung der Symptome geführt habe.

Werden Einlagen verwendet, so sollen sie durch einen medialen Keil mit seitlicher Unterstützung eine Aufrichtung des Rückfußvalgus bewirken.

▮ **Überlastungen/Verletzungen:** Folgende Überlastungsreaktionen werden beim Knick-/Plattfuß beobachtet:

Tibiales periostales Reizsyndrom, Tendinitis und Bursitis des Pes anserinus sowie Stressfrakturen der Tibia. Meist wird außerdem die Achillessehne vermehrt belastet, woraus eine Achillodynie resultieren kann. Das vermehrte Absenken des Fußgewölbes und der verstärkte Rückfußvalgus können zur Plantarfasziitis und einer Tendinitis der Tibialis posterior-Sehne führen.

▮ Hohlfuß

▮ **Definition:** Der Hohlfuß zeichnet sich durch ein hohes longitudinales Fußgewölbe aus. Dieses hohe Gewölbe verursacht eine Verkürzung des Fußes und eine schräge Stellung der Metatarsalköpfchens beim Bodenkontakt. Die Strecksehnen werden durch eine kompensatorische Überstreckung im MTP-Gelenk verkürzt. Diese Überstreckung kann bis zur Subluxation oder sogar Luxation gehen. Die Beugesehnen der Zehen sind durch diese Überstreckung im Sinne einer Tenodese verkürzt. Man kann grundsätzlich zwei verschiedene Hohlfüße unterscheiden: Den hinteren Hohlfuß mit einer verstärkten Angulation zwischen Talus und Kalkaneus und den vorderen Hohlfuß mit einer verstärkten Angulation zwischen Talus und Mittelfuß.

▮ **Biomechanik:** Der Hohlfuß zeichnet sich durch eine starre Mechanik mit einer minimalen Fähigkeit, Energie zu absorbieren, aus. Der natürliche „Feder- und Absorptionsmechanismus" des Fußes ist verringert, vor allem wenn der Rückfuß im Varus steht. Die Belastungslinie verläuft lateral von der Fußachse und geht erst während Fersen- und Zehenabstoßes nach medial über und verteilt sich im Bereich der Mittelfußköpfchen nach medial. Überlastungssyndrome sind daher lateral und plantar zu erwarten, dazu gelegentlich eine Tendinitis der Peronealsehnen, ein iliotibiales Bandsyndrom, Stressfrakturen oder eine Bursitis des Trochanter major.

▮ **Laufschuhe:** Laufschuhe sollen die mangelnde Fähigkeit, vertikale einwirkende Kräfte zu absorbieren, ausgleichen. Hierfür sollte die Mittelsohle des Schuhs absorbierende Fähigkeiten haben. Eine Unterstützung des Fußes als solches ist nicht notwendig.

▮ **Einlagen:** Einlagen sind zur Behandlung von Überlastungsreaktionen beim Hohlfuß sehr hilfreich. Neben schockabsorbierenden Eigenschaften soll die Orthese die oftmals vorhandene Supination durch eine seitliche Abstützung verringern.

▌ **Überlastungen/Verletzungen:** Der Hohlfuß hat wesentlich schlechtere Absorptionseigenschaften. Die beim Laufen auftretenden Kräfte werden daher vom Knochen und den umgebenden Weichteilen aufgefangen. Dies führt zu einer erhöhten Inzidenz an Stressfrakturen vor allem der Metatarsalknochen, zur Plantarfasziitis und zu Metatarsalgien. Die veränderte Biomechanik führt zu einer verstärkten Belastung der Fußaußenseite mit einer Überlastung der Peronealmuskulatur. Die mangelnde Absorptionsfähigkeit belastet ebenfalls vermehrt die Achillessehne.

▌ Spreizfuß

▌ **Definition:** Unter einem Spreizfuß versteht man ein vermehrtes Abflachen der vordern Querwölbung des Fußes. Dies wird durch eine konstitutionelle oder erworbene (z. B. durch rheumatische Entzündung) Schwäche der intermetatarsalen Ligamente und Muskeln verursacht. Der Spreizfuß wird aber auch häufig in Kombination mit anderen Deformitäten gesehen, so z. B. mit einem Pes planus oder Pes cavus.

▌ **Biomechanik:** Während des Fersenabstoßes findet eine verstärkte Krafteinwirkung auf die mittleren Metatarsalköpfchen statt und versuracht somit Metatarsalgien.

▌ **Laufschuhe:** Laufschuhe sollen vor allem dem verbreiterten Vorfuß angepasst werden. Eine ausreichend breite „toe box" (Zehenraum im Laufschuh) soll dem Vorfuß Gelegenheit geben sich auszudehnen. Wir raten daher, Laufschuhe erst gegen Abend auszusuchen. Außerdem ist zu beachten, dass der Abstand der längsten Zehe zum vorderen Schuhinnenrand etwa 2 cm betragen sollte, und die Zehen und Metatarsalköpfchen durch den Schuh nicht gequetscht werden dürfen.

▌ **Einlagen:** Eine Pelotte zur Aufrichtung des transversalen Fußgewölbes und Gewichtsverteilung auf den ersten Strahl ist hilfreich, wenn der Läufer über Metatarsalgien berichtet.

▌ **Überlastungen/Verletzungen:** Die Symptome kreisen meistens um das Bild der Metatarsalgie sowie der Entwicklung von Hyperkeratosen und dem „klassischen" Hühnerauge. Die Metatarsalgie beim Spreizfuß wird durch eine Lateralisierung des Belastungsvektors während der Fersenabstoß Phase hervorgerufen.

▮ Hallux valgus

▮ **Definition:** Hallux valgus bedeutet eine seitliche Abweichung der Großzehe, oft einhergehend mit einer Subluxation des ersten Metatarsophalangealgelenkes. Dabei tritt der mediale Teil des Metatarsalköpfchens verstärkt ins Profil, eine darüber entstehende Bursa am medialen Anteil des ersten Metatarsalphalangealgelenkes kann sich entzünden und vergrößern. Diese Deformität ist häufig kombiniert mit einem Spreizfuß und einem Knick-Senk-Spreizfuß.

▮ **Biomechanik:** Ein leichter Hallux valgus ist meist Ausdruck eines beginnenden Spreizfußes. Bei Zunahme der Deformität verschiebt sich der erste Metatarsalknochen vermehrt in Varusstellung und verursacht somit eine verstärkte Belastung des zweiten und dritten Metatarsalköpfchens während der Abstoß-Phase.

▮ **Laufschuhe:** Im Prinzip gelten die selben Kriterien bei der Auswahl des Schuhes wie beim Spreizfuß. Eine weite „toe box" und ein bis in den Vorfußbereich gut gedämpfter Schuh verbessern zwar nicht die Biomechanik, lindern aber eventuelle Symptome. Beim Läufer mit Rückfußvalgus ist die mediale Schuherhöhung zur Entlastung des ersten Metatarsalgelenkes hilfreich.

▮ **Einlagen:** Eine Versorgung des Läufers mit einer Einlage mit obengenannnten Kriterien kann den Laufschuh funktionell verbessern.

▮ **Überlastungen/Verletzungen:** Der Hallux valgus wird oft erst symptomatisch, wenn sich die Bursa und das umgebende Weichteilgewebe durch Druck oder Überlastung entzünden. Der Patient klagt dann über Schuhdruckbeschwerden. Da der Hallux valgus meistens mit anderen Deformitäten (Spreiz-oder Senkfuß) vergesellschaftet ist, sind diese bei der Versorgung mit zu berücksichtigen.

▮ **Operative Therapie:** Entscheidet man sich, einen Hallux valgus operativ anzugehen, muss dabei die besondere Belastung des Vorfußes während des Laufens berücksichtigt werden. Die Operation muss einen stabilen Vorfuß mit guter Beweglichkeit der Metatarsalgelenke und besonders des Großzehengrundgelenkes gewährleisten. Die am meisten empfohlene Kombination stellt die Bunionektomie in Kombination mit einer distalen Osteotomie (Chevron oder Scarf – Osteotomie) dar.

▌ Hallux rigidus

▌ **Definition:** Der Hallux rigidus ist charakterisiert durch eine meist arthrosebedingte und oft schmerzhafte Bewegungseinschränkung im Großzehengrundgelenk.

▌ **Biomechanik:** Während der Abstoß-Phase wird das erste Metatarsophalangealgelenk dorsalflektiert. Es wird mit 70% des Körpergewichtes belastet. Der Läufer versucht durch exzessive Supination und Verlagerung der Belastung auf die Außenkante des Fußes dieser schmerzhaften Belastung auszuweichen. Er rollt dabei hauptsächlich über den seitlichen Fußrand ab. Dies führt zu einer oft schmerzhaften Kallusbildung an der Fußaußenkante und am 5. Metatarsalköpfchen. Damit sind diese Gelenke einer höheren Beanspruchung ausgesetzt und neigen zu einer frühzeitigen Arthrosebildung.

▌ **Laufschuhe:** Laufschuhe sollen die verstärkten Supinationsneigung verhindern und das Großzehengrundgelenk entlasten. Eine verstärkte und steife Mittelsohle trägt zum besseren Gewichts- und Absorbtionsverhaltens des Schuhes bei. Die Verwendung einer queren retrokapitalen Abstützung veringert den Druck auf das Gelenk. Ein Laufschuh mit einer eingebauten Sohlenrolle verringert die Dorsalflexion und wird in Laufschuhen gefunden, die ein Luftkissen unter den Metatarsalköpfchen einbauen (z.B. Puma Cell, Asics Kayano).

▌ **Einlagen:** Einlagen beim Hallux rigidus müssen die Gesamtlänge des Schuhes umfassen. Es gelten die gleichen Prinzipien wie bei der Auswahl des Laufschuhes mit Versteifung der Sohle, Pelotte und Sohlenrolle. Dies ist meistens aber einfacher durch orthopädische Zurichtungen am Konfektionsschuh zu erzielen.

▌ **Überlastungen/Verletzungen:** Symptome werden hauptsächlich durch die schmerzhafte Arthrose im Grosszehengrundgelenk verursacht.

▌ **Operative Therapie:** Sind die Symptome durch konservative Therapie nicht zu verbessern, bietet sich die Cheilektomie als erste operative Maßnahme an. Es gilt zu beachten, dass man sowohl mediale als auch dorsale und laterale Osteophyten entfernen muss. Postoperativ gehen ca 50% der intraoperativen Beweglichkeit verloren, sodass man intraoperativ eine Dorsalflexion von 80–90 Grad anstreben sollte. Erreicht man weniger als 60 Grad, kann man die Cheilektomie durch eine Moberg Operation an der proximalen Phalanx ergänzen. Behandelt man Athleten mit nur lokalen Symptomen ist es ausreichend, dorsale und laterale Osteophyten zu entfernen. Bei fortgeschrittenen Arthrosen ist die Arthrodese des Großzehengrundgelenkes als Salvageverfahren zu diskutieren.

■ Epidemiologische Untersuchungen

E. Hohmann

■ Einführung

Jogging ist zu einem alltäglichem Freizeitsport geworden. Auch der Wunsch einmal im Leben einen Marathon zu laufen, treibt Hobbyläufer in die Sportvereine und auf die Straße. Diese Laufbegeisterung führte zu einer Teilnehmerzahl von über 20000 beim letzten Berliner Marathon und hat viele Veranstalter gezwungen, die Anzahl der Teilnehmer festzulegen. Im Rahmen des jährlichen Sportschuhtages der Abteilung für Sportorthopädie der Technischen Universität München zusammen mit der Landesinnung für Schuh-Orthopädietechnik hatten Freizeitläufer die Möglichkeit, sich einer klinischen orthopädischen Untersuchung der Füße zu unterziehen. Um das Laufverhalten der Interessenten zu erfassen, wurde vom Probanden ein Fragebogen ausgefüllt, mit dem Laufverhalten, Verletzungen und Schuhwerk erfragt wurden. Der Proband sollte außerdem seinen Fußtyp beschreiben und sich als Pronierer oder Nichtpronierer einstufen.

■ Material und Methode

Es wurden insgesamt 92 Interessierte nach einem standardisierten Untersuchungsbogen klinisch untersucht und ihr Gangbild analysiert. Die klinische Untersuchung wurde durch ein Podogramm ergänzt, das durch einen erfahrenen Orthopädie-Schuhtechniker angefertigt wurde. Das Podogramm wurde als Tintenabdruck gefertigt und diente zur zusätzlichen Information sowie Diagnose der Fußdeformitäten. Der Proband wurde außerdem gebeten, einen Fragebogen auszufüllen. Größe, Gewicht, Schuhmarke, Art der beruflichen Aktivität (sitzend, stehend, gehend oder schwer körperlich arbeitend) wurden abgefragt. Das Laufverhalten wurde in folgende Abschnitte unterteilt: Untergrund (Teer, Ungeteert, Gras/Sand, Kunstbahn oder Kombination), Tageszeit (morgens, mittags, abends), durchschnittliche Laufleistung in km pro Woche (< 20, 20–40, 40–60, > 60) sowie Lauferfahrung in Jahren. Nach Sportschuheinlagen und eventueller Besserung der Beschwerden wurde ebenfalls gefragt. Die Probanden wurden gebeten, Ihren Fuß als Platt- oder Knick-Senkfuß, normal oder Hohlfuß zu klassifizieren und sich als Pronierer oder Nichtpronierer einzustufen.

▌ Resultate

▌ **Verteilung:** Das Durchschnittsalter der Teilnehmer betrug 35,4 Jahre (12–63) bei einer durchschnittlichen Größe von 176 cm (154–195) und einem Gewicht von 70,38 kg (45–95). Es beteiligten sich 51 Männer und 41 Frauen (Tabelle 1).

▌ **Lauftraining:** 41 Läufer trainierten mehr als 5 Jahre, 12 zwischen 3–5, 28 zwischen 1–3 und 11 weniger als ein Jahr. Die Mehrzahl der Läufer trainierten weniger als 20 km ($n=43$) und 20–40 km pro Woche ($n=28$). 14 Läufer hatten einen Trainingsumfang von 40–60 km. Lediglich 6 Läufer trainierten mehr als 60 km pro Woche (Tabelle 2). Vergleicht man die Dauer des Lauftrainings mit der wöchentlich absolvierten Strecke, so zeigt sich folgendes: Läufer mit einer Laufstrecke von weniger als 20 km laufen mehrheitlich länger als 5 Jahre ($n=20$), 14 zwischen ein und drei Jahren und 6 weniger als ein Jahr. Bei einem wöchentlichen Lauftraining von 20–40 km trainieren 10 Läufer mehr als 5 Jahre, zwei zwischen 3 und 5, 12 zwischen 1 und 3 und 4 weniger als ein Jahr. Eine Laufstrecke von 40–60 km pro Woche wird von 8 Personen seit über 5 Jahren absolviert. Jeweils ein Läufer läuft diese Strecke seit 3–5 bzw. weniger als einem Jahr. 4 Personen trainieren seit 1–3 Jahren. Distanzen von über 60 km pro Woche ist eher den ernsthaften Hobbyläufern vorbehalten, die schon seit längerer Zeit laufen. Dies spiegelte sich auch in unserer Untersuchung wieder. Je 3 Läufer trainierten die Strecke seit mehr als 5 oder 3–5 Jahren (Tabelle 3).

Tabelle 1. Übersicht über Probanden

Anzahl	Alter	Größe	Gewicht
N=92 (gesamt)	35,4 (12–63)	176 (154–195)	70,38 (45–95)
N=51 (männlich)	37,9 (12–63)	181,2 (165–195)	76,47 (45–87)
N=41 (weiblich)	32,29 (14–63)	169,54 (154–190)	62,8 (45–87)

Tabelle 2. Trainingsumfang der Teilnehmer

km	gesamt	männlich	weiblich
0–20	43	22	21
20–40	28	15	13
40–60	14	8	6
>60	6	6	0

Tabelle 3. Vergleich Lauftraining mit Laufdauer

km	<1 Jahr	1–3 Jahre	3–5 Jahre	>5 Jahre	
0–20	6	14	3	20	43
20–40	4	12	2	10	28
40–60	1	4	1	8	14
>60			3	3	3
Total	11	28	12	41	

Tabelle 4. Tageszeit

Tageszeit	gesamt	männlich	weiblich
▌ Morgens	22	12	10
▌ Mittags	5	3	2
▌ Abends	67	41	26

Tabelle 5. Untergrund

Untergrund	gesamt	männlich	weiblich
▌ Teer	23	11	12
▌ Ungeteert	15	8	7
▌ Kombination	46	28	18
▌ Gras/Sand	6	3	3

▌ **Tageszeit/Untergrund/Laufschuhe:** Die bevorzugte Tageszeit war eindeutig abends mit 67 Läufern, 22 liefen morgens und 5 trainierten um die Mittagszeit (Tabelle 4). Die Mehrheit (n = 46) lief auf unterschiedlichem Untergrund. 23 Läufer trainierten nur auf Teer, 15 auf ungeteertem Untergrund also hauptsächlich ungeteerte Wald- und Wiesenwege. 6 Läufer liefen lediglich auf Gras oder Sand (Tabelle 5).

▌ **Einlagen:** Einlagen wurden von 34 Läufern benutzt. 26 davon hielten ihren Fuß für einen Plattfuß. Nur 13 der 26 Probanden lagen mit dieser Einschätzung richtig. 11 Probanden hatten unserer Einschätzung nach ein normales Fußgewölbe, 2 sogar einen Hohlfuß. 4 der 6 Probanden, die sich als Personen mit normalen Fußgewölbe sahen, waren mit dieser Annahme korrekt. 2 der 6 Läufer wiesen in der klinischen Untersuchung einen Plattfuß auf. Die Probanden mit Hohlfuß stuften Ihren Fuß korrekt ein. 15 Probanden sahen sich als Pronierer. Lediglich 3 lagen mit dieser Einstufung richtig. 19 der 34 Einlagenträger berichteten von einer Besserung der Be-

Tabelle 6. Einlagen

	Gesamt 34	Einschätzung Pronation		Klinische Untersuchung			Besserung	
		ja 15	bestätigt 3	Normal	Platt	Hohl	Ja	nein
▌ Plattfuß	26			9	13	2	12	14
▌ Normal	6			4	2	5	1	
▌ Hohlfuß	2				2		2	

Tabelle 7. Fußform: Vergleich klinische Untersuchung – Probandeneinschätzung

	Probanden-einschätzung	Untersuchung-Normal	Untersuchung Platt	Untersuchung Hohl
▌ Normal	43	25	14	4
▌ Platt	47	26	18	3
▌ Hohl	2			2
▌ Weis nicht	2			
▌ Klumpfuß	1			

Tabelle 8. Pronation: Vergleich Probandeneinschätzung – klinische Untersuchung

	Probandeneinschätzung	Klinisch ja	Klinisch nein
▌ Pronieren ja	38	4	34
▌ Pronieren nein	34	4	30
▌ Weis nicht	20	3	17

schwerden durch die Einlagen. 15 Probanden konnten keine Besserung verspüren (Tabelle 6).

▌ **Einschätzung des Fußtyps:** 47 (m = 22, w = 25) Läufer schätzten ihren Fuß als Plattfuß, 40 (m = 22, w = 18) als normalen Fuß, 2 (m = 2) als Hohlfuß ein. Zwei Probanden (w = 2) konnten sich nicht festlegen. 1 (m = 1) Läufer hatte einen residuellen Klumpfuß (Tabelle 7).

▌ **Pronation:** 38 (m = 20, w = 18) Läufer stuften sich als Pronierer ein, 34 (m = 19, w = 15) als Läufer ohne Überpronation, 20 (m = 12, w = 8) wussten sich nicht einzuordnen (Tabelle 8).

▌ **Klinische Untersuchung:** Bei 48 (m = 23, w = 25) Läufern wurde ein normales Fußgewölbe gefunden. 32 (m = 22, w = 10) Probanden wiesen einen Plattfuß auf, 9 (m = 4, w = 5) wurden als Hohlfuß eingestuft (Tabelle 7). 56 Läufer wiesen eine Spreizfußkomponente auf (m = 29, w = 27). Ein zusätzlicher Spreizfuß zeigte sich bei 22 Läufern mit normalem Fußgewölbe, bei 26 mit Plattfuß und 8 mit Hohlfuß. Bei einem Läufer bestand ein fixierter Rückfußvarus bei einem ausgeprägten Hohlfuß.

Nur 4 der 38 Probanden, die sich als Pronierer eingestuft haben, waren wirkliche Pronierer. Vier der sich als normal einstufenden Läufer wurden als Pronierer eingestuft. Drei der Läufer, die nicht wussten, ob Sie pronieren oder nicht, wurden von uns als Pronierer eingestuft (Tabelle 8).

Die Untersuchung der Fußform kann in „index plus", „index minus" und „index plusminus" eingeteilt werden. Beim „index plus" ist der zweite Strahl länger als der erste. 23 Läufer wiesen dieses Merkmal auf. „Index minus" mit einem längeren ersten Strahl zeigte sich bei 22 Läufern, „index plusminus" mit einem ausgeglichenen erstem und zweitem Strahl bei 47 Läufern.

▌ **Verletzungen/Überlastungssymptome:** 10 Läufer wiesen Symptome einer Achillodynie auf. 7 davon hatten einen ausgeprägten Plattfuß, zwei eine Spreizfußkomponente und 1 Läufer ein normales Fußgewölbe. 5 der 7 Läufer mit Plattfuß wurden als Pronierer gewertet. 2 Läufer beklagten eine symptomatische Plantarfasziitis. Bei einem wurde ein Hohlfuß mit Spreizfußkomponente gesehen, der andere hatte lediglich einen Spreizfuß. Über Metatarsalgie berichteten 6 Probanden, davon vier mit einem Hohlfuß und Spreizfuß, zwei mit Plattfuß.

▌ Diskussion

Die vorliegende Untersuchung im Rahmen eines Aktionstages für Sportschuhe im Laufsport ist unseres Wissens die erste epidemiologische Arbeit dieser Art. Es liegen bisher lediglich Studien über Verletzungen und Überlastungen vor. Ein Vergleich mit anderen Arbeiten ist daher nicht möglich. Der durchschnittliche Läufer ist über 30 Jahre alt und ist normal- bis leicht untergewichtig. Dies liegt sicher nicht an seinem Trainingsumfang, da die Mehrheit der Läufer unter 40 km pro Woche trainiert. Man kann es eher dem allgemeinen Lebensstil dieser Gruppe mit einem höheren Aktivitätsniveau und einer gesünderen Lebensweise zuschreiben. Schaut man sich den Trainingsumfang und die Trainingsdauer (Tabelle 3) näher an, so lassen sich zwei Gruppen unterscheiden: den „recreational" oder Hobbyläufer, der mehr als 3 Jahre regelmäßig läuft und eine Distanz von weniger als 20 km pro Woche absolviert sowie den „competive" oder Wettkampfläufer, der seit mehr als 5 Jahren trainiert und eine wöchentliche Laufleistung von mehr als 40 km absolviert. Die anderen Läufer tasten sich als Laufanfänger mit einer Trainingsdauer von 0–3 Jahren an die größeren Distanzen heran oder trainieren auf höherem Hobbyniveau. Der überwiegende Teil der Läufer läuft abends, sicher bedingt durch die Tatsache, dass gemäß der Altersverteilung die Mehrzahl berufstätig ist. Der Laufuntergrund variiert bei 50% mit einer Kombination von Teer und ungeteerten Oberflächen, 15% laufen nur auf ungeteerten Wegen und 25% nur auf Teer. Ein Drittel der Läufer hat sich mit korrigierenden Einlagen versorgen lassen, wobei 26 von 34 Probanden sich als Plattfußläufer definierten. Dies lies sich klinisch in nur der Hälfte der Fälle bestätigen. Erstaunlich ist auch, dass nur in 50% der Fälle von einer Besserung durch Einlagen berichtet wird. Dies bestätigt die momentane kontroverse Diskussion, dass Einlagen die bestehende Deformität nicht korrigieren [16], sondern eher die Propriozeption beeinflussen, was zu einer früheren Aktivierung der stabilisierenden Muskulatur führt. Es gilt daher Einlagen nur nach eingehender Untersuchung und Anamnese zu verschreiben und den Läufer aufzuklären, dass eine Orthese nicht in allen Fällen zu einer Verbesserung der Symptome führt [15].

Interessant ist die massive Fehleinschätzung des eigenen Fußtypes und der Pronation. Nur knapp 50% unseres Läuferkollektivs konnte den eigenen Fuß korrekt einstufen. Vor allem der Eindruck einen Plattfuß zu haben, überwog. Woher gerade dieser Eindruck kommt, ist völlig unklar. Als einzige Erklärung könnte herangezogen werden, dass der Laie ein bereits geringgradiges oder physiologisches Absenken des medialen Längsgewölbes in der Standphase als Plattfuß deutet.

Beim Kollektiv mit normalem Fuß hat sich allerdings ein ähnliches Bild ergeben. Nur 22 der 40 Probanden konnten ihren Fuß korrekt einstufen. Die Mehrzahl in dieser Gruppe wurde als Plattfuß, 4 der Probanden sogar als Hohlfuß unterschiedlicher Schwere diagnostiziert. Die Übergänge zwischen mildem Plattfuß und normalem Fußgewölbe sind fließend. Die Beurteilung ist daher auch für den Laien schwierig und variiert interindividuell [1, 14, 18].

Unter dem Stichwort Pronation haben sich fast 41% der Läufer als Pronierer bezeichnet. Nur 20 von 92 (21,7%) wussten mit dem Begriff nichts anzufangen. Umso erschreckender ist, dass nur 4 der 38 Läufer (10,5%) in der klinischen Untersuchung als Pronierer identifiziert wurden. Pronation wird in Laufkreisen, u. a. auch auf der Website des Berlin Marathon in Verbindung mit dem Sportmedizinischen Institut der Universität Berlin als Abknickung der Ferse nach aussen definiert. Dies ist nach streng orthopädischen Richtlinien [3, 5] nicht richtig, da es nur eine Komponente der Pronation beschreibt: eine Abweichung des Rückfußes in den Valgus. Die anderen beiden Komponenten, Dorsalflexion im oberen Sprunggelenk und eine Abduktionsbewegung im Mittelfuß werden dabei nicht beachtet. Als Überpronation hingegen wird jede vermehrte Knickbewegung im Rückfuß gewertet. Diese allgemeine Auffassung der Pronation, die ein physiologisches biomechanisch normales Element der Standphase darstellt, und bis zu einem Winkel von 5 Grad als normal definiert wird [6, 7, 9, 12], wird vom Läufer und seiner Umgebung als pathologisch „überpronierend" gewertet. Überpronieren ist ein dynamisches Geschehen [5, 12], von dem man nur dann sprechen kann, wenn der physiologische Federungsmechanismus in der Standphase während des Laufens verstärkt auftritt. Dies geht immer mit einer Innenrotation der Tibia einher. Unseres Erachtens kann man daher nur dann von einer Überpronation sprechen, wenn während der klinischen Untersuchung ein Knicksenkfuß mit Innenrotation der Tibia in der Standphase gesehen wird, der beim Laufen nicht durch aktive Muskelkontrolle korrigiert wird. Eine Analyse der Verletzungs- und Überlastungsmuster ist aufgrund der geringen Fallzahlen nicht lohnenswert. Es ist jedoch interessant, sich die Achillodynien näher anzuschauen. Die Literatur [4, 11, 13] berichtet über ein vermehrtes Auftreten von Achillodynien beim Läufer mit Plattfuß und Überpronation. Dies kann man auch in unserer geringen Fallzahl bestätigt sehen. 7 der 10 Läufer hatten einen ausgeprägten Plattfuß, wobei 5 der 7 Probanden auch eine verstärkte Pronation aufwiesen. In unserer Gruppe trainierte jedoch keiner der Läufer mehr als 40 km pro Woche.

▌ Schlussfolgerung

Langstreckenlaufen erfreut sich immer größerer Beliebtheit. Mit einer größeren Verbreitung dieses Sportes ist dementsprechende Aufklärung über den Sport selbst, typische Verletzungen und Überlastungen sowie Anatomie und Biomechanik wichtig. Diese Arbeit zeigt den Mangel an Wissen des Freizeitläufers über seine eigene Biomechanik auf. Orthopäden, Sportmediziner und auch Orthopädieschuhtechniker stehen als Ansprechpartner des Läufers zur Verfügung und sollten sich aktiv an der Aufklärung beteiligen. Außerdem gibt diese Studie eine erste Übersicht über das Trainingsverhalten im Bereich der Hobbyläufer.

▌ Literatur

1. Braun S, Basquin K, Mery C (1979) The contour of the normal foot: Rev Rheum Mal Osteoartic 47:127–133
2. Cowan DN, Jones BH, Robinson JR (1993) Foot morphologic characteristics and risk exercise-related injury: Arch Fam Med 2:773–777
3. Fromme A, Winkelmann F, Thorwesten L et al (1997) Pronation angle of the rear foot during running in relation to load: Sportverletzung Sportschaden, 11:52–57
4. Galloway MT, Jokl P, Dayton OW (1992) Achilles tendon overuse injuries: Clin Sports Med 11:771–782
5. Gould N (1983) Evaluation of hyperpronation and pes planus in adults: Clin Orth 181:37–45

6. Hellinger J (1995) Messmethoden in der Skelettradiologie
7. Hintermann B, Nigg BM (1998) Pronation in runners. Implication for injuries: Sports Med 26:169–176
8. Kaufmann KR, Brodine SK, Shaffer RA et al (1999) The effect of foot structure and range of motion on musculoskeletal overuse injuries: Am J Sports Med 27:169–176
9. Keats TE, Sistrom C (2001) Atlas of radiologic measurement: Mosby
10. Marti B, Abelin T, Schoch O (1986) Epidemiology of running induced complaints of joggers. Berne runner study 84: Schweizer Medizinische Wochenschrift 116: 603–608
11. McCroy JL, Martin DF, Lowery RB, Cannon DW et al (1999) Etiologic factors with Achilles tendinitis in runners: Med Sci Sports Exerc 31:1374–1381
12. Milani TL, Hennig EM (2000) Measurements of rearfoot motion during running: Sportverletzung Sportschaden 14:115–120
13. Myerson MS, McGarvey W (1999) Disorders of the achilles tendon insertion and achilles tendinitis: Instructional Course Lect 48:211–218
14. Nachbaur W, Nigg BM (1992) Effects of arch height of the foot on ground reaction forces in running: Med Sci Sports Exerc 24:1264–1269
15. Nigg BM, Khan A, Fisher V, Stefan syn D (1998) Effect of shoe insert construction on foot and leg movement: Med Sci Sports Exerc 30:550–555
16. Nigg BM (2000) The role of impact forces and foot pronation: a new paradigm: Clin Sports Med 11:2–9
17. Schnohr P, Parner J, Lange P (2001) Joggers live longer. The Osterbro study: Ugeskr Laegerr 163:2633–2635
18. Stahel LT, Chew DE, Corbett M (1987) The longitunidal arch. A survey of 824 feet in normal children and adults: JBJS Am 69:426–428
19. Williams DS, McClay (1987) Measurements used to characterize the foot and the medial longitunial arch: Physical Therapy 80:864–871
20. Williams DS, McClay, Hamill J (2001) Arch structure and injury patterns in runners: Clin Biomech (Bristol Avon) 16:341–347

LAUFSCHUHE

■ Sporteinlagen – Sinn oder Unsinn?

M. L. Dingerkus, P. Wimmer

▌ Einleitung

Sporteinlagen sind Einlagen, die primär zur Sportausübung angefertigt und in Sportschuhe eingelegt werden. Hierfür müssen die ursprünglichen Industrieeinlagen vorher aus dem Sportschuh genommen oder bei Verklebung herausgelöst werden. Sporteinlagen sind das direkte Bindeglied zwischen Fuß und Sportschuh. Einem solchen Element kommt daher eine besondere Bedeutung zu, weil es den Fuß stützt, im Bewegungsablauf führt und wenn nötig auch im kontrollierten Umfang korrigieren kann. Mit einer entsprechend (sinnvoll) konstruierten Sporteinlage kann man so manches fehlstatisch bedingte Problem nicht nur mildern sondern sogar beheben. Im Vordergrund einer Einlagenversorgung im Sport steht das Wohlbefinden des Sportlers. Nur wenn das Gefühl stimmt wird die Einlage akzeptiert und gerne getragen. Nach Umfragen ist nur ungefähr jeder vierte Sportler mit Sporteinlagen zufriedenstellend versorgt. Diese Feststellung wirft einige kritischen Fragen auf: Warum tragen viele bereits Einlagen versorgten Sportler ihre angefertigten Einlagen nicht? Warum sind viele Fabrikeinlagen angenehmer als „Maß gefertigte" Einlagen? Warum bringen individuell angefertigte Maßeinlagen manchmal neue Beschwerden für den Sportler, die darüber hinaus oft viel zu spät erkannt werden?

▌ Welche Voraussetzungen bestehen für eine Einlagenversorgung?

Beim Stehen, Gehen und Laufen finden teilweise recht hoch komplizierte biomechanische Vorgänge statt und treten außerordentliche Kräfte am Bewegungsapparat auf. Bei der Versorgung mit Sporteinlagen müssen deshalb bestimmte Gesetzmäßigkeiten beachtet werden. Die Zusammenarbeit zwischen Arzt und Orthopädie-Schuhtechniker bzw. -techniker sollte besonders eng und vertrauensvoll sein, da nur ein intensiver und regelmäßiger Erfahrungsaustausch eine solide Basis für eine optimale Versorgung gewährleistet.

Bei der Einlagenherstellung sollte nicht auf vollständig mit Gewölben vorgefertigte Industrieeinlagenrohlinge zurückgegriffen werden, weil Längs-

und Quergewölbe von Fußtyp zu Fußtyp verschieden sind und bestimmte Fehlstatiken sich damit nicht verbessern lassen sondern sogar verschlechtern können.

Eine Sporteinlage sollte kein zusätzliches Hindernis im Sportschuh sein und statische Korrekturen nur im absolut kontrollierten Bereich erlauben. Letztlich entscheidet das Wohlbefinden des Einlagenträgers über Sinn oder Unsinn von Sporteinlagen!

Aus ärztlicher Sicht wird auch viel zu häufig und voreilig gleichzeitig eine einseitige Schuherhöhung vorgenommen ohne entsprechende Berücksichtigung der variablen, funktionellen (unechten) Beinlängendifferenz. Funktionelle Beinlängendifferenzen haben ihre Ursache in Fehlhaltungen oder einseitigen Überlastungen, Haltungsschwächen und -schäden und führen zu einer segmentalen Irritation am Iliosakralgelenk(ISG). An diesem Ort in Körpermitte ist die biomechanische Nahtstelle zwischen Wirbelsäule und Becken-Bein-Region, wo viele Informationen – von den Kopfgelenken bis zur Achillessehne zusammenlaufen. Gerade beim Sportler ist dieses Gesamtsystem besonders sensibel auf äußere Einflüsse. Oft verursachen schon einige Millimeter Erhöhung eine empfindliche Änderung der Statik, vor allem beim Sportler. Deshalb sollte man eine einmal festgestellte Beinlängendifferenz auf der Basis von Statik, sportartspezifischer Haltung und kompensatorischer ISG-Funktion (funktionelle Beinlängendifferenz) mehrfach überprüfen, maximal die Hälfte der gemessenen Differenz stufenweise – maximal 2–3 mm auf 3 Monate – ausgleichen.

▌ Sporteinlagenbau: Materialien und ihre Eigenschaften

Einlagen werden heute fast ausschließlich aus Rohlingen gefertigt. Diese Tatsache erleichtert die Einlagenherstellung ganz wesentlich. Leider werden trotz Vorliegen eines Abdrucks immer häufiger Einlagen aus einer weitgehend unveränderten Fabrikeinlage mit Fußbett angefertigt, die sich letztlich von der Originaleinlage, wie man sie beim Kauf eines Sportschuhs bereits vorfindet, nicht wesentlich unterscheidet.

Früher waren die Materialien im Einlagenbau Kork, Leder, Holz oder Metall. Heute werden insbesondere im Sportbereich überwiegend elastische und bewegliche Elemente in allen möglichen Härtegraden(=Shore) eingesetzt. Solche Einlagen, wie Thermokork, Birkokork, Gummi und Latexprodukte (EVA), verschiedene Schäume und Kunststoffe sind fast ausschließlich thermoplastisch verformbar. Thermoplaste sind je nach Kombination fester, weicher, beweglicher oder starrer, wodurch eine notwendige Entlastung erfolgt oder die Dämpfung verbessert wird. Teilweise lassen sich dadurch auch Schwachstellen an den Sportschuhen verbessern. Der „falsche" Sportschuh – besonders im Laufbereich – ist aber meist auch mit einer optimalen Einlage nicht ganz zu korrigieren. Bei der Auswahl der Sportschuhe ist daher mit allergrößter Sorgfalt vorzugehen, um Schuh und Einlage auf den Fuß abzustimmen.

Ein zusätzlicher Vorteil thermoplastischer Materialien ist die Resistenz gegen Feuchtigkeit. Das im Sport obligatorische Schwitzen ist damit nicht zu verhindern, die Einlagen bleiben jedoch trocken und geben dem Träger kein Feuchtigkeitsgefühl.

Der Handel hat eine riesige Auswahl von Einlagen im Angebot und es liegt nur am Einlagenhersteller diese sinnvoll für den Träger und die jeweilige Sportart zusammenzustellen. Die Kombination der Materialien hängt von verschiedenen Dingen ab, wie Sportart, Körpergewicht, Sportschuh, Beschwerden oder Probleme des Sportlers. Während z. B. im alpinen Skisport bereits schuhbedingt ein enormer Druck beim Verschließen des Skischuhs auf den Fuß entsteht und die Belastung überwiegend statisch ausgeübt wird, werden im Laufsport über den Schuh enorme (Bodenreaktions-)Kräfte frei, die auf Grund der dynamischen Bewegung auf den gesamten Bewegungsapparat des Sportlers einwirken. Im Gegensatz zu den druckresistenten, festen Materialien im Skischuh wird deshalb im Laufsport eine Kombination aus verschiedenen Shorehärten verwendet, welche die dynamische Bewegungsabläufe nicht unterbinden. Besonders empfehlenswert ist hier z. B. die Kombination aus Birkokork und Birkozell. Bei dieser Einlage wird der Rück- und Mittelfuß mit einer verformbaren Birkokorkschale versorgt und darauf eine durchgehende Birkozell-Oberfläche geklebt. Diese Oberflächendecke kann durch Erwärmung direkt an den Sportlerfuß angepasst werden. Zusätzlich kann auf der Einlagenunterseite ohne großen Aufwand eine eventuell notwendige Korrektur angebracht werden. Die Oberfläche selbst kann je nach Gefühl des Sportlers gestaltet werden. Empfehlenswert sind hier besonders Materialien die ihre Eigenschaften auch unter starken Belastungen nicht Grund legend verändern. Das heißt die verwendeten Materialien dürfen nicht hart, brüchig, rutschig oder feucht werden. Des Weiteren sollten sie nicht ein Nährboden für Keime oder Pilze sein. Vielen Materialien sind von Prüfinstituten auf ihre antibakteriellen und antiallergischen Eigenschaften hin untersucht und haben ein nachgewiesene sehr gute Hautverträglichkeit.

Neben den Weichschaumoberflächen gibt es auch Baumwoll-, Mikrofaser- oder Alcantarabezüge die sich besonders im Sport sehr gut bewährt haben. Bei Weichschaummaterialien ist allerdings eine gewisse Belastbarkeit Voraussetzung, damit diese bei Gebrauch nicht schon nach kürzester Zeit Auflösungserscheinungen zeigen. Diese entstehen besonders leicht im Zehenbereich, vor allem an der Großzehe bei Sportarten wie Tennis, Squash oder Hallenfußball. Minderwertige Materialien werden bei dieser Beanspruchung oft schon nach kurzem Gebrauch dünn und verlieren Ihre angepasste Form.

Weiche Materialien, die vom Laien zunächst als gute Dämpfungs- und Entlastungsmöglichkeit eingestuft werden, bringen oft mehr Nachteile mit sich. Mit einer zu weichen Einlage ist die Führung und Stützung des Rück- und Mittelfußes nicht zu gewährleisten. Auch die vom Athleten entwickelte

Kraft wird von den stark gedämpften Einlagen im wahrsten Sinn geschluckt. Eine raschere Ermüdung der Fußmuskulatur ist die Folge und damit eine geringere Leistung vorprogrammiert.

Wichtig ist, dass die verwendeten Materialien auf das Ausmaß der Probleme, eventuelle Fehlstatiken, Körpergewicht, und auf das Tragegefühl des zu versorgenden Sportlers abgestimmt werden. Bezüglich der Eigenschaften des Sportschuhs muss eine harmonische Abstimmung gefunden werden. Äußere Einflüsse, z. B. überwiegender Asphaltlauf oder sportartbedingte Eigenheiten die mehr oder wenig starke Bodenreaktionskräfte frei machen sind ein weiteres Auswahlkriterium für die Materialauswahl. Vorsicht bei modischen Designs: sie lenken oft von fußorthopädischen und sportlichen Qualitäten ab.

▌ Optimales Vorgehen für eine gute Sporteinlage

Immer mehr Freizeit- und Leistungssportler fragen gezielt nach Sporteinlagen. Sie wollen möglichst gesund Sport treiben und suchen nach vorbeugenden Maßnahmen. Auch die Absicht Sportschuhe und Leistung zu optimieren ist häufig ein Motiv.

Viele von ihnen werden nach einer mehr oder weniger umfangreichen ärztlichen- oder sportärztlichen Untersuchungen mit entsprechenden Einlagen versorgt. Der dabei heute obligatorisch angefertigte Schaumabdruck ist für eine gute Versorgung zwar notwendig aber bei weitem nicht ausreichend. Ein ärztlicher Untersuchungsbefund mit einer entsprechenden Diagnostik und klarem Versorgungskonzept wäre der Idealfall, ist aber äußerst selten.

Eine statische Untersuchung von vorne und von hinten ist unbedingt notwendig. Dabei können bestimmte fehlstatische Belastungen sehr leicht analysiert werden, wie Senk-, Knick-, Hohl- und Spreizfuß, die Stellung des Fersenbeins, Verformungen der Zehenglieder und vor allem Knie-(O-/X-Bein) und Hüftstatik. Diese Ergebnisse müssen auch dynamisch kontrolliert werden, entweder mittels einer kurzen Gang- oder Laufanalyse. Meist reichen schon einige Meter. Oberes und unteres Sprunggelenk müssen ebenso wie die Zehengelenke auf Funktion und Beweglichkeit überprüft werden. Dies ist meist mit ein paar einfachen Handgriffen zu schaffen.

Für ein optimales Ergebnis sollte aus Sicht des Orthopädie(schuh-)technikers derjenige, der später die Einlagen anfertigt den Patienten persönlich auch selbst untersuchen und den Fuß in die Hände nehmen. Nicht nur die individuellen Problemzonen, sondern auch die erfahrungsgemäß stark belasteten Partien wie Längs- und Quergewölbe, Mittelfußköpfchen und der Verlauf der Plantaraponeurose müssen untersucht und abgetastet werden.

Die festgestellten Ergebnisse sollte man möglichst auf einem zusätzlich angefertigten Blauabdruck oder gescannten Abdruck dokumentieren.

Zusätzlich können Abdrücke oder Messungen unterschiedlicher Art gemacht werden. Elektronische Druckmessungen mittels Sensoren gespickter

Einlegesohlen zeigen die Druckverteilung an den Fußsohlen sowohl statisch als auch dynamisch. Aus den Messwerten lassen sich teilweise Rückschlüsse auf Fehlbelastungen ziehen. Neben den Druckwerten (N/qcm) werden Kraftverlaufslinien sowie Kontaktzeiten in Aufsetz-, Stütz- und Abstoßphasen beider Füße im Zeitverlauf als Tabelle und als Grafik gezeigt. Druckgebirge und einige andere Spielereien gehören zu den meisten Ausstattungen der heutigen Anbieter. Ob und inwieweit diese Messungen erforderlich und aussagekräftig sind, muss jeder Arzt und Einlagenhersteller für sich selbst herausfinden. Druckmessplatten, Pedographie und andere Computer gestützten Messungen sind für wissenschaftliche Untersuchungen und Forschungen sicherlich berechtigt.

Eine Laufbandanalyse mit entsprechenden Videoaufnahmen sowohl von vorne als auch von hinten kann einige zusätzliche Informationen bieten. Diese Aufnahmen werden heute sehr oft mit Winkelmessungen verbunden. Zur Winkelmessung ist zu sagen, dass die dabei gewählten Messpunkte nicht immer mit den anatomischen Bezugspunkten identisch sind. Fehlstatisch bedingte Abweichungen sollen, dürfen und können nicht vollständig ins Lot gebracht werden. Bestimmte Winkelabweichungen sind hier als völlig normal zu betrachten. Der Fersenauftritt oder Aufprall des Läufers wird physiologisch bedingt immer im hinteren, äußeren (lateralen) Bereich der Ferse und damit des Absatzes sein. Ebenso ist eine gewisse, leichte Überpronation bei bestimmten Fußtypen als normal anzusehen. Die Wirbelsäule wird ebenfalls immer häufiger durch 3-D-Messungen mit einbezogen.

▌ Einlagenversorgungen bei bestimmten Verletzungsmuster

Weiche oder feste Gewölbestrukturen, Fersensporn, Plantarfasciitis, Interdigitalneurom, Metatarsalgie, Sesamoitis, Achillodynie, Bursitis subachillae, Morbus Ledderhose, Hallux rigidus, Hallux valgus oder Mittelfußschmerzen sind nur einige Beschwerdebilder im Bereich der Füße. Viele Sportverletzungen und Beschwerden sind auf fehlstatisch bedingte Bewegungen und damit verbundenen Überlastungen zurückzuführen. Die häufigste Fehlbelastung ist die so genannte Überpronation, bei der es zu einer übermäßige Absenkung des inneren Längsgewölbes („Nach-Innen-Knicken") vor allem bei der Stütz- und Abstoßphase kommt. Durch diese Fehlbelastung werden Sprung-, Knie- und Hüftgelenke, Sehnen, Bänder und Muskulatur sehr einseitig belastet und später überlastet. Anfangs latent und langsam schleichend können durch die ständige unphysiologische Kippbewegung folgende Beschwerdebilder entstehen: Pathologien am Großzehengrund-, Mittelfuß- und Fußwurzelgelenk, Tarsaltunnelsyndrom, Fersensporn, Bursitis subachillae, Achillodynie, Femoropatellares Schmerzsyndrom bei zusätzlichem Genu valgum (X-Bein). Beschwerden im lateralen Kniegelenksbereich, Hüftprobleme bis hin zu fehlstatisch bedingten Wirbelsäulenschmerzen.

Im Gegensatz zur Überpronation ist die Übersupination, eine übermäßige Belastung des äußeren Fußrandes. Im Laufsport werden solche Außenrandläufer als Supinierer bezeichnet. Sie haben meist einen echten Hohlfuß (Pes Cavus) oder einen hochgesprengten Fuß mit hohem Rist, steil stehenden Mittelfußknochen und Fersenbeinen bei gleichzeitig starker Druckentwicklung an den Mittelfußköpfchen. Spreizfußschmerzen, Sesamoiditis oder andere Vorfußprobleme sind damit häufig vergesellschaftet. Die Plantaraponeurose steht beim hochgesprengtem Fuß oft unter einer sehr hoher Spannung. Sehnenansatzbeschwerden am Fersenbein (Tendinitis oder Fersensporn) sind daher nicht selten. Achillodynie, Bursitis subachillae, muskuläre Probleme und Schmerzen im Innenbereich des Kniegelenks, besonders bei Genu varum (O-Bein) sind sehr häufige Schäden die fehlstatisch bedingt oft schleichend manchmal aber auch sehr abrupt auftreten können.

Vorfußschmerzen (Morton'sche Neuralgie, Interdigitalneurom, Metatarsalgie, Sesamoiditis, Hallux rigidus, Hallux valgus, Stressfrakturen usw.) können ebenfalls nach genauer Indikation mit einer feinfühlig, abgestimmten Einlagenversorgung gelindert oder behoben werden. Die Einlagenversorgung darf bei diesen Krankheitsbildern für den Sportler kein zusätzliches Hindernis im Schuh sein. Die genaue Abklärung der Problemstellen und eine Analyse des bisher getragenen Sportschuhes ist hier besonders wichtig.

Eine elektronische Druckmessung ist in bestimmten Fällen durchaus empfehlenswert, sollte aber in Hinblick auf die gefundenen Druckspitzenwerte nicht allein Maß gebend für eine eventuell notwendige Entlastung sein. Eine Einlage mit Druckreduzierung, die sich nur an ermittelten „Apparatenwerten" orientiert, findet in den meisten Fällen keine Akzeptanz beim Athleten und wird als unangenehmer Fremdkörper gesehen.

Den derzeit von einigen Seiten geforderten und auch angefertigten so genannten „Aktiv-Einlagen" (z. B. Propriozeptiveinlagen) ist mit einer gewissen Vorsicht und Skepsis zu begegnen, da sie selbst bei gleicher Indikation verschieden ausfallen können und beim Anwender nicht immer nur Wohlbefinden hervorrufen. Streng wissenschaftliche Nachweise liegen hierzu bisher leider noch nicht vor.

Nach den heutigen Erkenntnissen und Erfahrungen kann man mit etwas mehr Gründlichkeit bei sportmedizinischen Untersuchungen und Berücksichtigung biomechanischer Erkenntnisse bei Laufanalysen bei entsprechender Materialauswahl- und abstimmung eine gute passive Sporteinlage bauen, die den oben angesprochenen Problemen wirkungsvoll begegnen kann. Ein regelmäßiger Erfahrungsaustausch und eine vertrauensvolle Abstimmung von Medizinern, Sportwissenschaftlern, Orthopädieschuhtechnikern, Physio- und Sporttherapeuten, Sportschuhherstellern und Sportschuhverkäufern sowie aktiven Sportlern wäre ein Segen, um in Zukunft besser und gesünder Sport treiben zu können.

Laufschuhberatung

E. Hohmann, T. Noakes

Die Auswahl an speziellen qualitativ hochwertigen Laufschuhen hat in den letzten Jahren kontinuierlich zugenommen. Trotzdem muss man sich die Frage stellen, ob es überhaupt notwendig ist, speziell auf den eigenen Fuß-typ angepasste Laufschuhe zu erwerben. Grundvoraussetzung dafür, diese individuelle Auswahl treffen zu können, ist eine gute Kenntnis der eigenen Anatomie. Wir haben jedoch in einer Studie [2] nachgewiesen, dass der Läufer nur in der Hälfte der Fälle die eigene Anatomie richtig einschätzen konnte. Daher muss man sich die Frage stellen, wie häufig der Athlet im richtigen Schuh steckt.

Hinzu kommt, das sich selbst Wissenschaftler heute noch nicht sicher sind, welche Eigenschaften des Laufschuhs Verletzungen vorbeugen, behandeln oder sogar auslösen können [4, 5, 8]. Diese Tatsachen lassen Zweifel aufkommen, dass es den individuellen Laufschuh überhaupt gibt. Vor dem Kauf sollte man sich daher die Frage stellen, welchem Zweck die Schuhe erfüllen sollen und ob man genügend läuft, damit sich der Kauf von hochwertigen Laufschuhen überhaupt lohnt. Hat man schon Lauferfahrung und wiederkehrende Überlastungssymptome, ist möglicherweise der Schuh zumindest teilweise schuld, und man kann durch dementsprechende Auswahl Besserung erwarten.

Der Aufbau eines modernen Laufschuhes

Jeder moderne Laufschuh (Abb. 1) ist nach dem gleichen Prinzip aufgebaut und hat folgende charakteristische Merkmale:
- Die Laufsohle
- Die so genannte Mittelsohle
- Die Fersenkappe mit oder ohne Stabilisation
- Das Material, welches Laufsohle, Mittelsohle und Schaft verbindet
- Materialien, die das Fußgewölbe unterstützen
- Andere Merkmale.

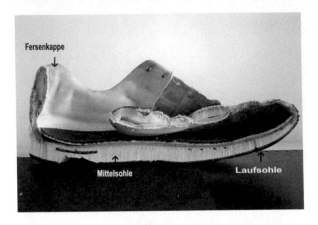

Abb. 1. Ein seitlich aufgeschnittener Laufschuh zeigt den prinzipiellen Aufbau.

Laufsohle

Die Laufsohle kommt in direktem Kontakt mit dem Untergrund. Verschiedene synthetische Materialien, Gummimischungen und Designs werden angeboten. Das wichtigste Merkmal der Laufsohle ist Griffigkeit und Resistenz gegen Abnutzung. Der Hauptgrund, warum nicht das widerstandsfähigste Material gewählt wurde, liegt im Gewicht. Je widerstandsfähiger, umso schwerer wird der Schuh. Extrem widerstandsfähiges Material wird lediglich im Fersenbereich eingesetzt, da dort hohe Belastungen beim Aufsetzen des Fußes in der Standphase auftreten. Defekte Sohlen sollten nicht durch einen Schuhmacher repariert werden, da dadurch die Eigenschaften des Schuhes verloren gehen. Abnutzungserscheinungen geben Hinweise auf den Laufstil an. Ein Reparieren dieser Abnutzungen lassen eine propriozeptive Anpassung des Fußes auf den Schuh nicht zu und führen zu Verletzungen.

Mittelsohle

Die Mittelsohle ist der Kernpunkt eines Laufschuhes. Bis in die Mitte der siebziger Jahre wurde die Mittelsohle aus reinem Kautschuk gefertigt, der sich durch hohes Gewicht, schlechtes Absorptions- und Dämpfungsverhalten und schnelle Abnutzung auszeichnete. Erst 1974 wurde ein leichteres Material – Ethylenvinylazetat oder EVA – eingeführt. Wird dieses Material bei hohem Druck in Form gepresst und gekühlt, führt dies zum Einschluss von kleinen Luftbläschen, die das Material leichter machen und für die hervorragenden Absorptionseigenschaften verantwortlich sind. Mit der Zeit allerdings werden diese Luftblasen aus dem Material gelaufen, und es verliert seine Eigenschaften. Dies resultiert in ungleicher Abnutzung der Mittelsohle, da diese nicht an allen Stellen gleichmäßig belastet wird. Dies führt zu einer ungleichmäßigen Belastung des Fußes im Schuh und somit

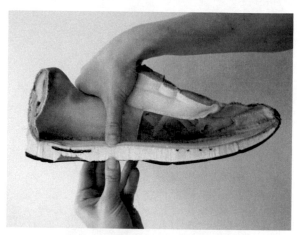

Abb. 2. Daumenkompressionstest: Durch Komprimieren der Mittelsohle an verschiedenen Stellen lässt sich die Härte der Sohle evaluieren. Die Mittelsohle ist einer der wichtigsten Bestandteile des Laufschuhes und dieser Test hat daher besondere Bedeutung bei der Auswahl.

zu einem höheren Verletzungsrisiko. Ein anderes Problem besteht darin, Mittelsohlen von gleichbleibender Qualität herzustellen, sodass die Qualität der Mittelsohle von Schuh zu Schuh variieren kann. Noakes hat zum Test der Mittelsohle beim Neukauf den Daumenkompressionstest empfohlen. Der Schuh wird dabei wie in Abbildung 2 gezeigt an verschiedenen Stellen zwischen Daumen und Daumen komprimiert. Eine harte Mittelsohle lässt sich nur wenig komprimieren, eine weichere hingegen mehr. So kann das Absorptionsverhalten des Schuhes individuell bestimmt werden. Wieviel Absorptionsverhalten notwendig ist, hängt vom einzelnen Fußtyp ab. Eine weiche Sohle ist für den Hohlfuß geeignet, kontrolliert die Bewegung im Schuh aber nicht sehr gut und führt zu vermehrter Muskelaktivierung, was wiederum zu schnellerer Ermüdung führen kann. Für den Plattfuß, der nicht viel Dämpfung sondern eher Führung benötigt, ist eine härtere Sohle von Vorteil. Manche Schuhhersteller benutzen daher Mittelsohlen von unterschiedlicher Härte an verschiedenen Stellen des Laufschuhes. Weichere Sohlen werden am Fußballen und an der Außenseite eingesetzt, während härtere Sohlen an der Innenseite eingebaut werden, um einer vermehrten Pronation vorzubeugen. Interessanterweise klingt dies alles so, als ob man durch die korrekte Auswahl der Mittelsohle und deren Verteilung im Schuh den perfekten Schuh für jeden Fuß- und Lauftyp herstellen kann. Leider haben aber Studien [4, 7, 9] gezeigt, dass der auf dem Papier perfekte Schuh der harten Realität nicht standhalten kann.

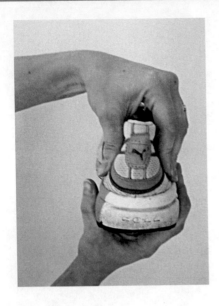

Abb. 3. Fersenkappentest: Komprimieren der Fersenkappe zwischen Daumen und Zeigefinger demonstriert die Stabilität des Laufschuhes am Rückfuß. Je weniger sich die Kappe verbiegen lässt, desto stabiler wird der Fuß eingefasst.

Die Fersenkappe mit oder ohne Stabilisation

Die Fersenkappe wird aus thermoplastischen Materialien hergestellt und in die gewünschte Form gepresst. Die meisten Fersenkappen sind an der Innenseite des Schuhes höher gefasst und weisen zusätzliche stabilisierende Merkmale auf, um die Fersenkappe fester mit der Mittelsohle zu verbinden. Die Fersenkappen sollen die Pronation des Rückfußes verhindern. Je stärker sie gefasst und verstärkt sind, umso weniger Bewegung wird im Rückfuß ermöglicht. Für Läufer mit vermehrter Pronation ist es offenbar zu empfehlen, Schuhe mit einer starken Fersenkappe zu wählen. Noakes hat hierfür ebenfalls einen simplen Test entwickelt. Man umgreift die Fersenkappe etwa in der Mitte und komprimiert dies zwischen Zeigefinger und Daumen (Abb. 3). Dann versucht man die Fersenkappe zwischen beiden Fingern zu verbiegen. Je weniger man den Schuhe verbiegen kann, umso fester wird der Rückfuß im Schuh geführt.

Das Material, welches Laufsohle, Mittelsohle und Schuhschaft verbindet

Das Schuhobermaterial (Schaft), ob Leder, Nylon oder Kunststoff, muss mit der Lauf- und Mittelsohle verbunden werden. Verbindet man den Schaft direkt mit der Sohle, entsteht eine flexible Verbindung, die mehr Bewegung im Schuh zulässt. Dies ist beim unflexiblen Hohlfuß von Vorteil. Wird dagegen ein zusätzliches Bord (früher aus Pappe, heute meist aus Plastik) eingebaut, erhöht dies die Stabilität des Schuhes besonders im Mittelfußbereich. Dieses Bord kann von der Ferse bis zu den Zehen reichen oder nur teilweise von der Ferse bis zum Mittelfuß. Dieses teilweise Einfassen

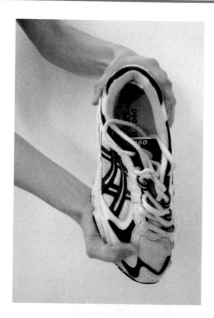

Abb. 4. Pronationstest: Je mehr sich der Schuh mit diesem Test verdrehen lässt, umso weniger Stabilität gibt er im Mittelfußbereich.

erhält die Flexibilität im Vorfuß. Noakes hat auch hier einen Test entwickelt, um den Widerstand bzw. die Flexibilität zu testen. Man umfasst den Schuh mit beiden Händen wie in Abbildung 4 und verdreht ihn in der Mitte. Je mehr er sich verdrehen lässt, umso weniger Stabilität gibt er im Mittelfuß. Ein stabiler „Mittelschuh" ist für den Läufer mit einem mobilen Fuß anzuraten.

Materialien, die das Fußgewölbe unterstützen

▌ **Symmetrisch oder asymmetrischer geformter Schuh:** Wenn man den Schuh von unten betrachtet und eine Linie von der Mitte der Ferse bis zu den Zehen zieht, kann man zwischen zwei verschiedenen Schuhformen unterscheiden, einen symmetrisch geformtem und einen asymmetrisch geformten Schuh.

Der symmetrisch geformte oder gerade Schuh (Abb. 5) enthält im Allgemeinen wesentlich mehr Material in der Mittelsohle und hat eine Fersenerhöhung von ungefähr 10 mm. Diese zusätzliche Stabilität vermindert die Aktivierung der „Antipronationsmuskeln" im Unterschenkel und resultiert in verminderter Ermüdung dieser Muskeln. Läufer, die zur Pronation neigen, sollten daher diesen Schuhtyp wählen.

Der asymmetrische oder Bananenschuh (Abb. 6) lässt mehr Bewegung des Fußes im Schuh zu und erhöht die Absorptionsfähigkeit des Fußes. Athleten mit einem erhöhten Fußgewölbe neigen dazu, die Außenseite des Fußes abzulaufen, und tendieren zu einer Innenrotation des Vorfußes (Intoeing) in der Standphase. Läufer mit alten Schuhen sollten daher Ihre alten abgenutzen Laufschuhe nach diesen Merkmalen absuchen.

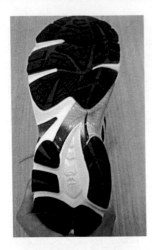

Abb. 5. Symmetrisch geformte Schuhe machen die Mehrzahl der Laufschuhe aus.

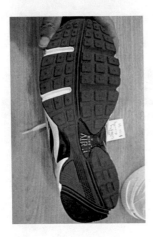

Abb. 6. Asymmetrisch geformte Schuhe lassen mehr Bewegung im Schuh zu und werden meist als Rennschuh von erfahrenen Läufern bevorzugt.

▌ **Formgebung an der medialen und seitlichen Mittelsohle:** Die Mittelsohle ist normalerweise so geformt, dass die Ferse konkav eingefasst wird. Damit ist der Oberflächenkontakt vom Fuß im Schuh erhöht. Die mediale konkave Erhöhung dient zur Stabilisierung und wirkt der Pronationsbewegung des Rückfußes entgegen. Die laterale Erhöhung erhöht wahrscheinlich nur die Muskelaktivität und dient als Hebel, weil es den Fuß beim ersten Bodenkontakt nach innen zwingt. Erhöhte laterale Mittelsohlen wurden besonders Mitte der siebziger Jahre benutzt. Die laterale erhöhte Mittelsohle ist den letzten Jahren nahezu vom Markt verschwunden, aber immer noch in einigen Schuhen zu finden. Wenn man vermehrt an Überlastungssymptomen im Laufschuh leidet, ist es eine gute Idee die laterale Erhöhung einfach abzuschneiden, selbst wenn man sich gerade einen nagelneuen Schuh gekauft hat.

Andere Merkmale

▌ **Material des Schaftes und der Vorderkappe:** Bei den meisten Laufschuhen wird heute Nylon oder Material mit ähnlichen Eigenschaften verwendet. Leder neigt dazu, sich auszudehnen, sobald es nass wird und muss dann langsam getrocknet werden, um die typischen Eigenschaften nicht zu verlieren. Es ist daher nicht mehr das ideale Material.

▌ **Zusätzliche Unterstützung des Längsgewölbes:** Manche Hersteller werben mit großem Aufwand für zusätzlich eingebaute Systeme, die das Längsgewölbe unterstützen. Im Allgemeinen haben diese Systeme nicht sehr viel mehr zu bieten, wenn man bereits exzessiv proniert, können aber bei geringfügigen biomechanischen Veränderungen hilfreich sein. Man sollte diese zusätzlichen Gimmicks als kosmetische Komponente des Laufschuhes auffassen. Exzessive Pronierer benötigen im Allgemeinen individuell angefertigte Einlagen.

▌ **Der Achillessehnenschutz:** Bei manchen Laufschuhen wird die Fersenkappe über die Achillessehne hoch gezogen. Einige Autoren haben schon postuliert, dass die der Grund für Entzündungserscheinungen und Überlastungssymptome der Achillessehne sein könnten. Sollte dies der Fall sein oder dieser Schutz stören, kann er einfach abgeschnitten werden ohne die Funktion des Schuhs im geringsten zu beeinflussen.

▌ **Die Einfassung der Schnürsenkel:** Die Art, wie der Schnürsenkel im Schuh eingefasst wird, kann den Tragekomfort wesentlich beeinflussen. Im Allgemeinen gibt es zwei verschiedene Systeme. Beim „älteren" System wird der Schnürsenkel durch Löcher/Ösen (Abb. 7) im Obermaterial geführt, die meistens durch Leder verstärkt sind. Dies erlaubt dem Läufer den Schuh locker oder fest zu binden. Beim „speed lacing" werden Plastikringe oder Nylonringe (Abb. 8), die im Obermaterial fixiert sind, geführt und ermöglichen schnelles Binden. Plastikringe können aber auf die Fußoberfläche drücken und einen unangenehmen Druck während der Belastung ausüben. In modernen Laufschuhen sind diese daher durch Nylonringe ersetzt worden. Die meisten modernen Schuhe haben heute eine Kombination aus Ösen und Ringen (Abb. 9), um eine stabile, aber bequeme Einfassung des Fußes zu ermöglichen.

▌ Tips für den Anfänger

Wenn man sich noch nicht sicher ist, wie ernst man den Laufsport betreiben möchte, ist es am sichersten, sich in einem Laufgeschäft beraten zu lassen. Man muss kein Spitzenmodell erwerben, es ist aber sicher gut, die

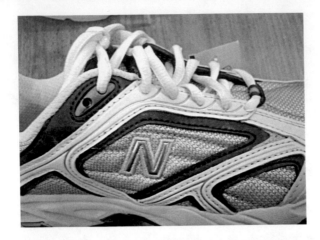

Abb. 7. Die direkte Einfassung der Schnürsenkel durch verstarkte Lederösen ist zwar eine veraltete Methode, findet aber noch weitreichend Verwendung.

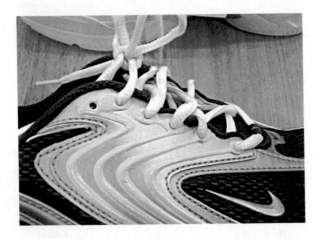

Abb. 8. Plastik- oder Nylonringe im Obermaterial ermöglichen so genanntes „speed lacing", können aber Beschwerden beim Laufen verursachen. Im besonderen, wenn der Schuh fest geschnürt wird, um subjektiv gefühlte Stabilität zu erreichen.

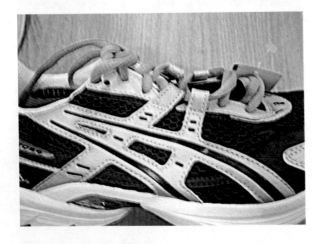

Abb. 9. Die Kombination von „speed lacing" und traditionellem Einfassen ermöglicht schnelles Binden und hohen Tragekomfort.

Eigenschaften eines Laufschuhes zu kennen und das Modell nach dem eigenen Fußtyp auszusuchen. Ist man sich nicht sicher, welchen Fußtyp man hat, sollte man sich vom Hausarzt, einem Orthopäden oder auch einem Orthopädietechniker beraten lassen. Aufwendige Lauftests und Fußdruckmessungen im Geschäft machen keinen Sinn und dienen eher als Verkaufsargument. Wenn man dann nach einigen Monaten Training Überlastungserscheinungen bemerkt, sollte man sich durch einen erfahrenen Sportorthopäden beraten lassen. Oftmals ist es nicht entscheidend den Schuh an die Deformität anzupassen, also z. B. als Pronierer einen Antipronationsschuh zu kaufen, sondern sich einen Schuh auszusuchen, der bequem und komfortabel ist.

Laufschuhe sollten immer Nachmittags anprobiert und gekauft werden. Dann hat der Fuß schon eine gewisse Laufleistung hinter sich. Dies ist ein wichtiger Punkt, da beim Laufen der Fuß anschwillt und ein Schuh, der morgens perfekt passt, beim abendlichen Laufen oder nach einer gewissen Laufdistanz bereits drücken kann.

Der Schuh sollte sich schon beim ersten Probieren bequem und angenehm anfühlen. Ist der Schuh auch nur eine Spur unkomfortabel, wird sich dies beim ersten Training verschlimmern.

Die Ferse sollte am Ende der Standphase im so genannten toe-off nicht wegrutschen und stabil in der Fersenkappe sitzen. Mit diesen wenigen Tips ist es so gut wie immer möglich, sich den passenden Schuh auszusuchen, auch ohne Hilfe eines Verkäufers.

▌ Tips für den erfahrenen Läufer

Wenn man mit der Auswahl des ersten Laufschuhes Glück hatte, und dieser keine Probleme gemacht hat, gilt es bei der Auswahl des nächsten Paares wenig zu beachten:

▐ Die Marke sollte nicht gewechselt werden, denn obwohl viele andere Hersteller die gleichen Merkmale aufweisen, fühlt man sich doch meist nur in wenigen Schuhen wohl. Und schließlich haben sich diese Schuhe bewährt.

Zieht man sich in seinen Laufschuhen Überlastungssymtome oder sogar chronische Verletzungen zu, so sollte man zuerst überlegen, ob dies auch wirklich an den Schuhen liegt. Folgende Fragen sind zu klären:

▐ Ist die Laufstrecke, der Untergrund oder der Trainingsumfang größer geworden, und der Skelettapparat hat sich noch nicht daran gewöhnt?

▐ Ist die Verletzung vollkommen auskuriert oder hat man etwa zu früh mit dem Training angefangen?

▐ Ist zusätzliches Bergtraining, Intervalltraining oder Sprintarbeit in das Trainingsprogramm aufgenommen worden?

▐ Wird regelmäßig aufgewärmt und gedehnt?

▌ Hat man gerade einen Wettkampf hinter sich gebracht und danach einfach zu früh mit dem Training angefangen?

▌ Sind die Plattfüße oder Hohlfüße so ausgeprägt, dass individuell angefertigte Einlagen notwendig sind?

▌ Ist man vielleicht einfach nicht der Typ, der mit dem Langstreckenlaufen anfangen sollte, und sind andere Sportarten mit geringerer Belastung der Gelenke eher geeignet?

▌ Oder ist das Gewicht schuld, sodass man sich nicht wundern muss, wenn Überlastungsverletzungen auftreten?

Kann man all diese Fragen mit Nein beantworten, ist die Wahrscheinlichkeit, dass der falsche Schuh gewählt wurde, hoch. Dann sollte man in Erwägung ziehen, ein anderes Markenfabrikat auszuprobieren. Hierbei ist „ausprobieren" wörtlich gemeint. Bei der Wahl des neuen Schuhes gelten die bereits genannten Kriterien.

Professor Tim Noakes wurde von einem der berühmtesten Langstreckenläufer Südafrikas aufgesucht, um diesem bei der Schuhauswahl behilflich zu sein. Während der Laufkarriere, die über 50 Jahre dauerte, lief dieser Läufer meist mit Segeltuchschuhen und hatte damit keine Probleme. Erst als er auf moderne Laufschuhe wechselte, litt er unter kontinuierlichen Kniebeschwerden. Der Wechsel auf normale Turnschuhe konnte diese Beschwerden beseitigen. Diese kleine Anekdote zeigt, dass es nicht immer der modernste und teuerste Laufschuh sein muss.

▌ Literatur

1. Cavanagh PR (1980) The running shoe book. Anderson World, Mountain View, California
2. Hohmann E, Imhoff AB (2003) Flatfoot or high arch? Your impression could be wrong In: Kongressband der 2003 Australian Conference of Science in Medicine and Sports, Canberra, Australia
3. Kaufmann KR, Brodine SK, Shaffer RA et al (1999) The effect of foot structure and range of motion on musculoskeletal overuse injuries. Am J Sports Med 27:169–176
4. McNair PJ, Marshall RN (1994) Kinematic and kinetic parameters associated with running in different shoes. Br J Sportsmed (28)4:256–260
5. Nigg BM (2001) The role of impact forces and foot pronation: A new paradigm. Clin Journal Sportsmed 11:2–9
6. Noakes TD, Granger S (1990) Running injuries. Oxford University Press, Cape Town
7. Schwellnus MP, Jordan G, Noakes TD (1990) Prevention of common overuse injuries by the use of shock absorbing insoles. A prospective study. Am J Sportsmed 18:636–641
8. Segesser B (1996) Athletic shoes – wish and reality. Orthopaedic considerations. Z Ortho Ihre Grenzgebiete 134:7–14

9. Stacoff A, Reinschmidt C, Nigg BM, van denBogert AJ, Lundberg A, Denoth J, Stüssi E (2001) Effects of shoe sole construction on skeletal motion during running. MedSci in Sports and exercise 33:311–319

10. Wen DY, Puffer JC, Schmalzried TP (1998) Injuries in runners: a prospective study of alignement. Clin J Sportsmed 3:187–194

11. Williams DS, McClay, Hamill J (2001) Arch structure and injury patterns in runners. Clin Biomech (Bristol Avon) 16:341–347

VERLETZUNGEN

■ Stressfrakturen

E. Hohmann

Überlastungssyndrome der unteren Extremität sind beim Läufer die häufigsten Ursachen von Verletzungen. Einer der wirklichen Rückschläge ist hierbei die Stressfraktur. Bei 20% aller Patienten, die in einer sportmedizinisch/orthopädischen Praxis gesehen werden, wird eine Stressfraktur diagnostiziert. Läufer nehmen hierbei mit 69% den Hauptanteil ein [20].

■ Risikofaktoren

Die Gründe sind sicherlich multifaktoriell, wobei ein Hauptfaktor in wiederholten körperlichen Belastungen ohne ausreichende Ruhezeiten zu sehen ist [34, 35]. In mehreren Studien bei Militärrekruten [5, 23, 31, 37, 38] wurden männliche mit weiblichen Soldaten verglichen. Von 693 Soldatinnen bestanden bei 37 (5,3%) Stressfrakturen der unteren Extremität, während bei 626 Soldaten 38 (6,1%) Stressfrakturen diagnostiziert wurden. Bei den Frauen zeigte sich eine niedrigere Knochendichte und eine dünnere Kortikalis. Die Männer hatten zwar eine im Vergleich zur Kontrollgruppe normale Knochendichte und Kortikalis, wiesen aber eher einen insgesamt dünneren Knochen auf. Beide Geschlechter waren allerdings körperlich weniger fit und hatten schmalere Oberschenkelmuskeln als die Kontrollgruppen. Besonders bei Athletinnen besteht ein erhöhtes Risiko Stressfrakturen zu erleiden. Sie haben im Durchschnitt weniger Knochenmasse und -dichte, oftmals Zyklusstörungen, unterziehen sich einer „fettarmen" Diät und hatten öfter Stressfrakturen in der Anamnese [2, 14]. Man spricht hier von der typischen weiblichen Triade: Essstörungen, Amenorrhoe und Osteoporose. Bei männlichen Athleten sind diese Risikofaktoren durch keine Studie belegt [2]. Weitere Risikofaktoren bei der Entstehung von Stressfrakturen sind in einer veränderten Biomechanik zu sehen. Pes planus, Pes cavus, eine vermehrte Varus Stellung des Rückfußes sowie eine verminderte Dorsalflexion im oberen Sprunggelenk gelten als Gründe [29]. Eine vermehrte Pronation mit Innenrotation der Tibia in der Standphase soll zu einer erhöhten Inzidenz von tibialen Stressfrakturen führen. Auch der Metatarsus adductus kann vermehrt Stressfrakturen zur Folge haben, da die Hauptbelastung am Fuß über den lateralen Strahl stattfindet [49].

Zusätzlich zu den bereits erwähnten Menstruationsstörungen und dem Diätfaktor sind Muskelschwäche und eine einseitig verkürzte Extremität weitere Faktoren, die den Skelettapparat einer höheren Belastung aussetzen. Die Fehlstellung der unteren Extremität wurde früher ebenfalls erwähnt, muss jetzt aber eher als überholtes Konzept gesehen werden [43].

▌ Ätiologie

Die Fähigkeit des Knochens Lasten zu tragen und Spannungen zu widerstehen, hängt von der Gewebequalität, den Materialeigenschaften, der Geometrie und der Masse des Gewebes ab. Eine Stressfraktur ist auch das Ergebnis einer vorübergehenden Störung der Resorption durch Osteoklasten und Regeneration/Knochenanbau durch Osteoblasten. Dieses kontinuierliche „remodelling" sorgt normalerweise dafür, dass der Knochen den Belastungen gewachsen ist, und die Belastungen unterhalb des so genannten „microdamage threshold (MDx)" gehalten werden. Dies geschieht durch eine „slow basic multicellular unit (BMU)", die „Schäden" sofort repariert. Dieser Prozess minimiert Ermüdungsbrüche [12, 21]. Diese können unter folgenden Bedingungen allerdings noch immer entstehen:

▌ Durch die Einnahme von Medikamenten und Drogen, die die BMU hemmen
▌ Durch pathologische Prozesse im Knochen wie Nekrosen oder Knocheninfarkte
▌ Wenn die Knochenbelastung schneller ansteigt und das eher langsame „remodelling" hinterherhinkt
▌ Wenn durch eine Knochenzyste oder -tumor oder durch einen operativen Eingriff die MDx überschritten wird
▌ Wenn abnormer Knochen die BMU überfordert
▌ Wenn abnormes „remodelling" eine Osteopenie verursacht, die normale oder sportliche Belastung oberhalb des MDx verursacht
▌ Wenn durch Osteosynthesematerialien Belastungen übernommen werden, und die Belastungen im Knochen die MDx überschreiten.

▌ Prävention

Verletzungen des Läufers, im besonderen Stressfrakturen werden meist durch folgende Faktoren ausgelöst [9, 13]: too far, too fast, too soon. Beim Lauftraining sollte die Kilometerleistung nicht mehr als 10% pro Woche gesteigert werden, und es sollte auf keinen Fall durch den Schmerz hindurch gelaufen werden. Adäquates Aufwärmen, vor allem Dehnen vor und nach dem Lauf ist wichtig. Auch auf die Auswahl für den Fuß passender Laufschuhe muss geachtet werden. Gerade für den Anfänger und Freizeitläufer sollten Schuhe mit gut absorbierenden Mittelsohlen gewählt werden [34]. Die zusätzliche Benutzung von individuell angefertigten Schuheinlagen hat die Inzidenz von Stressfrakturen bei Militärrekruten im Basistraining der Israelischen Armee von 27 auf 15,7% mit halbsteifen und auf 10,7% mit weichen Einlagen reduziert [38] und kann gerade bei Fußdeformitäten wie dem Platt- und Hohlfuß sehr hilfreich sein. Weibliche Läufer müssen besonders über adäquate Ernährung und Trainingsverhalten aufgeklärt werden. Eine Hormontherapie bei Amenorrhoe ist zu diskutieren [1, 2]. Die Prävention von Stressfrakturen beginnt aber schon im Kindes- und Jugendalter mit einer ausgewogenen Ernährung mit ausreichender Kalzium- und Kalorienzufuhr um die Knochenmasse bis zum Erwachsenenalter zu maximieren [48].

▌ Klassifikation

Zwei Arten der Stressfraktur werden grundsätzlich unterschieden [8, 9]:
▌ Ermüdungsfakturen
▌ Insuffizienzfrakturen

Bei der Fatiguefraktur führen wiederholte Axial- oder Rotationsbelastungen im gesunden Knochen zu einer Belastung oberhalb der MDx, während bei der Insuffiziensfraktur die Knochenstruktur pathologisch verändert ist.

▌ Verteilungsmuster

Im Fuß sind der Kalkaneus und die Metatarsalknochen am häufigsten betroffen [6]. Die Verteilung hängt allerdings auch von der Sportart ab. Während Läufer eher Stressfrakturen an Tibia und Fibula aufweisen, sieht man bei den Tanz- und Sprungdisziplinen eher Frakturen am Femur und Becken. Geyer [22] hat in 4 Jahren 70 Patienten mit Stressfrakturen untersucht und folgende Verteilung gefunden: Tibia 41,4%, Os naviculare 30%, Mittelfuß 24,3% und Fibula 5,7%. Sullivan [44] hat in einer prospektiven Studie 51 Läufer mit Stressfrakturen untersucht. Tibiafrakturen konnte er bei 25 Läufern, Fibulafrakturen bei 12 und Frakturen der Metatarsalia bei 8 Patienten gesehen. Die restlichen 6 Frakturen waren Beckenfrakturen. In einer retrospektiven Auswertung [11] bei 180 Sportlern über einen Zeitraum von zwei Jahren zeigte sich folgende Verteilung: Metatarsalia n = 42 (23,3%), Tibia n = 36 (20%), Fibula n = 30 (16,7%), Navikulare n = 26 (14,4%) und LWS pars interarticularis n = 17 (9,4%). 34 der Sportler waren Läufer. In der Läufergruppe waren hauptsächlich Frakturen der Tibia und Fibula zu sehen. In einer Studie bei 109 296 Soldaten [5] über einen Zeitraum von 4 Jahren fand man Frakturen in 1050 Fällen (m = 691, f = 359). Am häufigsten waren hier die Metatar-

Tabelle 1. Verteilungsmuster

	Gesamt	Tibia	Fibula	Naviku-lare	Kalka-neus	Metatar-sale	Becken
Geyer	70	41,4%	5,7%	30%	–	24,3%	–
Sullivan	51	25	12	–	–	8	6
Beck	1050				20%	66%	–
Brukner	180	20%	16,7%	14,4%		23,3%	

salknochen (66%) betroffen, gefolgt von Kalkaneus (20%) und der restlichen unteren Extremität mit 13%. Eine Zusammenfassung ist in der Tabelle 1 zu sehen.

▌ Diagnose

Wird die Diagnose einer Stressfraktur frühzeitig gestellt, und somit auch eine frühzeitige Behandlung eingeleitet, kann der Athlet mit einem gutem Ergebnis und voller Rückkehr in den Sport rechnen [8, 20, 29, 34].

Die Anamnese ist meist typisch mit einem schleichenden Beginn und Schmerzen während der Aktivität, die andauern oder sich gar verschlimmern, wenn die Belastung fortgesetzt wird. Schließlich verspürt man sogar Schmerzen beim gewöhnlichen Gehen. Bei der Anamneseerhebung fällt oft auf, dass die Trainingskilometer um mehr als 10% erhöht wurden, die Laufstrecke oder der Belag sich verändert hat, Intervall-, Geschwindigkeits- oder zusätzliches Bergtraining eingebaut wurden. Dem Körper wird so keine Zeit gegeben, sich an die erhöhte Belastung zu gewöhnen.

Bei der klinischen Untersuchung findet sich ein Druckschmerz über dem betroffenen Knochen, manchmal eine lokalisierte Schwellung, Überwärmung oder Rötung und eine tastbare periostale Verdickung.

Das Röntgenbild ist in der Frühphase meist unauffällig. Häufig sieht man eine periostale Reaktion oder eine umschriebene periostale Knochenneubildung. Als radiologisches Frühzeichen findet sich der „grey cortex", eine Zone verminderter Dichte in der Kortikalis. Das MRT ist heute die Untersuchung der Wahl und zeigt ödematöse Veränderungen des Periosts und der Medulla sowie die Frakturlinie. Es zeichnet sich durch eine hohe Sensitivität und die Fähigkeit, Lokalisation und Ausdehnung genau zu erfassen, aus. Die Knochenszintigraphie wird nach 48 Stunden positiv und zeigt einen „hot spot", der allerdings unspezifisch ist und nur zusammen mit der Klinik und Anamnese auf eine Stressfraktur hinweist.

Erwähnenswert ist die Tatsache, dass mittels Knochendichtemessung zwar die Dichte des Knochens aber nicht eine veränderte Knochengeometrie beurteilt werden kann [13].

▪ Therapie

Die überwiegende Mehrheit der Stressfrakturen kann konservativ mit Ruhe für 6–8 Wochen behandelt werden. Man unterscheidet grundsätzlich zwischen „high-" und „low risk" Frakturen. Dies bezieht sich auf eine verzögerte Knochenheilung und die Gefahr einer Pseudarthrosenbildung. Als „high risk" [8] gelten Frakturen des Schenkelhalses, der anterioren Tibia, des Os naviculare, des Talus, des proximalen Metatarsale 2, der Sesamoide und der Pars interarticularis. Die Rückkehr zum Sport hängt von der bestehenden Symptomatik ab. Ist der Athlet schmerzfrei, kann man mit sportspezifischen Aktivitäten beginnen. Während der Immobilisationsphase sollte körperliche Fitness durch nicht die Extremität belastende Aktivitäten wie Radfahren, Schwimmen, Aqua-Jogging mit Schwimmweste [45] und Muskelaufbau der oberen Extremität erhalten werden. Die Behandlung von Stressfrakturen bei professionellen Sportlern stellt ein besonderes Problem dar, da in diesen Fällen meist wenig Toleranz für längere Ruhepausen von Seiten des Sportlers besteht. Aktive Physiotherapie mit täglichem niedrig dosiertem Ultraschall mit partieller Belastung, sobald die klinischen Symptome verschwunden sind, kann dort nach Aussagen von Jensen [24] erlaubt werden. Bestimmte Frakturen benötigen darüber hinaus zusätzliche Behandlung, da sie entweder eine hohe Rate von Pseudarthrosen aufweisen oder einer operativen Fixation bedürfen. Dies sind die Schenkelhalsfraktur, die Fraktur der vorderen Kortikalis der Tibia, das Os naviculare und Metatarsale zwei und fünf. Weitere Einzelheiten sind bei der Auflistung der einzelnen Stressfrakturen am Fuß zu finden.

▪ **Fibula:** Stressfrakturen der Fibula treten in bis zu 25% aller Frakturen auf [11]. Die Mehrzahl findet man distal [30]. Da die Fibula sehr oberflächlich liegt, kann man durch direkte Palpation den betroffenen Bereich gut eingrenzen. Eine Versorgung mit einer Schiene oder einem Gips ist nicht notwendig. Sobald der Patient schmerzfrei ist, kann mit dem Training wieder begonnen werden.

▪ **Tibia:** Bei einer großen Anzahl von Läufern findet man Schmerzen im Bereich der medialen Tibia vor allem proximal [25]. Dieses mediale Überlastungssyndrom geht zumeist fließend in eine Stressfraktur über. Dies konnte Orava [36] in einer Studie bestätigen, in der er bei 465 Patienten in 75% eine Stressfraktur der Tibia festellte. Das Problem der Diagnostik ist, dass man im MRT zwar ein periostales Ödem sieht, eine Frakturlinie oder Unterbrechung der Knochenkontinuität jedoch nicht zu sehen ist. Die Fraktur ist so eher über das klinische Bild mit anhaltendem Schmerz beim Gehen und nach der Belastung zu diagnostizieren. Klinisch findet man einen umschriebenen Druckschmerz oder Klopfschmerz. Das Lauftraining muss vorübergehend gestoppt werden. Bei einem „exertion syndrom" kann dies bis zu 4 Wochen dauern. Der Zeitraum der Trainingspause sollte von der klinischen Symptomatik abhängen. Bei Schmerzfreiheit kann erneut mit dem Lauftraining begonnen werden, jedoch nur mit 50% der wöchentlichen Laufleistung und 50% der Belastung. Die wöchentliche Steigerung sollte 10–15% der Vorwoche nicht überschreiten. Findet man allerdings eine Fraktur, muss bis zu 12 Wochen ruhiggestellt werden. Der Einsatz einer Orthese oder eines Unterschenkelgipses muss bei nicht zuverlässigen Patienten sorgfältig überlegt werden. Die ersten 6 Wochen darf nicht belastet werden, bei Schmerzfreiheit kann in den folgenden Wochen langsam aufbelastet werden und nach insgesamt 12 Wochen mit vorsichtigem Auftrainieren begonnen werden. Auf absolute Schmerzfreiheit während des Trainings muss unbedingt geachtet werden.

▌ **Talus:** Es existieren nur sehr wenige Berichte in der Literatur [7, 10] über eine Stressfraktur am Talus. Der einzige Fall ist im Journal of Bone and Joint Surgery 1994 erschienen und beschreibt eine Fraktur des Processus lateralis [7]. Bei persistierendem Schmerz am lateralen Malleolus sollte an eine Stressfraktur des Processus lateralis gedacht werden. Die besondere Blutversorgung des Talus verlangt ein besonders vorsichtiges Vorgehen. Eine Stressfraktur muss für 12 Wochen mit Gipsruhigstellung behandelt werden. Eine Teilbelastung darf frühestens nach 8 Wochen erlaubt werden (bis maximal 50% des KG). Die Aufbelastung erstreckt sich über weitere 4 Wochen. Das Lauftraining darf erst nach 6 Monaten wieder aufgenommen werden.

▌ **Kalkaneus:** Frakturen am Kalkaneus sind beim Läufer eher selten [6, 20]. Durch die gute Blutversorgung und den spongiösen Knochen heilt eine Fraktur meist problemlos aus. Klinisch findet man Druckschmerz beidseits am Kalkaneus, während dieser bei einer Achillessehnentenditis oder Bursitis meist nur einseitig ausgelöst werden kann. Röntgenbilder werden erst nach einigen Wochen auffällig. Die Diagnose wird über das MRT gestellt. Die Immobilisierung kann durch einen Gips oder eine Vacupedschiene erfolgen und sollte insgesamt drei Wochen dauern. Über die nächsten 3 Wochen kann bis zur vollen Belastung auftrainiert werden und danach mit dem Lauftraining begonnen werden.

▌ **Cuboid:** Stressfrakturen des Os cuboideum sind extrem selten. In der Literatur [3, 4, 15] werden nur 5 Fälle erwähnt, hiervon 2 Fälle bei Rekruten, 2 bei Sportstudenten und einer bei einem Kind. Der Knochen gilt hauptsächlich als „spacer" zwischen Rück- und Vorfuß und unterliegt nicht einer direkten Belastung sondern eher einer Kompressionsbelastung. Frakturen in diesem Bereich können leicht mit einer Tendinits der Peronealsehnen verwechselt werden. Klinisch berichten die Patienten von Schmerzen am lateralen Fußrand entlang der Peronealsehnen. Patienten mit einer Peronealsehnensymptomatik sollten daher auf Druckschmerz am Cuboid untersucht werden. Bei positivem Befund sollte eine Szintigraphie oder ein MRT angefertigt werden. Da die Diagnose bei allen erwähnten Fällen mit einer Latenz von bis zu 7 Monaten gestellt wurde, ist das Szintigramm positiv, während in 50% der Fälle keine Auffälligkeit im konventionellen Röntgenbild gefunden wurde. Die therapeutische Empfehlung beschränkt sich auf die Behandlung der 5 Fälle. Es wird eine Vacuped-Schiene für 4-6 Wochen bei vorsichtiger aktiver Krankengymnastik zur Erhaltung der Beweglichkeit und weiterer langsamer Aufbelastung über weitere 6 Wochen empfohlen.

▌ **Navikulare:** Stressfrakturen des Navikulare [27, 28] sind selten und klinisch sehr schwer zu diagnostizieren. Das zuverlässigste klinische Zeichen ist ein dorso-medialer Druckschmerz über dem Navikulare [39]. Die übliche Lokalisation liegt im mittleren Drittel des Knochens. Das Navikulare ist im Röntgen schwer darzustellen. Das CT in orthogonaler Ebene ist ein zuverlässiges Diagnostikum. Saxena [41] hat eine CT-Klassifikation der navikulären Stressfrakturen vorgeschlagen:

▌ Typ 1 ist eine Unterbrechung im dorsalen Kortex,
▌ Typ 2 eine Propagation der Fraktur in den Körper
▌ Typ 3 eine Fortsetzung in den gegenüberliegenden Kortex.

Die Knochenheilung mit konservativer Behandlung dauert bei Typ 1 drei Monate, bei Typ 2 dreieinhalb Monate und dehnt sich bei Typ 3 auf sieben Monate aus. Typ 1 kann daher konservativ mit einem Unterschenkelgips für 6 Wochen behandelt werden. Für den Typ 2 und 3 empfiehlt es sich, eher eine operative Therapie einzuleiten. Hierbei werden über einen medialen Zugang 1–2 Kleinfragmentschrauben parallel zueinander eingebracht. Postoperativ wird ein Gips für 6 Wochen getragen. Über weitere 6 Wochen belastet man bis zum vollen Körpergewicht auf.

▌ **Cuneiforme:** Stressfrakturen am Os cuneiforme sind extrem selten. Die einzige je beschriebene Stressfraktur des Os cuneiforme intermedium wird 2000 im American Journal for Podiatry beschrieben [19]. In diesem Artikel wird speziell die Biomechanik des Os cuneiforme intermedium besprochen. Dieser Mittelfußknochen ist während der propulsiven Phase einer besonderen Beanspruchung ausgesetzt, da er die Belastung vom Mittelfuß in den Vorfuß überträgt. Diese Theorie gilt es allerdings kritisch zu betrachten. Wäre sie uneingeschränkt gültig, sollte man eigentlich wesentlich mehr Stressfrakturen an den Cuneiforme-Knochen sehen. Der Fuß wird für 6 Wochen in einer Schiene oder im Unterschenkelgips entlastet. Im Anschluss daran sollte ein Gehgips zur Aufbelastung für weitere drei Wochen angelegt werden. Volle Belastung ist nach etwa 12 Wochen erlaubt; mit dem Lauftraining kann nach 16–20 Wochen begonnen werden.

▌ **Metatarsale:** Stressfrakturen der Metatarsale zwei und drei werden als die „klassischen" Marschfrakturen angesehen [33, 50]. Fehlstellungen des Rückfußes (Varus/Valgus) sowie eine verminderte Beweglichkeit des Metatarsophalangealgelenkes des ersten Strahles führen zu einer verstärkten biomechanischen Belastung der Metatarsalknochen eins und zwei [32]. Eine Schwellung des Mittelfußes dorsal, ein umschriebener Druckschmerz und Schmerzen bei Belastung sind typische klinische Zeichen. Eine Ruhigstellung im Unterschenkelgips für 3 Wochen und Aufbelastung über weitere 3 Wochen ist in den meisten Fällen adäquat. Mit dem Laufen kann nach 8 Wochen begonnen werden.

Eine besondere Situation ist die Stressfraktur des Metatarsale [16, 26]. Wie alle anderen Stressfrakturen löst diese Schmerzen bei Belastung aus, welche durch Ruhe und Entlastung besser werden. Allerdings ist diese Metatarsalefraktur keine typische Fraktur des Läufers. Sie tritt eher bei den Sprungdisziplinen auf. Torg [46] hat diese Frakturen in 3 Typen eingeteilt.

▌ Typ I ist eine Fraktur mit akuter Symptomatik. Im Röntgenbild sieht man periostale Reaktionen.

▌ Beim Typ II sieht man bereits Anzeichen von verzögerter Knochenheilung: Sklerose des Knochenmarkraumes sowie Verkalkungen entlang der Frakturlinie ohne Kallusbildung.

▌ Der Typ III ist eine Pseudarthrose mit kompletter Obliteration des Knochenmarkraumes.

Der Typ I wird wie eine klassische Jonesfraktur behandelt. Bei nicht dislozierten Frakturen genügt die Immobilisierung in einer Vacuped-Schiene oder einem Unterschenkelgips für 6–8 Wochen. Ist die Fraktur disloziert, ist die operative Versorgung indiziert. Hierfür benutzt man am besten eine kanülierte Schraube mit einem Durchmesser von 6,5 mm oder mehr. Beim Typ II steht die operative Versorgung mit einer kanülierten Schraube, Anfrischen der Frakturenden, Öffnen des Knochenmarkkanals und Osteoinduktion mit spongiösem Knochen aus dem Beckenkamm im Vordergrund. Der Typ III erfordert die Resektion der sklerosierten Zone, eine Überbrückung mit trikortikalem Knochen aus dem Beckenkamm sowie die Fixation mit einer kanülierten Schraube.

▌ **Sesamoid:** 1982 [47] und 1983 [20] wurden Stressfrakturen der Sesamoidknochen zum ersten Mal in der Literatur erwähnt. Die Patienten werden durch einen graduell sich steigernden Schmerz im Vorfuß auffällig, welcher sich durch Aktivität verschlimmert. Auf normalen Röntgenaufnahmen ist eine Fraktur nicht zu erkennen. Axiale Röntgenaufnahmen der Sesamknochen, die in Bauchlage des Patienten durchgeführt werden, sind hilfreich. Im Zweifelsfall ist eine Szintigraphie oder ein MRT indiziert. Die konservative Therapie (6 Wochen Gipsbehandlung und Teilbelastung bis zu 6 Monaten) war erfolglos und führte in allen Fällen zur chirurgischen Exzision [17, 20]. Orava [37] berichtete 1985 über 15 Fälle bei Leichtathleten, die in einem Zeitraum von über 11 Jahren Praxis auftraten. Sie hatten mit einer konservativen Therapie (hier Entlastung ohne Immobilisierung und der Versorgung) mit Einlagen und besseren Laufschuhen in 70% Erfolg. Die Exzision war nur in 5 Fällen notwendig. Auch nach der Exzision konnten die Patienten nach 8 Wochen mit leichtem Training beginnen. In 5–30% der Bevölkerung findet man ein bipartites Sesamoid. Ein Vergleich mit der Gegenseite ist nicht hilfreich, da bipartite Sesamoide in 75% der Fälle unilateral auftreten.

Wir empfehlen beim Profisportler die sofortige Exzision zur schnellen Wiederherstellung der Trainings- und Wettkampftätigkeit. Beim Hobbysportler behandeln wir eher konservativ mit 6 Wochen Immobilisierung im Gips oder einer Vacuped-Schiene. Danach folgt eine langsame Aufbelastung über einen Zeitraum von 6 Wochen. Ist der Patient nach 3 Monaten nicht beschwerdefrei, erfolgt die chirurgische Resektion.

▌ **Phalangen:** Weltweit werden 5 Fälle von Stressfrakturen der proximalen Phalanx der Großzehe beschrieben [42]. Zwei dieser Patienten waren Diabetiker mit Neuropathie, zwei adoleszente Volleyball- und Fußballspieler, der fünfte Patient ein Langstreckenläufer. Forcierte wiederholte Dorsalflexion im ersten Metatarsophalangealgelenk wird als Ursache der Fraktur angenommen. Athleten der Sprung- und Laufdisziplinen, die über Schmerzen im ersten Metatarsophalangealgelenk klagen und keine Traumaanamnese vorweisen, sollten hinsichtlich einer Stressfraktur abgeklärt werden. Auch hier sind Röntgenbilder meist nicht aufschlussreich, und die Diagnose muss über die Anfertigung eines MRT's oder einer Szintigraphie erfolgen. Therapeutisch wird die Entlastung des Vorfußes entweder im Gipsverband oder in einer Orthese bis zur Schmerzfreiheit mit anschließendem langsamen Belastungsaufbau empfohlen.

▌ Literatur

1. Aebersold-Schutz G (1997) Führt Ausdauersport bei Frauen zu Osteoporose: Orthopäde 26:955–960
2. Arendt EA (2000) Stress fractures and the female athlete: Clin Orthop 372:131–138
3./4. Beaman DN, Roeser WM, Holmes JR, Saltzman CL (1993) Cuboid stress fractures: a report of two cases: Foot Ankle Int 14:525–528
5. Beck TJ, Ruff CB, Shaffer RA, Betsinger K, Trone, DW, Brodine SK (2000) Stress fracture in military recruits: gender differences in muscle and bone susceptibility factors: Bone 27:437–444
6. Bennell KL, Brukner PD (1997) Epidemiology and site specificity of stress fractures: Clin Sports Med 16:179–196
7. Black KP, Ehlert K (1994) A stress fracture of the lateral process of the talus in an runner: JBJS A 76A:441–443
8. Boden BP, Osbahr DC (2000) High risk stress fractures: evaluation and treatment: J Am Acad Orthop Surg 8:344–353
9. Boden BP, Osbahr DC, Jimenez C (2001) Low risk stress fractures: Am J Sports Med 29:100–111
10. Bradshaw C, Khan KM, Brukner PD (1996) Stress fracture of the body of the talus in athletes demonstrated with computer tomography: Clin Sports Med 6:48–51
11. Brukner PD, Bradshaw C, Khan KM, White S, Crossley K (1996) Stress fractures: a review of 180 cases: Clin Sports Med 6:85–89
12. Burr DB, Forwood MR, Fyhrie DP, Martin RB, Schaffler MB, Turner CH (1997) Bone microdamage and skeletal fragility in osteoporotic and stress fractures: J Bone Miner Res 12:6–15

13. Burr DB (1997) Bone exercise and stress fractures: Exerc Sport Sci Rev 25:171–194
14. Callahan LR (2000) Stress fractures in women: Clin Sports Med 19:303–314
15. Chen JB (1993) Cuboid stress fracture. A case report: J.Am Podiatr Med Assoc 83:153–155
16. Childers RL, Meyers DH, Turner PR (1990) Lesser metatarsal stress fractures: a case of 37 cases: Clin Podiatr Med Surg 7:633–644
17. Chillag K, Grana WA (1985) Medial sesamoid stress fracture: Orthopedics 8:819–821
18. Christensen SE, Cetti R, Niebuhr-Jorgensen U (1983) Fracture of the fibular sesamoid of the hallux: Br J Sports Med 17:177–179
19. Creighton R, Sonoga A, Gordon G (2000) Stress fracture in the tarsal middle cuneiform bone. A case report: J Am Podiatr Med Assoc 80:489–495
20. Fredericson M, Bergman AG, Matheson GO (1997) Stress fractures in athletes: Orthopäde 26:961–971
21. Frost HM (1998) A brief review for orthopaedic surgeons: fatigue damage (micro-damage) in bone (its determinants and clinical implications): J Orthop Sci 3:272–281
22. Geyer M, Sander-Beuermann A, Wegner U, Wirth CJ (1993) Stress reactions and stress fractures in the high performance athlete: Unfallchirurg 96:66–74
23. Givon U, Friedman E, Reiner V, Vered I, Finestone A, Shemer J (2000) Stress fractures in the Israeli defense forces from 1995 to 1996: Clin Orthop 373:227–232
24. Jensen JE (1998) Stress fracture in the world class athlete: a case study: Med Sci Sports Exerc 30:783–787
25. Jeske JM, Lomaaney LM, Demos TC, Vade A, Bielski RJ (1996) Longitudinal tibial stress fracture: Orthopedics 19:66–70
26. Johnson BA, Neylon T, Laroche R (1999) Lesser metatarsal stress farctures: Clin Podiatr Med Surg 16:631–642
27. Khan KM, Fuller PJ, Brukner PD, Kearney C, Burry HC (1992) Outcome of conservative and surgical management of navicular stress fractures in athletes. 86 cases proven with CT: Am J Sports Med 20:657–666
28. Khan KM, Brukner PD, Kearney C, Fuller PJ (1994) Tarsal navicular stress fractures in athletes: Sports Med 17:65–76
29. Knapp TP, Garett WE (1997) Stress fractures: general concepts: Clin Sports Med, 16:339–356
30. Lacroix H, Keeman JN (1992) An unusual stress fracture of the fibula in a long distance runner: Arch Orthop Trauma Surg 111:289–290
31. Lauder TD, Dixit S, Pezzin LE, Williams MV, Campbell CS, Davis GD (2000) The relation between stress fractures and bone mineral density: evidence from active-duty army women: Arch Phys Med Rehabil 81:73–79
32. Lucas MJ, Baxter DE (1997) Stress fracture of the first metatarsal: Foot Ankle Int, 18:373–374
33. Meyer SA, Saltzman CL, Albright JP (1993) Stress fractures of the foot and leg: Clin Sports Med 12:395–413
34. Monteleone GP (1995) Stress fractures in the athlete: Sports Med 17:65–76
35. Nattiv A (2000) Stress fractures and bone helath in track and field athletes: J Sci Med Sport 3:268–279
36. Orava S, Puranen J (1979) Athletes leg pain: Br J Sports Med 13:92–97
37. Orava S, Hulkko A, Koskinen S, Taimela S (1995) Stress fractures in athletes and military recruits: an overview: Orthopade 24:457–466
38. Pester S, Smith PC (1992) Stress fractures in the lower extremities of soldiers in basic training: Orthop Rev 21:297–303
39. Quirk R (1998) Stress fractures of the navicular: Foot Ankle Int 19:494–496

40. Richardson GE (1987) Injuries to the hallucal sesamoids in the athlete: Foot Ankle Int 7:230–244
41. Saxena A, Fullem B, Hannaford D (2000) Results of 22 navicular stress fractures and a new proposed radiographic classification system: Foot Ankle Int 39:103
42. Shiraishi M, Mizuta H, Kubota K, Sakuma K, Takagi K (1993) Stress fracture of the proximal phalanx of the great toe: Foot Ankle Int 14:28–34
43. Speed CA (1998) Stress fractures: Clin Rheumatol 17:47–51
44. Sullivan D, Warren RF, Pavlov H, Kelman G (1984) Stress fractures in 51 runners: Clin Orthop 187:188–192
45. Thein JM, Brody LT (1998) Aquatic based rehabilitation and training for the elite athlete: J.Orthop Sports Phy Ther 27:32–41
46. Torg JS, Balduini FC, Zelko RR et al (1984) Fractures of the base of the fifth metatarsal distal to the tuberosity. Classification and guidelines for non-surgical and surgical management: JBJS A 66:209–214
47. Van Hal ME, Keene JS, Lange TA, Clancy WG (1982) Stress fractures of the great toe sesamoids: Am J Sports Med 10:122–128
48. Walker RN, Green NE, Spindler KP (1996) Stress fractures in skeletally immature patients: J Pediatr Orthop 16:578–584
49. Wallenbock E (1998) Stress fractures of the lower leg and foot: Wien Klin Wochenschrift 110:759–765
50. Weinfeld SB, Haddad SL, Myerson MS (1997) Metatarsal stress fractures: Clin Sports Med 16:319–338

■ Sprunggelenksdistorsion

S. Hatcher, K. Tetsworth

▌ Einleitung

Sprunggelenksdistorsionen können als isolierte Bandverletzungen auftreten oder mit einem knöchernen Ausriss assoziiert sein. Sie sind die häufigste Verletzung beim Sportler [11] und für nahezu 40% der Sportverletzungen verantwortlich [9]. In der Durchschnittsbevölkerung sind ca. 25% aller muskuloskeletalen Verletzungen [32] Sprunggelenksdistorsionen wobei am häufigsten Zerrungen des lateralen Bandapparates auftreten. Die typischen Verletzungsmechanismen beinhalten Torsionen des Sprunggelenks mit einer Kombination aus Inversion und Adduktion des Rückfußes. Dies führt meist zu einer Teilruptur des Lig. talo-fibulare ant. (ATFL), gefolgt von kombinierten Verletzungen des ATFL und des Lig. calcaneo-fibulare (CFL). Isolierte Verletzungen des CFL oder des Lig. talo-fibulare post. (PTFL) sind selten.

Bandverletzungen des medialen Komplexes, der Syndesmose oder des unteren Sprunggelenks sind insgesamt seltener, jedoch häufig mit knöchernen Ausrissen assoziiert. Aufgrund der vermehrten Beachtung werden Syndesmosen-Rupturen inzwischen häufiger diagnostiziert. Diese Verletzung ist oft sowohl bezüglich der Diagnosestellung als auch aufgrund der Stärke chronischer Beschwerden problematisch. Eine Instabilität des unteren Sprunggelenks tritt bei ca. 10% der lateralen Distorsionen auf [11], ihre Diagnose und Behandlung bleibt jedoch eine klinische Herausforderung.

Gleichzeitige Verletzungen anderer Strukturen im Bereich des Sprunggelenks sind häufig, und es kann teilweise nicht einfach sein, die richtige Diagnose zu stellen. Im Falle einer schweren Sprunggelenksdistorsion, bei der die Schwellung der Weichteile und der Schmerz im Vordergrund stehen, ist es praktisch unmöglich, eine Fraktur ohne adäquate Röntgenbilder auszuschließen. Bei der arthroskopischen Untersuchung wurden bei fast 30% der akuten Distorsionen osteochondrale Fragmente gefunden [11]. Andere Strukturen, die betroffen sein können, sind die Basis des Os metatarsale V, der laterale und anteriore Processus tali und die Gelenke des Mittelfußes. Knöcherne Ausrißfrakturen der Bänder können gut röntgenologisch diagnostiziert werden. Nerven- und Bandverletzungen jedoch können ohne spezifische Untersuchungen nur schwer festgestellt werden.

Akute Verletzungen der lateralen Bänder des Sprunggelenkes können in der Regel funktional behandelt werden und benötigen keinen operativen

Eingriff. Die Indikationen für eine chirurgische Intervention in der akuten Phase – anstelle einer konservativen Behandlung – werden später dargestellt. Chronische Schmerzen und Instabilität sind häufige Spätfolgen der akuten Sprunggelenksdistorsion. Chirurgische Eingriffe spielen in diesen Fällen eine größere Rolle, insbesondere wenn das Ausmaß der Beeinträchtigung stärker ist als die möglichen Risiken der chirurgischen Therapie.

▮ Anatomie und Biomechanik

Der laterale Bandkomplex beinhaltet anatomisch drei verschiedene Bänder, das Lig. talo-fibulare anterius (ATFL), das Lig. talo-fibulare posterius (PTFL) und das Lig. calcaneo-fibulare (CFL). Das ATFL und PTFL können nur durch eine fokale Verdickung im Bereich der Kapsel des Sprunggelenks identifiziert werden. Das CFL hingegen ist eine diskrete Struktur. Nur relativ selten kommt es zu einer isolierten Verletzung des PTFL oder des CFL.

Der Talus ist anterior etwas breiter als posterior. In Dorsalflexion fügt er sich eng in die knöcherne Sprunggelenksgabel. Sowohl in der neutralen, als auch in der dorsalflektierten Position bietet die Sprunggelenksgabel Stabilität. Daher passieren meisten Verletzungen der lateralen Strukturen in Plantarflexion. Wirkt eine Inversionskraft auf das Sprunggelenk, so wird nacheinander zuerst die anteriore Kapsel, dann das ATFL, schließlich das CFL und zuletzt das PTFL rupturieren. Gelegentlich kommt es zu einer Avulsion des ATFL von seinem Ansatz an der Fibula, oder des CFL von seiner calcanearen Insertion.

Die Anatomie des knöchernen Ursprungs und Ansatzes der lateralen Bänder ist für die Indikation einer chirurgischen Rekonstruktion von höchster Wichtigkeit. Das ATFL hat seinen Ursprung an der anterolateralen Fibula etwa 10 mm von der Fibulaspitze entfernt. Es verläuft parallel zum Boden, wenn das Sprunggelenk in neutraler Position steht. Bei Plantarflexion hingegen verläuft es parallel zur Fibulalängsachse [8].

Das calcaneo-fibulare Ligament entspringt an der anterioren Spitze der Fibula unterhalb des ATFL und setzt an der Tuberositas am lateralen Calcaneus ca. 13 mm unterhalb der posterioren Facette des unteren Sprunggelenks an. Das Ligament zieht in der Tiefe sowohl zu den Peronealsehnen als auch zum inferioren peronealen Retinaculum. Das CFL bildet einen Winkel von ca. 100° zum ATFL. Bei einer chirurgischen Rekonstruktion muss dieses Verhältnis wiederhergestellt werden [8].

Das ATFL trägt zur anterolateralen Stabilität des Sprunggelenks in allen Positionen bei, wobei es bei der Plantarflexion unter der stärksten Spannung steht. Daher sollte bei der klinischen Untersuchung dieses Bandes das Sprunggelenk in einer mäßigen Plantarflexion stehen. Im Gegensatz dazu ist das CFL am stärksten in Dorsalflexion gespannt. Zieht man sich eine Sprunggelenksverletzung in voller Dorsalflexion zu, betrifft eine Bandverletzung jedoch mit größerer Wahrscheinlichkeit die Syndesmose als den lateralen Bandapparat. Aufgrund des unterschiedlichen Mechanismus treten schwere Syndesmosenverletzungen in der Regel nicht zusammen mit einer Verletzung des lateralen Bandapparates auf [35].

Neben der tibio-talaren Stabilisierung spielt das CFL auch eine wichtige Rolle bei der Stabilisierung des unteren Sprunggelenkes (USG). Die anderen Stabilisatoren des USG sind das inferiore Retinaculum extensorum, das laterale talo-calcaneare Ligament (LTCL), das cervicale Ligament (CL) und das interossäre talo-calcaneare Ligament (IOL).

Die Syndesmose besteht aus dem anterioren inferioren Ligamentum tibio-fibulare (AITFL), dem posterioren inferioren Ligamentum tibio-fibulare (PITFL) und dem Ligamentum interosseum. Letzteres zieht kontinuierlich nach superior im Verlauf der Membrana interossea zwischen Tibia und Fibula. Eine Syndesmosenverletzung entsteht typischerweise als Hyper-Dorsalflexionsverletzung, bei der der breitere anteriore Anteil des Talusdomes zwischen Tibia und Fibula gebracht wird. Eine Verletzung kann auch aus einer Außenrotation mit Abduktion entstehen. Im Allgemeinen kommt sie zusammen mit einer Fraktur beider Malleoli oder einer Ruptur des Lig. deltoideum vor.

Der mediale Bandkomplex wird aufgrund seiner dreieckigen Struktur als Lig. deltoideum bezeichnet und setzt sich aus einer tiefen und einer oberflächlichen Schicht zusammen. Für gewöhnlich treten Verletzungen dieses Bandes nicht isoliert auf, sondern sind häufig entweder mit einer Fraktur der Fibula oder mit einer Ruptur der Syndesmose assoziiert. In einer Studie, in der 100 aufeinanderfolgende Sprunggelenksdistorsionen untersucht wurden, wurde nur in drei Fällen eine isolierte Verletzung des medialen Bandes gefunden [11]. Es ist die stärkste Bandstruktur des Sprunggelenks und verhindert hauptsächlich eine Abduktion des Talus. Der tiefe Anteil des Lig. deltoideum scheint das tibiotalare Gelenk zu stabilisieren, wohingegen die oberflächliche Schicht sowohl über das obere, als auch das untere Sprunggelenk zieht [5]. Bei einem insuffizienten Lig. deltoideum wird die laterale Translation des Talus allein durch die Fibula begrenzt. Das Lig. deltoideum begrenzt auch die anteriore Translation, spielt aber in dieser Hinsicht im Vergleich zu den lateralen Bändern eine zweitrangige Rolle. Ein Aufklappen des OSG bei Valgusstress ist nur bei einer gleichzeitigen Ruptur des oberflächlichen und des tiefen Anteiles des Lig. deltoideum möglich.

Die Musculi peronei spielen über den Mechanismus des propiozeptiven Feed-back auch eine wichtige Rolle bei der dynamischen Stabilisierung des Sprunggelenkes. Patienten mit wiederholten Distorsionen haben eine veränderte Propiozeption (24). Im Gegensatz zu anderen Gelenken, wie z.B. dem Kniegelenk, kann mittels Training und Kräftigung der Mm. peronei ein mechanisch instabiles Sprunggelenk adäquat stabilisiert werden [4].

▮ Klinische Untersuchung und Diagnostik

Ein Patient mit einer akuten lateralen Bandverletzung wird anamnestisch oft über eine Inversion berichten oder eine „Verdrehung" des Sprunggelenks beschreiben. Dabei kann normalerweise das Rupturieren wahrgenommen oder ein „Ploppen" gehört werden. Dies wird gefolgt von einem sofortigen Schmerz und Anschwellen. Der lokalisierte Druckschmerz wird dem geschulten Untersucher zeigen, welches der Bänder verletzt wurde. Laterale Bandverletzungen entwickeln in der Regel rasch ein ausgeprägtes Ödem. Daher sollte die klinische Untersuchung am besten sofort durchgeführt werden. Die klinische Untersuchung muss den gesamten Fuß und das Sprunggelenk umfassen, um assoziierte Verletzungen auszuschließen. Weiterhin sollten prädisponierende Faktoren des Betroffenen für das Erleiden einer Sprunggelenksdistorsion erfasst werden, da diese auch das Management der Verletzung beeinflussen können. Hierbei kann es sich z. B. um neurologische Störungen, eine generalisierte ligamentäre Laxität, eine tarsale Vereinigung oder eine Varusdeformität des Rückfußes handeln.

Standard-Röntgenaufnahmen sind oft hilfreich bei der Beurteilung sowohl von akuten, als auch chronischen Sprunggelenksdistorsionen. Die „Ottawa Ankle Rules" bieten objektive Kriterien dahingehend, welche akuten Sprunggelenksverletzungen röntgenologisch untersucht werden sollten. Die Durchführung von Röntgenaufnahmen wird bei Patienten, die einen Druckschmerz an der Spitze oder posterior eines Malleolus angeben, sowie bei Patienten, die nicht vollbelasten können (vier Schritte) oder Schmerzen an der Basis des Os metatarsale V haben, empfohlen. Dieses Protokoll hat erfolgreich die Anzahl unnötiger Röntgenuntersuchungen reduziert.

Die sorgfältige klinische Untersuchung ist entscheidend für eine akkurate und vollständige Diagnosestellung. Die Tests zur Untersuchung der Stabilität des Sprunggelenkes beinhalten den vorderen Schubladentest und das Aufklappen des Talus. Eine spätere klinische Untersuchung (nach 5 bis 7 Tagen) wird empfohlen, da es aufgrund von Ängstlichkeit und Abwehrmechanismen der Patienten schwierig sein kann, wichtige Informationen über die Stabilität unmittelbar nach der Verletzung zu gewinnen [22].

Der Test der vorderen Schublade prüft im Wesentlichen die Intaktheit des ATFL. Bei dieser Untersuchung sollte der Patient mit gebeugten Knien sitzen, um die Wadenmuskulatur zu entspannen. Bei einer Plantarflexion von ca. 10 Grad wird die Ferse fest und gleichmäßig mit einer Hand nach vorne gezogen, während die andere Hand die Tibia nach posterior drückt. Bei einer kompletten Ruptur erscheint ein Sulcus im Bereich des ATFL. Subjektiv wird die Laxität in leicht, mäßig oder stark eingeteilt. Eine alternative Methode ist, den Patienten im Sitzen oder in Rückenlage zu untersuchen, wobei er den Fuß auf einer glatten Oberfläche hat. Die Tibia wird dann nach hinten gedrückt und die Beobachtungen in gleicher Weise aufgezeichnet.

Mit dem talaren Aufklapptest kann man die Intaktheit sowohl des ATFL als auch des CFL untersuchen. Dabei wird das Bein des Patienten wie bei dem oben beschriebenen vorderen Schubladentest entspannt. Das Sprunggelenk wird in die neutrale Position gebracht und die Ferse fest mit einer Hand umfasst, während die andere Hand die Tibia stabilisiert. Dann wird eine Inversion durchgeführt und wiederum die Beweglichkeit festgestellt und subjektiv eingeteilt. Dabei ist es in den meisten Fällen schwierig, wenn nicht sogar unmöglich, zwischen einer Bewegung im unteren und der im oberen Sprunggelenk zu unterscheiden. Da es eine nicht unbeträchtliche Variation innerhalb der gesunden Individuen gibt, sollte bei beiden Tests das verletzte mit dem kontralateralen Sprunggelenk verglichen werden, um Seitendifferenzen festzustellen, die entscheidend für die Diagnose einer Bandstabilität sind.

▌ Bildgebung

Röntgenologische Stressaufnahmen werden für die akute Sprunggelenksdistorsion nicht routinemäßig empfohlen, sondern nur, wenn eine chirurgische Intervention erwogen wird. Diese Röntgenaufnahmen sind jedoch hilfreich bei Patienten mit chronischen Schmerzen und Instabilität, bei denen die Diagnosestellung oft schwieriger ist. Dabei kann die Reproduzierbarkeit der Aufnahmen in der klinischen und wissenschaftlichen Anwendung verbessert werden, indem man eine speziell angefertigte Vorrichtung verwendet, die eine bestimmte Kraft in einer standardisierten Weise ausübt [11].
Es besteht eine beachtliche Variation bei Gesunden, und es kann schwierig sein, die Ergebnisse zu interpretieren. Der Vergleich mit der nicht-verletzten Seite ist normalerweise die zuverlässigste Methode, eine Instabilität nachzuweisen [13]. Die normalen Werte für die vordere Schublade werden zwischen 2 und 9 mm angegeben. Die Messung erfolgt von der posterioren Gelenksfläche der Tibia zur posterioren Gelenksfläche des Talus. Die Normalwerte für eine Talus-Verkippung variieren stärker und werden zwischen 5 und 23 Grad angegeben.
Eine im Vergleich zur gesunden Gegenseite um mehr als 5 mm größere anteriore Translation oder ein absoluter Wert von mindestens 10 mm sprechen für eine Instabilität [11]. Auf Stressaufnahmen weist eine talare Verkippung auf eine Instabilität hin, wenn sie mindestens 5 Grad mehr als am gesunden Sprunggelenk beträgt [11]. Ein Winkel von mindestens 15 Grad weist auf eine Insuffizienz sowohl des ATFL als auch des CFL hin.
Stressaufnahmen des unteren Sprunggelenks werden hier zwar aufgeführt, spielen jedoch bei der Evaluierung von akuten Sprunggelenksdistorsionen eher eine begrenzte Rolle. Sie haben eine größere Bedeutung bei der Untersuchung der chronischen lateralen Instabilität, bei der die Instabilität des unteren Sprunggelenkes von der des oberen Sprunggelenkes abgegrenzt werden muss. Die am häufigsten verwendete Methode ist die Broden-Aufnahme, bei der der Fuß lateral positioniert wird, der Strahlengang 40 Grad nach kranial zeigt und gleichzeitig eine Inversionskraft auf den Kalkaneus ausgeübt wird. Hierbei stehen die posterioren Facetten des unte-

ren Sprunggelenks normalerweise parallel. Eine Verkippung um mindestens 3 Grad weist auf eine Instabilität hin [11].

Eine effektive Alternative zur Durchführung des Varus-Stress-Tests ist die Verwendung einer überbelichteten a.p.-Röntgenaufnahme des Sprunggelenkes. Sowohl die talare Verkippung als auch die posteriore Facette des unteren Sprunggelenkes können hierbei visualisiert werden. Normalerweise stehen die posterioren Facetten parallel, und eine Verkippung um mindestens 3 Grad weist wiederum auf eine subtalare Instabilität hin. Neuerdings wird auch von einer Technik berichtet [14], bei der das Sprunggelenk in eine forcierte Dorsalflexion und Supination gebracht wird und eine laterale Standard-Röntgenaufnahme durchgeführt wird. Die relative Position des lateralen Processus tali zur posterioren Gelenksfacette des Kalkaneus korreliert dabei eng mit einer klinisch signifikanten Instabilität des unteren Sprunggelenkes.

Die Arthrographie hatte früher viele Fürsprecher, und tatsächlich wird von einer höheren diagnostischen Sensitivität berichtet als bei der klinischen Untersuchung oder bei Stress-Aufnahmen. Wird Kontrastmittel in das Sprunggelenk injiziert, kann man bei einer Ruptur des ATFL einen Austritt nach anterior beobachten. Ein Austreten in die peroneale Sehnenscheide ist ein Zeichen einer CFL-Ruptur. Können mehr als 10 ml in das Gelenk eingespritzt werden, ist die Kapsel normalerweise rupturiert. Eine peroneale Tendographie wird ebenfalls empfohlen, um Verletzungen der Peronealsehnen innerhalb der Sehnenscheide aufzudecken.

Die Arthrographie wurde weitgehend von der Kernspintomographie (MRT) abgelöst, welches ein nicht-invasives Verfahren ist und nicht die Risiken einer iatrogenen septischen Arthritis beinhaltet. Das MRT liefert extrem detaillierte Bilder des Knochens, des Knorpels und der Bandstrukturen. Es kann außerdem winzige Veränderungen bei einem Ödem oder einer Blutung darstellen, bei deren Nachweis andere Methoden versagen würden.

▌ Klassifikation

Die Klassifikation kann verwirrend sein, wenn das verwendete System nicht graduiert werden kann. Akute Distorsionen des lateralen Sprunggelenks können anhand des klinischen Schweregrades, anatomisch nach dem betroffenen Ligament oder nach dem Ausmaß der Ruptur eingeteilt werden.

Die **Standard-Definition von Distorsionen** der AMA zur Beschreibung aller Bandverletzungen ist folgende:
▌ Grad 1: Dehnung des Ligaments
▌ Grad 2: Teilruptur des Ligaments
▌ Grad 3: Komplette Ruptur des Ligaments

Zusätzlich können Distorsionen nach ihrem **klinischen Schweregrad** klassifiziert werden:

▌ Grad 1: *Leicht* – minimaler Funktionsverlust, minimale oder keine Schwellung, lokalisierter Druckschmerz
▌ Grad 2: *Mäßig* – mittelmäßiger Funktionsverlust, kein Zehenspitzenstand oder Hüpfen möglich, Hinken, lokalisierte Schwellung und Druckschmerz, geringe Bewegungseinschränkung
▌ Grad 3: *Schwer* – deutlicher Funktionsverlust, diffuser Druckschmerz und Schwellung, keine Belastung möglich/Gehhilfen notwendig.

Die Sprunggelenksdistorsion kann **anatomisch** klassifiziert werden nach:
▌ Isolierte ATFL-Ruptur
▌ Ruptur des ATFL & CFL
▌ Kombinierte Ruptur des ATFL & CFL & PTFL

Eine praktische Klassifikation [11] bezieht sich sowohl auf die klinischen Symptome als auch auf die verschiedenen Behandlungsmethoden beim individuellen Patienten:
▌ Typ I: stabiles Sprunggelenk → symptomatische Behandlung
▌ Typ II: klinisch instabiles Sprunggelenk
 – Gruppe 1: unsportlicher oder alter Patient → funktionelle Behandlung
 – Gruppe 2: junger Sportler
 – – Typ A: negative Stress-Aufnahmen → funktionelle Behandlung
 – – Typ B: positive tibio-talare Stress-Aufnahmen → chirurgische Intervention
 – – Typ C: Instabilität des unteren Sprunggelenks → funktionelle Behandlung

▌ Therapie

Die bevorzugte Therapie ist bei der Mehrheit der Sprunggelenksdistorsionen funktionell und symptomatisch. Es wurde stets gezeigt, dass die Behandlung von Distorsionen I. oder II. Grades (leicht und mäßig) mit konservativer Therapie zu guten Ergebnissen führt. Die Ausheilung erfolgt rasch, und spätere Probleme sind selten. Die konservative Therapie wird auch für die Mehrheit der Distorsionen III. Grades empfohlen.

Traditionell wurden schwere Distorsionen im Gips für eine Dauer von bis zu sechs Wochen immobilisiert, aber dieses wird nun nur noch selten empfohlen. Eine längere Gipsbehandlung beinhaltet für das verletzte Sprunggelenk ein höheres Risiko einer Muskelatrophie, Bewegungseinschränkung und Verlust der Propriozeption, was häufig die Rückkehr in den Beruf verzögert. Die Gipsbehandlung bei schweren Sprunggelenksdistorsionen wird unsportlichen und älteren Patienten vorbehalten, die eine solide Immobilisierung für das Selbstvertrauen benötigen. In diesen Fällen sollte man einen Gehgips in Neutral-Null-Stellung verwenden, und die Dauer der Immobilisierung sollte so kurz wie möglich sein. Es gibt einige

Befürworter einer kurzzeitigen Immobilisation (weniger als zwei Wochen) bei Grad III (kompletten) Sprunggelenksdistorsionen. In Dorsalflexion werden die gerissenen Enden des ATFL angenähert. Hierbei ist jedoch eine funktionelle Behandlung mit Tape-Verbänden oder Bandagen, mit denen die Plantarflexion limitiert wird, einer rigiden Immobilisation vorzuziehen.

█ Funktionelle Behandlung

Eine kontrollierte Bewegung ist einer längerdauernden Gips-Immobilisierung überlegen [16] und ist sowohl bei allen Grad I und II Rupturen als auch bei der Mehrheit der Grad III Rupturen indiziert. Die Aufteilung der funktionellen Behandlung in bestimmte Phasen, wie sie von Frey [13] beschrieben werden, ist sinnvoll. Das RICE-Protokoll (Ruhe, Immobilisierung, Kompression und Elevation) stellt die erste Phase der Behandlung dar. Diese dauert typischerweise ca. zwei Wochen und lässt die Bänder anfangen zu heilen. Hierbei darf eine Gewichtsbelastung im schmerzfreien Bereich erfolgen. Dabei sollte v. a. darauf geachtet werden, dass eine Plantarflexion während dieser Phase vermieden wird, um Stress und Elongation des ATFL zu vermeiden. Die zweite Phase wird eingeleitet, wenn der Patient mit vollem Körpergewicht belasten kann. Sie besteht aus der stufenweisen Steigerung des Bewegungsumfangs. Zudem wird begonnen, die Peroneal- und Wadenmuskulatur zu kräftigen. Wenn ein voller Bewegungsumfang wiedererlangt ist, kann mit der dritten Phase begonnen werden, in der der Patient Propriozeptions- und Geschicklichkeitsübungen durchführt. Mit Sport darf wieder begonnen werden, wenn der Patient 90% seiner Kraft und seinen vollen Bewegungsumfang wiedererlangt hat.

Schienen, die durch Luft eine Kompression ausüben, sind eine effektive Methode für eine kontrollierte Bewegung, vermindern anfangs die Entwicklung eines Ödems und beschleunigen somit die Heilung [21, 25]. Die Patienten bekommen eine funktionelle Stabilität und beginnen früher mit der aktiveren Physiotherapie. Dadurch wird möglicherweise wiederum die Rückkehr zum Sport beschleunigt. Auf die Propriozeption sollte in der funktionellen Rehabilitation bei Patienten mit einer Sprunggelenksdistorsion ein besonderes Augenmerk gelegt werden. Die Bänder des Sprunggelenkes, die Gelenkskapsel und die umgebende Muskulatur werden stark von propriozeptiven Nervenfasern innerviert. Übungen und Kräftigung können die Schutzmechanismen der peronealen Muskulatur steigern. Die Peronealmuskulatur ist ein bedeutender dynamischer Stabilisator des Sprunggelenks. Selbst in einer biomechanisch ungünstigen Situation kann eine Stabilität des Gelenks erreicht werden, wenn die Peronealmuskeln adäquat funktionieren [2, 15].

Es wurde gezeigt, dass Sprunggelenks-Schienen-Verletzungen biomechanisch instabiler Gelenke verhindern können, indem sie die Inversionskräfte abbremsen und propriozeptive Signale verstärken. Tape-Verbände beim instabilen Sprunggelenk werden für schwere Distorsionen empfohlen und sollten auf unbestimmte Zeit danach weitergetragen werden, da das Risiko für weitere Verletzungen erhöht ist. Es wurde gezeigt, dass sich bei fast 20% der Patienten mit schweren Distorsionen eine chronische Sprunggelenksinstabilität entwickelt, unabhängig davon, wie sie anfangs behandelt wurden. Benötigen diese Patienten später einen chirurgischen Eingriff, können häufig sekundäre Schäden beobachtet werden, wie z. B. osteochondrale Frakturen oder freie Gelenkskörper. Die Prognose ist besser, wenn wiederholte Distorsionen und der daraus resultierende sekundäre Knorpelschaden vermieden werden können.

▍ Operative Behandlung akuter lateraler Sprunggelenksdistorsionen

Die Rolle der operativen Therapie der akuten Sprunggelenksdistorsionen wird kontrovers diskutiert. Eine funktionelle Behandlung wird als anfängliche Therapie bei der großen Mehrheit der schweren (Grad III) Distorsionen empfohlen. Die meisten der vielen publizierten Studien konnten für chirurgische Eingriffe keine signifikante Verbesserung gegenüber der funktionellen Behandlung zeigen [4, 13, 16, 17, 26, 29, 33]. Erst kürzlich zog eine Studie in der Cochrane-Datei die Schlussfolgerung, dass es momentan keine ausreichenden Beweise gibt, um eine chirurgische Behandlung der funktionellen Therapie vorzuziehen [20]. Daraufhin kam eine randomisierte prospektive Studie mit 370 Patienten zu dem Schluss, dass die langfristigen Ergebnisse nach einem operativen Eingriff besser sind in Hinblick auf andauernden Schmerz, wiederholte Distorsionen und verbleibende Instabilität [31]. Bei allen Patienten dieser Studie wurde später eine körperliche Untersuchung und ein Arthrogramm durchgeführt. Dieses Ergebnis unterstützt die Aussage einer vorangegangenen Meta-Analyse, dass eine operative Therapie zu geringerer subjektiver Instabilität und chronischem Schmerz führt [32]. Jedoch sollten diese Ergebnisse, obwohl sie wertvoll und statistisch signifikant sind, mit Vorsicht interpretiert werden. Würde man jeden Patienten mit einer schwereren Sprunggelenksdistorsion operativ behandeln, würde das die verfügbaren Kapazitäten des Gesundheitssystems weit überfordern. Die operative Behandlung beinhaltet auch ein geringes, jedoch signifikantes Risiko für Komplikationen, wie z. B. Wundheilungsstörungen, Dystrophie oder Nervenverletzung. Letztendlich haben die operativ versorgten Patienten immer noch in 20% der Fälle eine andauernde Instabilität und rezidivierende Distorsionen. Die Literatur zeigt allgemein, dass die Ergebnisse bei einer späteren Bandnaht oder -rekonstruktion besser sind als bei der akuten chirurgischen Versorgung. Daher scheint eine anfängliche funktionelle Rehabilitation bei fast allen Sprunggelenksdistorsionen vernünftig. Eine spätere Rekonstruktion sollte Patienten vorbehalten bleiben, die eine chronische Instabilität entwickeln.

Bei aktiven Sportlern kann eine operative Versorgung indiziert sein, um das Risiko wiederholter Verletzungen zu vermindern. Dies scheint die allgemeine Ansicht einiger Autoren zu sein, konnte aber noch nicht durch klinische Studien überzeugend belegt werden. Es wird vorgeschlagen, dass bei Patienten mit einer kompletten tibio-talaren Dislokation, einem komplettem Riss sowohl des ATFL als auch des CFL, einer Verbreiterung der Syndesmose oder osteochondralen Frakturen eine operative Versorgung erwogen werden sollte [23]. Bei Ballett-Tänzern und anderen Berufsgruppen, die eine Stabilität bei der Plantarflexion benötigen, und deren Lebensunterhalt von extremen Bewegungen im Sprunggelenk abhängt, wird eine operative Therapie ebenfalls favorisiert. Bei dieser speziellen Patientengruppe trifft dies auch für die operative Refixation von Avulsionsfrakturen der lateralen Bänder zu.

▌ Die chronische laterale Sprunggelenksinstabilität

Patienten mit akuten Bandverletzungen werden normalerweise konservativ behandelt, was in der Regel zu sehr guten Ergebnissen führt. Obwohl die Mehrheit der Patienten mit Sprunggelenksdistorsionen eine gute Funktion wiedererlangt, entwickeln 10–20 % eine symptomatische Instabilität. Dies scheint unabhängig von der anfänglichen Behandlung zu sein.

Es ist wichtig, bei Patienten mit persistierenden Beschwerden nach einer Sprunggelenksdistorsion verschiedene Faktoren mit einzubeziehen. Folgendes kommt differentialdiagnostisch in Betracht:

▌ Nervenverletzung, die zu Schmerzen oder Dysfunktion führt.

▌ Sehnenverletzung oder -kontraktur, welche die Peroneus-, Tibialis- oder Achilles-Sehne betreffen kann.

▌ Chronische Instabilität der lateralen Bänder, der Bänder des unteren Sprunggelenks oder der Syndesmose.

▌ Pathologien am Gelenkknorpel mit sekundärere Arthrose oder osteochondralen Frakturen.

▌ Impingement durch Osteophyten, den Rest eines gerissenen Ligaments oder synoviale „Meniscus"-Läsionen.

▌ Gelegentlich auch seltene Ursachen, wie z. B. Tumoren oder eine okkulte entzündliche Arthopathie.

Eine gründliche Evaluierung kann Routine-Röntgenaufnahmen, Stress-Aufnahmen, Skelettszintigraphie, CT, Ultraschall, MRT oder eine Arthroskopie beinhalten, abhängig von den jeweiligen klinischen Beschwerden.

Bei Patienten mit einer lang andauernden Instabilität ist die Wahrscheinlichkeit einer damit verbundenen Pathologie am Sprunggelenk erhöht. Patienten mit einer chronischen Sprunggelenksinstabilität haben eine sehr hohe Inzidenz von sekundären Schäden. In einer aktuell erschienenen Studie [12] wurde gezeigt, dass keiner der 60 Patienten mit einer symptomatischen Instabilität, die sich einer chirurgischen Exploration unterzogen, einen isolierten Riss eines Bandes hatte. Freie Gelenkkörper wurden in 25 %, eine osteochondrale Läsion in 25% und eine Ruptur des M. peroneus brevis ebenfalls in 25% der Fälle gefunden. Zusätzlich hatten 50% eine Synovitis und bei 75% wurde eine Teno-Synovitis gefunden. Eine weitere neue Studie fand bei 95% der Patienten mit einer chronischen Instabilität assoziierte chondrale Sprunggelenkspathologien [11].

Patienten mit einer chronischen lateralen Sprunggelenksinstabilität zeigen sehr oft einen positiven vorderen Schubladen-Test oder eine talare Aufklappbarkeit, was durch Stress-Aufnahmen belegt werden kann. Zusätzlich sollten Stress-Aufnahmen des unteren Sprunggelenks angefertigt werden, um damit verbundene Pathologien auszuschließen. Patienten mit chronischen Schmerzen im Sprunggelenk, bei denen die Anamnese und die Untersuchungen auf eine Instabilität hinweisen, werden anfangs von einem Versuch mit symptomatischen Maßnahmen und konservativer Behandlung profitieren. Zu den nicht-operativen Maßnahmen gehört aggressive Physiotherapie, um die Beweglichkeit, Kraft und Propriozeption zu steigern. Zusätzlich sind oft Tape-Verbände oder Schienen bei funktionaler oder sportlicher Beanspruchung gerechtfertigt.

▮ Operative Behandlung chronischer lateraler Sprunggelenksdistorsionen

Bei Versagen der konservativen Therapie kann eine chirurgische Bandrekonstruktion erwogen werden. Dabei hat man die Wahl zwischen einer sekundären anatomischen Naht und einer Tenodese.

Die momentane operative Behandlung der Wahl bei der chronischen Sprunggelenksinstabilität ist die direkte Naht oder Überlappung des ATFL und CFL (Brostrom-OP oder seine Modifikationen). Bei der Brostrom-Technik werden die gerissenen Enden des ATFL und CFL mit feinen kontinuierlichen Nähten adaptiert. Leider kann es dabei schwierig sein, die ausgedünnten chronisch gerissenen Bänder zu indentifizieren und zu nähen. Die verschiedenen Modifikationen beschreiben Methoden, mit denen diese Naht verstärkt werden kann. Die Karlsson-Naht verwendet eine zweireihige Technik, und die Bandstrukturen werden über Bohrlöcher in der distalen Fibula befestigt. Die Gould-Modifikation verwendet das inferiore peroneale Retinakulum. Dieses wird superior überlappt und dann an das Periost der Fibula genäht, um die Stabilität im unteren Sprunggelenk zu steigern. Bei der Sjolin-Technik werden zwei Streifen des Periosts der Fibula an ihrer distalen Befestigung belassen und an die anatomische Insertion des ATFL und CFL genäht.

Die Tenodese-Techniken bestehen in einer nicht-anatomischen Platzierung eines Sehnentransplantats durch knöcherne Kanäle, um die verletzten Bänder zu ersetzen. Diese Techniken verwenden im allgemeinen die gesamte oder einen Teil der Peroneus brevis-Sehne, um das verletzte ATFL und CFL zu ersetzen. Die am häufigsten verwendeten Techniken sind die Chrisman-Snook-, die Watson-Jones- und die Evans-Tenodese, wobei auch noch viele andere Techniken beschrieben wurden.

Beides, die sekundäre anatomische Naht und die Tenodese-Techniken haben ähnliche Erfolgsraten. Frühergebnisse deuten darauf hin, dass in 80–90% der Fälle eine ausreichende Stabilität erreicht werden kann. Neuere Studien haben gezeigt, dass die Tenodese zu weniger guten Langzeitergebnisse führt, mit einer subjektiven Instabilität bei bis zu 90% der Patienten. Opfert man einen so bedeutenden dynamischen Stabilisator des Sprunggelenkes, wie die Peroneus brevis-Sehne, führt das zu einer signifikanten Minderung der Kraft im Sprunggelenk. Dies mag zu den weniger günstigen Langzeitergebnissen dieser Techniken beitragen. Zusätzlich lassen zahlreiche biomechanische Studien vermuten, dass nicht-anatomische Techniken zu einer begrenzten Beweglichkeit des unteren Sprunggelenks führen. Neue Veröffentlichungen weisen darauf hin, dass die Tunnel-Platzierung, wie sie ursprünglich für die Chrisman-Snook-Technik empfohlen wurde, nicht die anatomische Lage des ATFL und CFL wiederspiegelt. Modifikationen dieser Technik mit einer mehr der Anatomie entsprechenden Platzierung des Transplantates mögen in der Lage sein, die Funktion der Bänder exakter zu reproduzieren und somit die Beweglichkeit im unteren Sprunggelenk besser erhalten.

Patienten mit einer länger als 10 Jahre andauernden chronischen Instabilität, mit einer Band-Laxität oder mit einer insuffizienten anatomischen Bandnaht werden für ungeeignete Kandidaten für eine Brostrom-OP gehalten. Bei diesen Patienten ist die Rekonstruktion durch eine Tenodese-Technik die zu bevorzugende Option. Patienten mit einer Instabilität im unteren Sprunggelenk werden auch besser mit einer Tenodese-Technik behandelt, die gleichzeitig das untere Sprunggelenk stabilisiert [18]. Die Watson-Jones-Technik schließt das untere Sprunggelenk jedoch nicht mit ein und kann daher für Patienten mit einer kombinierten Instabilität des oberen und unteren Sprunggelenks nicht empfohlen werden. In diesen Fällen wird die Chrisman-Snook-OP bevorzugt, mit modifizierter Tunnelplatzierung, wie in der biomechanischen Arbeit von Colville vorgeschlagen.

Die Arthroskopie spielt bei der chronischen Sprunggelenksinstabilität eine zunehmende Rolle. Die momentanen Indikationen beinhalten die Diagnosestellung und Behandlung von osteochondralen Läsionen, die Entfernung von freien Gelenkkörpern und die Evaluation des Gelenkknorpels. Sie wurde auch für die Diagnose und Therapie von Verletzungen der Syndesmose empfohlen [3]. Falls es zu einem schmerzhaften Impingement führt, kann das Debridement des Restes des gerissenen AITFL die Symptome verbessern [10]. Weitere Anwendungen der Arthroskopie bei der chronischen Sprunggelenksinstabilität, wie z. B. ein Shrinkage der Kapsel oder die arthroskopische Naht der Bandverletzungen, sind noch nicht vollständig evaluiert.

▎ Mediale Bandverletzungen

Der dreieckige mediale Bandkomplex wird allgemein als Lig. deltoideum bezeichnet. Isolierte Verletzungen dieses Bandes sind ungewöhnlich. Verletzungen treten häufig entweder in Kombination mit einer Fraktur der Fibula oder mit einer Syndesmosen-Ruptur auf. In einer großen Studie von Sprunggelenksdistorsionen wurden isolierte mediale Bandverletzungen nur in 3% der Fälle gefunden, und dabei handelte es sich bei einem Großteil um Partialrupturen [6].

Die inhärente Stabilität des Sprunggelenks ist so groß, dass sich der Talus nicht nach lateral bewegen kann, ohne die Syndesmose zu zerreißen oder die Fibula zu brechen. Selbst bei einer kompletten Durchtrennung des Lig. deltoideum kommt es nicht zu einer erhöhten Bewegung des Talus nach anterior oder nach lateral, vorausgesetzt, das ATFL und die Fibula sind intakt. Dennoch ist in biomechanischen Versuchen das Lig. deltoideum das stärkste Band am Sprunggelenk. Es bedarf einer beachtlichen Kraft, um dieses Band zu rupturieren. Diese Kraft wird in der Regel auf die Syndesmose übertragen und führt entweder zu einer Diastase oder Fraktur der Fibula.

Um diese Begleitverletzungen auszuschließen ist eine sorgfältige klinische Untersuchung wichtig. Eine isolierte Verletzung des Lig. deltoideum ist ungewöhnlich und falls sie sich präsentiert, ist es besonders wichtig, eine damit verbundene Fraktur auszuschließen. Eine Valgus-Fehlstellung ist manchmal das einzige radiologische Zeichen einer Instabilität des medialen Ligaments.

Die Therapie eines rupturierten Lig. deltoideum hängt von dem Vorhandensein von Begleitverletzungen ab. Die Naht einer akuten isolierten Ruptur des Lig. deltoideum ist normalerweise nicht notwendig, da diese bei einer geschlossenen funktionellen Behandlung gut heilen. Wenn der Talus geschlossen nicht reponiert werden kann, können dafür eingeklemmte lose Enden des gerissenen Bandes verantwortlich sein. Nach Inspektion des Gelenks auf freie Gelenkkörper oder osteochondrale Fragmente kann im Einzelfall das tiefe und oberflächliche Lig. deltoideum genäht werden. Anschließend wird eine komplette Immobilisierung im Gips für 6 Wochen empfohlen. Eine schützende Schiene sollte beim Sport für weitere 6 Monate getragen werden. Die Rückkehr zur vollen Aktivität dauert nach einer medialen Bandverletzung in der Regel länger als bei einer Verletzung der lateralen Bänder.

Eine chronische Insuffizienz des Lig. deltoideum tritt selten auf. Dann ist es wiederum wichtig, Begleitverletzungen wie eine Fraktur, Pseudarthrose oder eine okkulte Syndesmosenverletzung auszuschließen. Eine überlappende Naht der verbleibenden Strukturen des Ligaments kann versucht werden und Nahtanker können verwendet werden, um die tibionaviculare Komponente des Ligaments zu straffen. Alternativ kann ein Sehnentransplantat aus der Tibialis posterior-, Plantaris- oder Peroneus brevis-Sehne zwischen Tibia und Talus eingeflochten werden.

▌ Distorsionen des unteren Sprunggelenks

Distorsionen des unteren Sprunggelenkes kommen im Allgemeinen in Kombination mit Zerrungen der lateralen Bänder nach einer Adduktions- und Supinationsverletzung vor. Verletzungen des unteren Sprunggelenks werden häufig übersehen. Bei bis zu 43% der Sprunggelenksdistorsionen treten Verletzungen des unteren Sprunggelenkes auf (28). Glücklicherweise besteht jedoch nur bei 10% der Patienten mit einer chronischen lateralen Sprunggelenksinstabilität eine symptomatische Instabilität des unteren Sprunggelenkes.

Auf die Anatomie und Biomechanik des unteren Sprunggelenkes wurde bereits in diesem Kapitel eingegangen. Das untere Sprunggelenk besteht aus einem anterioren und posterioren Gelenk mit sich gegenüberliegenden konvexen und konkaven Gelenkflächen, die zur knöchernen Stabilität beitragen. Die Bänder des unteren Sprunggelenkes werden am einfachsten in drei Schichten unterteilt:

▌ Oberflächliche Schicht:
- lateraler Ursprung des inferioren Retinakulum extensorum
- Laterales talocalcaneares Ligament (LTCL)
- Calcaneofibulares Ligament (CFL)

▌ Mittlere Schicht:
- intermediärer Ursprung des inferioren Retinakulum extensorum
- Cervicales Ligament (CL)

▌ Tiefe Schicht:
- Medialer Ursprung des inferioren Retinakulum extensorum
- Ligamentum talocalcaneum interosseum (IOL)

Die Diagnose einer akuten unteren Sprunggelenksdistorsion ist häufig schwierig zu stellen, da die Symptome oft durch begleitende laterale Bandverletzungen maskiert werden. Ein Druckschmerz direkt über dem unteren Sprunggelenk und das Vorhandensein einer medialen Ekchymose (das so genannte „Battle-Zeichen") können einfacher nachgewiesen werden, wenn die Untersuchung 4 bis 7 Tage später durchgeführt wird.

Die Behandlung der unteren Sprunggelenksdistorsion ist ähnlich wie bei akuten Rupturen der lateralen Bänder, bestehend aus einer funktionellen Behandlung und progressiver Rehabilitation. Eine weiterführende diagnostische Bildgebung ist in der Regel in diesem Stadium nicht indiziert. Einige Patienten werden jedoch weiterhin Symptome wie chronische Schmerzen und Instabilität haben. Diese Beschwerden bestehen normalerweise in wiederholten Distorsionen, dem subjektiven Gefühl, dass sich das Sprunggelenk verdreht, und Unsicherheit beim Gehen auf unebenen Boden. Diese Patienten müssen auf zusätzliche Pathologien einschließlich osteochondraler Läsionen oder Verletzungen der Mm. peronei untersucht werden, wie bereits dargelegt wurde. Die klinische Untersuchung einer Instabilität des unteren Sprunggelenkes mit Stress-Tests ist aufgrund einiger Faktoren nicht einfach. Diese Faktoren beinhalten den normalerweise begrenzten Bewegungsumfang des unteren Sprunggelenkes, eine beträchtliche Variation im normalen Bewegungsumfang bei verschiedenen Individuen und das häufige Auftreten einer gleichzeitigen lateralen Sprunggelenksinstabilität. Trotzdem sind Stress-Aufnahmen des unteren Sprunggelenks bei den Patienten, bei denen eine Instabilität vermutet wird, hilfreich.

▌ Die Behandlung der Verletzungen des unteren Sprunggelenks

Akute Distorsionen des unteren Sprunggelenks benötigen nur selten eine chirurgische Intervention, selbst bei einer akuten subtalaren Subluxation bei Ballett-Tänzern [27]. Eine posteriore Subluxation des unteren Sprunggelenkes tritt auf, wenn der Tänzer nach einem Sprung auf einem Fuß in Plantarflexion landet. Eine manuelle Reposition und ein funktioneller Schienenverband werden dafür empfohlen.

Bei der Behandlung der akuten unteren Sprunggelenksdistorsion besteht die empfohlene anfängliche Therapie wiederum im RICE-Schema (Ruhe, Eis, Kompression und Hochlagerung). Dieses wird rasch von der Kräftigung der peronealen Muskulatur, Stretching und Übungen zur Verbesserung des Bewegungsumfangs und der Propriozeption gefolgt, sobald die akuten Symptome sich gebessert haben. Tape- oder Schienen-Verbände können verwendet werden, wenn es für den Patienten und seine Aktivitäten möglich ist.

Eine chirurgische Therapie bleibt normalerweise Patienten mit einer chronischen Instabilität vorbehalten. Wie bei der chronischen lateralen Bandinstabilität kann man zwischen einer direkten anatomischen Naht der verletzten Bänder oder einer Tenodese wählen. Für diese Indikation werden die anatomischen Naht-Techniken zunehmend beliebter. Dabei ist es essentiell, dass sowohl das CFL, als auch das CL identifiziert und genäht oder überlappt werden, zusammen mit dem ATFL. Die Gould-Modifikation kann empfohlen werden, bei der der laterale Ursprung des inferioren Retinakulum extensorum nach hinten umgeschlagen wird und an die distale Fibula genäht wird, um das untere Sprunggelenk zu stützen. Diese Technik führt zu guten kurzfristigen Ergebnissen und mindert nicht die Beweglichkeit im unteren Sprunggelenk [29].

Die jedoch am häufigsten verwendeten Methoden zur Stabilisierung des unteren Sprunggelenks sind Tenodese-Techniken. Die verbreitetste Technik ist die Chrisman-Snook-Modifikation der Elmslie-OP. Der prinzipielle Nachteil dieser Operation ist, dass es unvermeidlich zu einer Einschränkung der Beweglichkeit im unteren Sprunggelenk kommt [22]. Eine weitere Modifikation dieser Technik, die tri-ligamentäre Rekonstruktion, kann ebenfalls empfohlen werden. Dabei werden die knöchernen Kanäle so positioniert, dass das Sehnentransplantat das CL, CFL und ATFL ersetzt. Eine Platzierung der knöchernen Kanäle in eine bessere anatomische Position kann das Ausmaß der Bewegungseinschränkung reduzieren, ohne die Stabilität zu vermindern, was jedoch technisch sehr schwierig ist. Von den anderen üblichen Techniken kann die Watson-Jones-OP nicht bei einer Instabilität des unteren Sprunggelenks empfohlen werden, da sie nicht dieses Gelenk berücksichtigt. Die Evans-OP wurde bis vor kurzem empfohlen, jedoch weisen neue Veröffentlichungen darauf hin, dass die Langzeitergebnisse weniger vorhersehbar sind [30].

Einige Autoren haben die Verwendung der Plantaris-Sehne als Alternative zur Peroneus brevis-Sehne für die Bandrekonstruktion beschrieben. Der Nachteil dieser Technik ist, dass man große oder zahlreiche Inzisionen benötigt, um die Sehne zu entnehmen, und dass diese Sehne bei einem nicht unbeträchtlichen Anteil (7%) der Bevölkerung gar nicht vorhanden ist. Gelegentlich ist die Sehne nur klein und ihre Qualität ungeeignet für eine Rekonstruktion. Auf der anderen Seite kann dadurch das Opfern der Peroneus brevis-Sehne vermieden werden, welche ein wichtiger dynamischer Stabilisator für das obere und untere Sprunggelenk ist. Frühe Ergebnisse dieser Technik weisen auf ein besseres Ergebnis bei Verwendung der Plantaris-Sehne im Vergleich zur Peroneus brevis-Sehne hin [7].

▌ Syndesmose-Verletzungen

Die Mehrzahl der Verletzungen der Syndesmose sind mit Sprunggelenksfrakturen assoziiert, welche hier nicht weiter abgehandelt werden. Zwischen 1 und 18% der Sprunggelenksfrakturen gehen mit Bandverletzungen der inferioren tibiofibularen Syndesmose einher. Viele Verletzungen der Syndesmose werden allerdings nicht diagnostiziert. Daher könnte die Inzidenz höher sein als berichtet [36]. Bandverletzungen der Syndesmose verursachen typischerweise eine stärkere Einschränkung und benötigen eine längere Heilungsdauer als eine einfache laterale Sprunggelenksdistorsion.

Hyper-Dorsalflexion, Außenrotation und Valgusstress können zu einer Zerreißung der Syndesmose führen. Interessanterweise konnten Wissenschaftler in Kadaverstudien nicht eine isolierte Bandverletzung der Syndesmose herbeiführen ohne Begleitverletzungen zu verursachen. Reine Bandverletzungen sind schwieriger zu diagnostizieren als Frakturen, und die klinische Untersuchung spielt eine wichtige Rolle bei ihrer Entdeckung.

Die Anatomie des inferioren tibiotalaren Gelenks wurde bereits in diesem Kapitel beschrieben. Die Bänder beinhalten das AITFL, PITFL und das IOL. Normalerweise gibt es eine beträchtliche Beweglichkeit innerhalb der Syndesmose. Bei Dorsalflexion kommt es zu einer Verbreiterung um 1,5 mm und einer Rotation von bis zu 17 Grad. Die Fibula wandert während der Gewichtsbelastung beim Stehen um 2,4 mm nach proximal. Das PITFL hat den größten Anteil an der Stabilität der Syndesmose (42%), das AITFL liefert bis zu 35% und das IOL nur 22%.

Diagnosestellung

Vier einfache klinische Tests zur Aufdeckung von Syndesmosenverletzungen wurden beschrieben:

▌ *Druckschmerz* direkt an der Syndesmose.
▌ Der *Squeeze-Test*, bei der der Untersucher die Tibia und die Fibula proximal der Syndesmose zusammendrückt (mediale-laterale Kompression). Nach radiologischem Ausschluss einer Fibula-Fraktur gibt der Patient bei einem positiven Test einen Schmerz im Bereich der Syndesmose an. Dieser Schmerz kommt nicht im Zusammenhang mit einer lateralen Sprunggelenksdistorsion vor.
▌ Der *Außenrotationstest*, bei dem die Außenrotation des Fußes den Schmerz spezifisch im Bereich der Syndesmose verstärkt.
▌ Bei dem *Taping-Test* wird ein Streifen eines Tape-Verbandes straff um die Tibia und Fibula oberhalb der Syndesmose gelegt. Falls der Patient nun stehen, hüpfen und auf den Zehen gehen kann, und dies vorher nicht möglich war, gilt der Test als positiv.

Röntgen ist indiziert, um eine Fraktur, knöcherne Avulsion oder osteochondrale Verletzung auszuschließen. Kalzifikationen im Bereich der Syndesmose weisen gewöhnlich auf eine vorangegangene Verletzung hin. Ist die Syndesmose verbreitert, muss der gesamte Unterschenkel geröntgt werden, um eine Maisonneuve-Fraktur der proximalen Fibula auszuschließen. Die röntgenologischen Kriterien zur Diagnose einer Verbreiterung der Syndesmose sind etwas kontrovers, aber folgende Werte stellen hilfreiche Richtlinien dar:

▌ Ein medialer freier Spalt von mehr als 4 mm
▌ Eine tibiofibulare Überlappung auf dem a.p.-Bild von weniger als 5 mm
▌ Eine tibiofibulare Überlappung auf dem Mortise-Bild von weniger als 1 mm

Stress-Aufnahmen des Sprunggelenkes in Außenrotation können eine Verbreiterung der Syndesmose zeigen. Ihr Wert ist allerdings begrenzt, da sie nicht sehr verlässlich sind, wenn der Patient nicht gerade anästhesiert ist. Eine Arthrographie ist eine sensitive Methode zum Nachweis einer Syndesmosenruptur, ist aber aufgrund ihrer Invasivität nur begrenzt einsetzbar. Das MRT stellt die Bänder der Syndesmose sehr gut dar, und viele halten es für die bildgebende Methode der Wahl zur Diagnose und Klassifikation des Schweregrades von Syndesmose-Verletzungen. Die Arthroskopie ist oft indiziert zur Diagnosestellung einer subtilen Instabilität der Syndesmose (tibiofibulare Bewegung >2 mm). Eine Arthroskopie hat außerdem den Vorteil, dass gleichzeitig Knorpelschäden und ein Impingement-Syndrom behandelt werden können. Eine Skelettszintigraphie kann hilfreich bei Patienten mit chronischen unklaren Sprunggelenksbeschwerden sein. Eine Pathologie der Syndesmose wird manchmal lediglich durch die vermehrte Anreicherung der Radionuklide entdeckt.

Findet sich eine deutliche Diastase auf dem Röntgenbild, kann man einen chirurgischen Eingriff mit ziemlicher Sicherheit empfehlen. Einige Patienten weisen allerdings normale Röntgenbilder, jedoch positive klinische Tests und eine signifikante Schwellung auf. Bei diesen sollte man davon ausgehen, dass sie eine instabile Verletzung der Syndesmose mit latenter Diastase haben. Eine weitere Abklärung mit MRT und/oder Arthroskopie sollte erfolgen.

Therapie

Ein chirurgischer Eingriff ist für Verletzungen der Syndesmose in drei bestimmten klinischen Situationen indiziert:
1. Stabilisierung einer akuten Syndesmosenruptur, mit oder ohne deutlicher Diastase
2. Behandlung einer chronischen oder veralteten Verletzung der Syndesmose
3. Behandlung von Impingement bei chronischer Instabilität

Akute Verletzungen der Syndesmose gehen oft mit einer Fraktur der Fibula einher, mit oder ohne Ruptur des Lig. deltoideum. Die Syndesmose kann im Allgemeinen geschlossen reponiert und mit einer Kortikalis-Schraube gehalten werden. Die Schraube wird perkutan weniger als 2 cm proximal vom tibiotalaren Gelenk eingebracht, parallel zur Talusschulter. Über die Größe der Schraube, das Schraubenmaterial und die Anzahl der Kortices (3 oder 4) wird diskutiert. Bei Verwendung von bioresorbierbaren Schrauben oder bei schwereren Patienten wird eine Fixierung über 4 Kortices empfohlen. Zwei parallele Syndesmose-Schrauben sollten verwendet werden, wenn die Implantate einen Durchmesser von weniger als 6,5 mm haben.

Die Wichtigkeit, das Sprunggelenk während dem Einbringen der Schrauben in Dorsalflexion zu halten, wurde neuerdings hinterfragt. Bezüglich des postoperativen Bewegungsumfanges sind die anatomische Reposition des inferioren tibiofibularen Gelenks und die Position des Talus in der Sprunggelenkgabel wichtiger als die Position des Fußes während der Operation.

Postoperativ muss der Fuß für 6 Wochen in einer Schiene oder einem Moonboot entlastet werden. Danach wird dem Patienten bei Verwendung einer Standard-Schraube erlaubt, mit der Gewichtsbelastung anzufangen. Die Schraube wird nach 8–12 Wochen entfernt. Werden resorbierbare Schrauben verwendet, sollte der Patient für 8 Wochen nicht belasten und dann für weitere 4 Wochen teilbelasten.

Gelegentlich kann eine Ruptur des Lig. deltoideum eine geschlossene Reposition des Talus verhindern. Dies kann entweder arthroskopisch oder mit Hilfe eines Bildwandlers angegangen werden. Selten kommt es zu einer plastischen Deformierung der Fibula, was es schwierig macht, das inferiore tibiotalare Gelenk zu reponieren. Eine schräge Osteotomie der Fibula auf Höhe des Isthmus kann durchgeführt werden, um eine Repositon der Syndesmose zu erreichen, jedoch nur dann, wenn sicher ist, dass nicht das laterale Ligament die Reposition blockiert.

Biomechanische Studien haben gezeigt, dass eine Verlagerung des Talus um mehr als 1 mm nach lateral die gewichtstragende Kontaktfläche um 40% reduziert (34). Dies belegt die Wichtigkeit der anatomischen Reposition des Talus innerhalb der Sprunggelenksgabel und unterstützt die Vermutung, dass eine inadäquate Reposition zu einer chronischen Gelenksdegeneration führen wird. Bei Patienten mit einer veralteten oder chronischen Diastase ist es ratsam, einen Repositionsversuch durchzuführen und die Bänder zu rekonstruieren, wenn nicht schon signifikante degenerative Veränderungen vorliegen. Bei denjenigen, bei denen bereits ein Verlust des Gelenkknorpels und eine Verschmälerung des Gelenksspaltes vorliegt, sind die verbleibenden Optionen limitiert und bestehen lediglich aus Arthrodese oder Gelenksersatz.

Falls die Röntgenbilder darauf hinweisen, dass keine wesentlichen degenerativen Veränderungen vorliegen, sollte der Versuch einer primären Reposition der Syndesmose unternommen werden. Ein arthroskopisches Debridement des Narbengewebes zwischen Tibia und Fibula kann die Reposition erleichtern. Das AITFL kann gelegentlich überlappend genäht werden. In Fällen, in denen das Ligament nicht genäht werden kann, kann eine Rekonstruktion entweder mit der Plantarissehne oder mit einer Extensorsehne der kleineren Zehen erfolgen.

Das Lig. deltoideum ist oft elongiert und muss überlappend genäht oder heraufgezogen und mit Knochenankern an dem medialen Malleolus befestigt werden. Falls zusätzlich zur Diastase eine symptomatische Synostose besteht, kann diese entfernt, und die Syndesmose reponiert und mit Schrauben fixiert werden. Gelegentlich ist eine fibulare Osteotomie notwendig, um eine zufriedenstellende Reposition zu erreichen.

Ist die Diastase nicht reponierbar, kann eine iatrogene Synostose durch Debridement des tibiofibularen Gelenks und dem Einsetzen eines Knochentransplantats gebildet werden. Dies kann zu einem stabilen Sprunggelenk beim Sportler führen. Die Synostose beeinträchtigt bei den meisten Sportarten eine Leistung auf hohem Niveau nicht.

Das talare Impingement-Syndrom steht im Zusammenhang mit chronischen Verletzungen der Syndesmose. Durch wiederholte Traumata kann sich der inferiore Anteil des AITFL verdicken und zum so genannten „Bassett-Ligament" hypertrophieren [1]. Dies kann die Ursache für signifikante Beschwerden werden. Die arthroskopische Resektion ist im Allgemeinen wirksam. Andere Impingement-Syndrome beinhalten Osteophyten durch degenerative Erkrankungen und Läsionen, die aus einer chronischen fokalen Synovialis-Hypertrophie resultieren. Beides kann ebenfalls in der Regel arthroskopisch behandelt werden.

▌ Literatur

1. Bassett FH 3rd, Gates HS 3rd, Billys JB, Nilolaou PK (1990) Talar Impingement by the anteroinferior tibiofibular ligament. A cause of chronic pain in the ankle after inversion sprain. J Bone Joint Surg (Am 72(1):55–59
2. Baumhauer JF, O'Brien T (2002) Surgical Considerations in the Treatment of Ankle Instability. J Athl Train 37(4):458–462
3. Berlet GC, Saar WE, Ryan A, Lee TH (2002) Thermal-assisted Capsular Modification for Functional Ankle Instability. Foot Ankle Clin 7(3):567–576,ix
4. Bollen S (2000) Ankle Injuries in Sport. Current Orthopaedics 14:413–417
5. Boss AP, Hintermann B (2002) Anatomical Study of the Medial Ankle Ligament Complex. Foot Ankle Int 23(6):547–553
6. Brostrom L (1964) Sprained Ankles, 1: Anatomic Lesions in Recent Sprains. Acto Chir Scand 128:483–496
7. Brunner R, Gaechter A (1991) Repair of fibular ligaments: comparison of reconstructive techniques using plantaris and peroneal tendons. Foot Ankle 11(6): 359–367
8. Burkes RT, Morgan J (1994) Anatomy of the Lateral Ankle Ligaments. Am J Sports Med 22(1):72–77
9. Colville MR (1998) Surgical Treatment of the Unstable Ankle. J Am Acad Orthop Surg 6:368–377
10. Colville MR, Marder RA, Zarins B (1992) Reconstruction of the Lateral Ankle Ligaments: A Biomechanical Analysis. Am J Sports Med 20:594–600
11. Coughlin MJ, Mann, Roger A (1999) Surgery of the Foot and Ankle. Vol 2, Seventh ed. Mosby
12. DiGiovanni BF, Fraga CJ, Cohen BE, Shereff MJ (2000) Associated Injuries Found in Chronic Lateral Instability. Foot Ankle Int 21(10):809–815
13. Frey: Ankle Sprains (2001) AAOS Instructional Course Lectures 50:515–520
14. Ishil T, Miyagawa S, Fukubayashi T, Hayashi K (1996) Subtalar Stress Radiography Using Forced Dorsiflexion and Supination. J Bone Joint Surg (Br) 78-B:56–60
15. Johnson EE, Markolf KL (1983) The Contribution of the Anterior Talofibular Ligament to Ankle Laxity. J Bone Joint Surg (Am) 65-A,No1; 81–88
16. Kannus P, Renstrom P (1991) Current Concepts Review. Treatment for Acute Tears of the Lateral Ligaments of the Ankle. J Bone Joint Surg (Am) 73-A:No2, 305–311
17. Kaikkonen A, Kannus P, Jarvinen M (1996) Surgery versus Functional Treatment in Ankle Ligament Tears. A Prospective Study. Clin Orthop 326:194–202
18. Karlsson J, Bergsten T, Lansinger O, Peterson L (1988) Reconstruction of the Lateral Ligaments of the Ankle for Chronic Lateral Instability. J Bone Joint Surg (Am) 70:581–588
19. Karlsson J, Eriksson BI, Renstrom PA (1998) Subtalar Instability of the Foot: A Review and Results after Surgical Treatment. Scand J Med Sci Sports 8(4):191–197
20. Kerkhoffs GM, Handoll HH, de Bie R, Rowe BH, Struijs PA (2002) Surgical versus Conservative Treatment for Acute Injuries of the Lateral Ligament Complex of the Ankle in Adults. Cochrane Database Syst Rev (3):CD000380
21. Klein J, Rixen D, Albring T, Tilling T (1991) Functional Treatment with A Pneumatic Ankle Brace versus Cast Immobilisation for Recent Ruptures of the Fibular Ligament in the Ankle. Unfallchirurg 94:91–104
22. Klenerman L (1998) The Management of Sprained Ankle. J Bone Joint Surg (Br) 80-B:11–12
23. Leach R, Schepsis A (1990) Acute Injury to Ligaments of the Ankle. In: Evarts C, editor. Surgery of the Musculoskeletal System. Vol 4. New York: Churchill Livingstone, pp 3887–3913

24. Leanderson J, Eriksson E, Nilson C, Wykman A (1996) Proprioception in classical ballet dancers. A prospective study of the influence of an ankle sprain on proprioception in the ankle joint. Am J Sports Med 24(3):370–374

25. Leanderson J, Wredmark T (1995) Treatment of Acute Ankle Sprain: Comparison of Semi-rigid Ankle Brace and Compression Bandage in 73 Patients. Acta Orthop Scand 66:529–531

26. Lynch SA, Renstrom P (1999) Treatment of Acute Lateral Ankle Ligament Rupture in the Athlete: Conservative versus Surgical Treatment. Sports Med 27(1):61–71

27. Menetrey J, Fritschy D (1999) Subtalar Subluxation in Ballet Dancers. Am J Sports Med (2):143–149

28. Meyer JM, Garcia J, Hoffmeyer P, Fritschy D (1988) The Subtalar Sprain: A Roentgenographic Study. Clin Orthop 226:169–173

29. Munk B, Holm-Christensen K, Lind T (1995) Long-Term Outcome after Ruptured Lateral Ankle Ligaments. Acta Orthop Scand 66(5):452–454

30. Nimon GA, Dobson PJ, Angel KR, Lewis PL, Stevenson TM (2001) A Long-term Review of a Modified Evans Procedure: a 5- to 15-year follow up of 111 ankles. J Bone Joint Surg (Br) 83(1):14–19

31. Pijnenburg ACM, Bogaard K, Krips R, Marti RK, Bossuyt PMM, van Dijk CN (2003) Operative and Functional Treatment of Rupture of the Lateral Ligament of the Ankle. J Bone Joint Surg (Br) 85-B:525–530.

32. Pijnenburg ACM, Van Dijk CN, Bossuyt PMM, Marti RK (2000) Treatment of Ruptures of the Lateral Ankle Ligaments: A Meta-analysis. J Bone Joint Surg (Am) 82(6):761–774

33. Povacz P, Unger F, Miller K, Tockner R, Resch H (1998) A Randomised, Prospective Study of Operative and Non-operative Treatment of Injuries of the Fibular Collateral Ligaments of the Ankle. J Bone Joint Surg (Am) 80(3):345–352

34. Rockwood CA, Green DP, Bucholz RW, Heckman JD (1996) Fractures in Adults. Vol 2, Fourth Ed. Lippincourt-Raven

35. Uys HD, Rijke AM (2002) Clinical Association of Acute Lateral Ankle Sprain with Syndesmotic Involvement: A Stress Radiography and Magnetic Resonance Study. Am J Sports Med Nov–Dec, 30(6):816–822

36. Wolf BR, Annunziato A (2002) Syndesmosis Injuries in the Athlete: When and how to operate. Curr Opin Orthop 13(2):151–154

■ Rückfußverletzungen

C. N. VAN DIJK

■ Einführung

Am Rückfuß gibt es eine Vielzahl von Gelenks-, Weichteil- und Knochen-pathologien. Sofern kein intraartikulärer Schaden vorliegt, haben postero-mediale Sprunggelenksbeschwerden am häufigsten eine Störung der Tibia-lis posterior-Sehne zur Ursache [21]. Wird durch eine konservative Thera-pie keine Besserung erzielt, können Erkrankungen der Tibialis posterior-Sehne operativ behandelt werden [19]. Eine posteromediale Überbeanspru-chung und posttraumatische Beschwerden sind bei Balletttänzern und Fuß-ballspielern am häufigsten durch eine Tendovaginitis der Flexor hallucis longus-Sehne und/oder einem posterioren Impingementsyndrom bedingt. Posterolaterale Sprunggelenksbeschwerden sind am häufigsten durch Er-krankungen der Peronealsehnen verursacht, wie z.B. Tendovaginitis, Teil-ruptur und Sehnen Subluxation.

In den letzten Jahrzehnten wurde die Arthroskopie ein wichtiges Instru-ment zur Diagnostik und Therapie von Gelenkläsionen. Die Arthroskopie hat sich etabliert bei Indikationen wie dem Impingmentsyndrom, der Syno-vitis, osteochondralen Läsionen, freien Gelenkkörpern und Arthrose. Ex-traartikuläre Pathologien sind bisher offen chirurgisch behandelt worden und bedürfen einer postoperativen Immobilisation, um Spitzfußdeformitä-ten zu vermeiden und die Wundheilung zu stimulieren [19, 26]. Einer en-doskopischen Chirurgie hingegen kann eine funktionelle postoperative Be-handlung folgen, welche die Vorteile der geringeren Morbidität, verminder-ter postoperativer Schmerzen und die Möglichkeit einer ambulanten Be-handlung haben [10].

■ Tibialis posterior-Sehne

Ein posteromediales Impingementsyndrom, Kalzifikationen der dorsalen Kapsel des Sprunggelenkes, Pathologien des unteren Sprunggelenkes, freie Gelenkkörper oder osteochondrale Defekte sind intraartikuläre Ur-sachen für posteromediale Sprunggelenksschmerzen. Die häufigsten extra-artikulären Erkrankungen sind die Tendovaginitis der Tibialis posterior-

Sehne, Störungen der Flexor hallucis longus-Sehne und das Tarsaltunnel-syndrom.

Posttraumatische Adhäsionen und Unregelmäßigkeiten im posterioren Bereich der Tibia (posteriorer tibialer Gleitkanal) können für Symptome in diesem Gebiet verantwortlich sein. Die Tibialis posterior-Sehne spielt eine wichtige Rolle in der normalen Rückfußfunktion (Funk 1995). Verschiede-ne Untersuchungen beschrieben die Entwicklung einer Dysfunktion der Ti-bialis posterior-Sehne als einen Erkrankungsverlauf von einer Sehnenschei-denentzündung bis hin zur Elongation, Degeneration und Ruptur [4, 16, 21, 26, 32].

Eine Tendovaginitis der Tibialis posterior-Sehne wird häufig in Verbin-dung mit einem Plattfuß und mit einer Psoriasis- oder rheumatischen Arthritis gesehen. Im Frühstadium der Tibialis posterior-Dysfunktion ist die Tendovaginitis das Hauptsymptom. Falls die konservative Therapie nicht zum Erfolg führt, kann eine Tenosynovektomie durchgeführt werden [31].

Die Einklemmung des N. tibialis posterior innerhalb des Tarsaltunnels wird allgemein als Tarsaltunnelsyndrom beschrieben [5]. Die klinische Un-tersuchung sollte ausreichend sein, um dies von einer isolierten Störung der Tibialis posterior-Sehne unterscheiden zu können.

∎ Peronealsehnen

Die Tendovaginitis der Peronealsehnen sowie Dislokation, Ruptur und Schnappen der einen Peronealsehne über die andere sind für die Mehrheit der Symptome am posterolateralen Sprunggelenk verantwortlich [27, 30]. Posttraumatische Adhäsionen und Unregelmäßigkeiten im posterioren Bereich der Fibula (z.B. im Gleitkanal der Sehnen) können die Ursache für Symptome in diesem Gebiet sein. Differentialdiagnostisch müssen (Ermüdungs-)Frakturen der Fibula, Läsionen des lateralen Bandapparates und ein posteriores Impingementsyndrom ausgeschlossen werden.

Störungen der Peronealsehnen sind häufig mit einer chronischen latera-len Sprunggelenksinstabilität verbunden. Da die Funktion der Mm. peronei in der lateralen Stabilisierung des Sprunggelenks liegt, wird bei einer chro-nischen lateralen Instabilität auf diese Sehnen eine vermehrte Belastung ausgeübt. Dies resultiert in einer hypertrophen Tendopathie, Tendovaginitis und schließlich in einem (partiellen) Sehnenriss [23, 26, 34]. Die Diagnose-stellung kann bei Patienten mit Schmerzen am lateralen Sprunggelenk schwierig sein. Peronealsehnenluxation und Tendovaginitis können durch die klinische Untersuchung festgestellt werden. Im Falle eines (subtotalen) Risses der kurzen oder langen Peronealsehne können jedoch zusätzliche Untersuchungen für die Diagnosestellung hilfreich sein [34].

▮ Achillessehne

Bei Verletzungen der Achillessehne durch Überbeanspruchung müssen die Tendinitis des Sehnenansatzes und der Sehne selbst voneinander unterschieden werden [22]. Da es dabei jedoch keinen Nachweis einer Entzündungsreaktion gibt, sollte man bei diesen Patienten den Ausdruck „Tendinose" bevorzugen [25].

Eine Entzündung der Sehne selbst kann in drei Untergruppen unterteilt werden: Paratendinitis, Paratendinitis mit Tendinose und isolierte Tendinose.

Die Paratendinitis ist durch eine Entzündung nur der oberflächlichen Sehnenfasern charakterisiert. Mit einer akuten Paratendinitis geht eine diffuse Schwellung um die Sehne einher. Die meisten Fälle einer isolierten Paratendinitis sprechen gut auf eine konservative Behandlung an.

Patienten mit einer Paratendinitis und einer Tendinose haben oft eine lokalisierte Schwellung vier bis sieben Zentimeter oberhalb des Achillessehnen-Ansatzes. Bei der Untersuchung ist diese schmerzhaft, insbesondere wenn Druck auf die Sehne ausgeübt wird. Am häufigsten ist der Schmerz überwiegend an der medialen Seite lokalisiert. Das MRT zeigt eine auffällige Verdickung der Sehne.

Bei Patienten mit einer Tendinose ohne Paratendinitis der Achillessehne finden sich Bereiche mit einer umschriebenen Degeneration innerhalb der Sehne. Im fortgeschrittenen Stadium kommt es als Ergebnis der chronischen Degeneration zu einer Elongation der Sehne und somit zu einer Unterbrechung der funktionalen Kontinuität. Die mögliche passive Dorsalflexion ist dabei häufig erhöht.

Eine Tendinitis am Sehnenansatz wird unterteilt in eine retrocalcaneare Bursitis, eine retrocalcaneare Bursitis mit einer Insertionstendinose und eine isolierte Insertionstendinose.

Die chronische retrocalcaneare Bursitis geht einher mit einem tiefen Schmerz und Schwellung des posterioren Weichteilgewebes direkt vor der Achillessehne. Die Bursa kann medial und lateral von der Sehne an deren Ansatz palpiert werden. Eine laterale Röntgenaufnahme zeigt die charakteristische prominente superiore Kalkaneusdeformität. Die operative Therapie beinhaltet die Bursektomie und die Resektion des lateralen und medialen posterosuperioren Anteils des Kalkaneus. Zur postoperativen Behandlung sollte für 4 Wochen ein Unterschenkelgips zur Vollbelastung angelegt werden [22].

Die retrocalcaneare Bursitis wird oft von einer zentralen Insertionstendinose begleitet. Außerdem kann eine Teilruptur im mittleren Bereich des Sehnenansatzes auftreten. Ist die Indikation für eine operative Therapie gegeben, sollte im Falle einer Teilruptur ein Debridement des zentralen Achillessehnenansatzes erwogen werden.

Patienten mit einer Insertionstendinose haben Schmerzen am Knochen-Sehnen-Übergang, welche sich nach Belastung verstärken. Ein spezifischer Druckschmerz ist direkt posterior lokalisiert. Röntgenologische Zeichen einer Ossifikation im distalen Bereich des Sehnenansatzes (Haglund-Exostose) sind typisch für eine Insertionstendinose der Achillessehne. Die meisten Patienten können konservativ mit z. B. einer Verbreiterung oder Vertiefung des Fersenbereichs des Schuhs behandelt werden. Ist eine operative Therapie indiziert, ist der beste Zugang zu den pathologischen Ossifikationen und Sporne eine zentrale Fersen-Inzision. Es hat sich gezeigt, dass ein exzentrisches Training der Wadenmuskulatur mit starker Belastung effektiv in der Behandlung der chronischen Tendinose und Paratendinitis der Achillessehne ist [1]. Bei der operativen Behandlung der Paratendinitis muss das erkrankte verdickte Paratenon entfernt werden. Die operative Therapie der chronischen Tendinose besteht aus einem Debridement des Paratenons und dem Entfernen des nekrotischen Gewebes. Der verdickte degenerativ veränderte Anteil der Sehne wird herausgeschnitten und der Defekt primär geschlossen. Die Revaskularisierung wird durch multiple longitudinale Inzisionen in die Sehne stimuliert [22]. Die Prognose der offenen Chirurgie sollte sehr kritisch gesehen werden. Maffulli hat erst kürzlich über mehr als 60% schlechte Ergebnisse berichtet [20].

Die offene Chirurgie der Insertionstendinitis mit der Entfernung der chronisch entzündeten Bursa und des posterosuperioren Vorsprungs des Kalkaneus kann ebenfalls schlechte Ergebnisse mit sich bringen. Nach einer offenen Chirurgie ist die Immobilisation in einem Gips notwendig, um einer Spitzfuß-Stellung vorzubeugen und die Wundheilung zu verbessern [18, 26]. Angermann berichtete über eine Heilungsrate von nur 50% nach der offenen Chirurgie der retrocalcanearen Bursitis [2]. Die endoskopische Therapie hat den Vorteil einer geringeren Morbidität, einer Verminderung des postoperativen Schmerzes und der Möglichkeit einer ambulanten Behandlung [11].

▌ Die Tendinitis des M. flexor hallucis longus

Eine Tendinitis des M. flexor hallucis longus kommt häufig gleichzeitig bei Patienten mit einem Impingementsyndrom des posterioren Sprunggelenks vor. Der Schmerz ist posteromedial lokalisiert. Bei Ballett-Tänzern kommt er beim Plie und vor allem beim Grand Plie vor. Die Flexor hallucis longus-Sehne kann hinter dem Malleolus medialis palpiert werden. Bittet man den Patienten, wiederholt die Großzehe aktiv zu flektieren und zu extendieren, wobei das Sprunggelenk in 10–20° Plantarflexion gehalten wird, so kann die Flexor hallucis longus-Sehne in ihrem Gleitkanal hinter dem Malleolus medialis palpiert werden. Die Sehne gleitet unter dem palpierenden Finger des Untersuchers auf und ab. Im Falle einer stenosierenden Tendinitis oder chronischen Entzündung fühlt man Krepitationen und deutlich erkennbaren Schmerz. Manchmal kann ein sich auf- und abbewegendes Knötchen innerhalb der Sehne ertastet werden.

Die nicht-operative Therapie eines Impingementsyndroms des posterioren Sprunggelenks und einer Tendinitis beinhaltet die Modifikation der

Aktivitäten, physikalische Therapie (Massage und Muskelkräftigung), sowie die Injektion von Steroiden. Steroide werden posterolateral in die hintere Gelenkskapsel zwischen dem prominenten Processus posterior tali und der posterioren Tibiakante injiziert. Ärzte, welche nicht mit dieser Art von Infiltration vertraut sind, sollten die Infiltration unter Bildwandler-Kontrolle durchführen. Die operative Therapie beinhaltet die Entfernung der hypertrophen posterioren Gelenkkapsel, Entfernung eines Os trigonum oder eines hypertrophen Processus posterior tali und Release der Flexor hallucis longus-Sehne.

▮ Impingementsyndrom des posterioren Sprunggelenkes

Das Impingementsyndrom des posterioren Sprunggelenkes ist ein Schmerzsyndrom. Der Patient leidet unter Schmerzen am hinteren Sprunggelenk, welche vor allem bei verstärkter Plantarflexion auftreten. Bei einigen Patienten ist auch die endgradige Dorsalflexion schmerzhaft. In dieser Position der Hyperdorsalflexion wird Zug auf die hintere Gelenkkapsel und das Ligamentum talofibulare posterior ausgeübt. Beide sind mit dem Processus posterior tali verbunden. Das Impingementsyndrom des posterioren Sprunggelenkes wird durch Überbeanspruchung oder ein Trauma verursacht. Die Differenzierung zwischen diesen beiden ist wichtig, da das posteriore Impingementsyndrom durch Überbeanspruchung eine bessere Prognose hat [29]. Ein Impingement des posterioren Sprunggelenkes durch Überbeanspruchung tritt vor allem bei Ballett-Tänzern und Läufern auf [12, 14, 15]. Laufen, bei dem eine vermehrte Plantarflexion benötigt wird, wie z.B. Bergablaufen, führt zu einer sich stets wiederholenden Belastung im posterioren Bereich des Sprunggelenks [15]. Bei Ballett-Tänzern bewirkt die starke Plantarflexion während der „en pointe"-Position oder der „demi-pointe"-Position eine Kompression im posterioren Sprunggelenk. Durch Training nimmt die Beweglichkeit und der Bewegungsumfang allmählich zu. Bei Vorliegen eines prominenten Processus posterior tali oder eines Os trigonum kann dies zu einer Kompression dieser Strukturen führen.

Der Schmerz wird durch eine abnormale Bewegung zwischen einem Os trigonum und dem Talus oder durch die Kompression einer verdickten Gelenkkapsel, bzw. eines Narbengewebes zwischen Os trigonum und der hinteren Tibiakante hervorgerufen.

Durch Anamnese, klinische Untersuchung und Röntgenuntersuchung kann die Diagnose gestellt werden. Bei der Untersuchung findet man Schmerzen bei der Palpation des posterioren Talus. Der Processus posterior tali wird posterolateral zwischen den Peronealsehnen und der Achillessehne getastet. Auf der posteromedialen Seite bedecken das neurovaskuläre Bündel und die Flexorsehnen den Talus. Posteromedialer Schmerz bei Palpation bedeutet daher nicht automatisch ein Impingement-Schmerz. Der wichtigste Test ist die verstärkte passive Plantarflexion. Bei diesem Test übt der Untersucher wiederholt eine schnelle verstärkte passive Plantarflexion auf den Fuß aus. Der Test wird abwechselnd in leichter Außen- und Innenrotation des Fußes in Relation zur Tibia durchgeführt. Der Untersucher sollte diese Rotationsbewegung bei maximaler Plantarflexion ausüben und damit den Processus posterior tali/Os trigonum zwischen der posterioren Tibiakante und dem Kalkaneus reiben. Ein negativer Test schließt ein posteriores Impingementsyndrom aus. Auf ein positives Testergebnis in Kombination mit Schmerzen bei posterolateraler Palpation sollte eine diagnostische Infiltration folgen. Die Infiltration wird von postrolateral aus durchgeführt. Dabei wird die Kapsel zwischen dem prominenten Processus posterior tali und der posterioren Tibiakante mit Xylocain infiltriert. Wenn der Schmerz bei verstärkter Plantarflexion dadurch verschwindet, hat sich die Diagnose bestätigt.

Auf dem lateralen Röntgenbild kann man manchmal einen prominenten Processus posterior tali oder ein Os trigonum erkennen. Da jedoch das Os trigonum posterolateral lokalisiert ist, kommt es oft zu einer Überlagerung mit dem Tuberculum mediale des Talus. Somit wird es auf der lateralen Aufnahme oft nicht gesehen. Wir empfehlen daher eine laterale Röntgenaufnahme in 25° Außenrotation des Fußes.

Im Falle eines isolierten posterioren Impingementsyndroms wird ein direkter posterolateraler Zugang empfohlen. Nur in dieser Position kann der posterolaterale Bereich des Talus gesehen und palpiert werden. Das Os trigonum oder der prominente Processus posterior tali ist zwischen den Peronealsehnen und der Flexor hallucis longus-Sehne lokalisiert. Nach Entfernung dieses Vorsprungs – durch einen Meißel oder einen kleinen Knochen-Elevator – sollte der Rest des hinteren Talus palpiert werden, um verbliebene Fragmente oder scharfe Kanten zu entdecken. Das Sprunggelenk sollte dabei in leichter Plantarflexion gehalten werden.

Posttraumatische Kalzifikationen sind oft posteromedial lokalisiert. Daher verwendet man dann einen posteromedialer Zugang. Im Falle eines kombinierten posterioren Impingements und einer Sehnenscheidenentzündung der Flexor hallucis longus-Sehne wird die posteromediale Inzision etwas weiter posterior durchgeführt.

Postoperativ wird ein Gips für fünf Tage angelegt, um eine Spitzfuß-Stellung zu vermeiden. Nach Abnahme des Gipses beginnt die funktionelle Nachbehandlung. Dabei wird der aktive Bewegungsumfang gefördert. Der Patient muss darüber aufgeklärt werden, dass die volle Regeneration bis zu sechs Monate dauert.

Beim endoskopischen Zugang wurden die Vorteile der ambulanten Behandlung, der funktionellen Nachbehandlung und der geringeren Morbidität beschrieben [6].

▌ Endoskopische Rückfußchirurgie

Ein Zugang zu den Sehnen kann irgendwo entlang der Sehne angelegt werden. Die zwei Hauptportale für die Tendoskopie der Tibialis posterior-Sehne und der Peronealsehnen befinden sich direkt über der betroffenen Sehne 1,5–2 cm distal und 1,5–2 cm proximal der Hinterkante des Malleolus. Das distale Portal wird zuerst angelegt. Zunächst erfolgt die Hautinzision. Die Sehnenscheide wird dann mit dem stumpfen Trokar des Arthroskops penetriert. Anschließend wird ein 2,7 mm-Arthroskop mit einem Inklinationswinkel von 30° eingeführt. Zur Anlage des proximalen Portals wird unter direkter Sicht eine Spinalnadel eingebracht und dann die Hautinzision gemacht. Als Instrumente werden ein Tasthaken, Einwegskalpell, Schere oder Shaver verwendet.

Auf der medialen Seite kann man sich über das distale Portal einen kompletten Überblick über die Tibialis posterior-Sehne von ihrem Ansatz (Os naviculare) bis ca. 6 cm oberhalb der Spitze des Malleolus medialis verschaffen. Die komplette Sehnenscheide kann durch Drehung des Endoskops über der Sehne inspiziert werden.

Auf der lateralen Seite kann man über das distale Portal einen kompletten Überblick über beide Peronealsehnen bekommen. Die Inspektion beginnt ca. 6 cm proximal der hinteren Spitze des Malleolus lateralis, wo eine dünne Membran die Sehnenkompartmente in zwei verschiedene Sehnenkammern unterteilt. Weiter distal liegen beide Sehnen in einem Kompartment. Durch Drehen des Endoskops über und zwischen beiden Sehnen kann das komplette Kompartment inspiziert werden.

Die Achillestendoskopie der retrocalcanearen Bursitis wird in Bauchlage durchgeführt. Zwei Portale werden angelegt, beide medial und lateral der Achillessehne auf Höhe der Obergrenze des Kalkaneus. Ein 4-mm-Endoskop mit einem Inklinationswinkel von 30° wird über das posterolaterale Portal eingeführt. Ein Tasthaken und daraufhin ein 5 mm „full radius resector" werden über das posteromediale Portal eingebracht. Nach Entfernung der Bursa und des entzündeten Weichteilgewebes wird die Prominentia des Kalkaneus mit dem „full radius resector" oder einem kleinen Akromionizer entfernt.

Im Falle einer Sehnenscheidenentzündung der Achillessehne werden die Portale 2 cm proximal und 2 cm distal der Läsion angelegt. Hierbei wird das distale Portal zuerst angelegt. Die Inzision erfolgt zunächst nur durch die Haut. Die krurale Faszie wird mit dem stumpfen Trokar des Arthroskops penetriert. Ein 2,7-mm-Arthroskop mit einem 30° Inklinationswinkel wird eingeführt. Zur Lokalisation des proximalen Portals wird nach Einbringen einer Spinalnadel unter Sicht die Inzision durchgeführt. Als Instrumente werden ein Tasthaken und ein kleiner Shaver verwendet. Das pathologisch veränderte Paratenon wird mit dem Shaver entfernt. Die Achillessehne wird durch Drehung des Endoskops über der Sehne inspiziert. Die Plantaris-Sehne kann dargestellt und ggf. freipräpariert oder reseziert werden.

Die Zugänge zur Flexor hallucis longus-Sehne sind ein posterolaterales und ein posteromediales Portal. Die gleichen Portale werden verwendet, um Zugang zu dem posterioren Bereich des oberen und unteren Sprunggelenks zu bekommen [6]. Der Patient wird in Bauchlage gelagert. Das posterolaterale Portal wird auf Höhe oder leicht über der Spitze des Malleolus lateralis direkt lateral der Achillessehne angelegt. Nach einer vertikalen Hautinzision wird das subkutane Gewebe mit einem Mosquito-Klemmchen durchtrennt. Das Mosquito-Klemmchen wird auf die Interdigitalfalte zwischen dem ersten und zweiten Zehen gerichtet. Daraufhin wird anstelle des Mosquito-Klemmchens ein stumpfer Trokar für ein 4-mm-Arthroskop in die gleiche Richtung eingeführt. Anschließend wird das posteromediale Portal direkt medial der Achillessehne auf gleicher horizontaler Höhe wie das posterolaterale Portal angelegt. Nach der Hautinzision wird das Mosquito-Klemmchen direkt auf den Schaft des Arthroskops ausgerichtet (welcher über das posterolaterale Portal eingeführt ist). Sobald das Mosquito-Klemmchen den Schaft des Arthroskops berührt, wird der Schaft als Führung benutzt, um sich in die Richtung des Sprunggelenks vorzuarbeiten. Der Arthroskop-Schaft wird daraufhin nach und nach zurückgezogen bis die Spitze des Mosquito-Klemmchens sichtbar wird. Das Mosquito-Klemmchen wird nun benützt, um das Weichteilgewebe vor dem Arthroskop zu spreizen. Dann wird das Mosquito-Klemmchen gegen einen 5 mm „full radius resector" ausgetauscht, um das Fettgewebe lateral der Flexor hallucis longus-Sehne zu resezieren. Durch die Eröffnung der dünnen Gelenkkapsel kann man sich leicht Zugang in das obere und/oder untere Sprunggelenk verschaffen.

Die Operation wird ambulant in Allgemein- oder Lokalanästhesie durchgeführt. Vor der Anästhesie wird der Patient gebeten, aktiv zu evertieren (im Falle einer Peronealsehnen-Tendoskopie), invertieren (im Falle einer Tibialis posterior-Sehnen-Tendoskopie) oder eine Dorsalflexion durchzuführen (im Falle einer Tibialis anterior-Sehnen-Tendoskopie). Die Sehne kann palpiert und die Lokalisation der Portale auf die Haut aufgezeichnet werden. Im Falle einer Lokalanästhesie wird das Anästhetikum im Bereich der Portale und in die Sehnenscheide injiziert. Wenn eine totale Synovektomie der Sehnenscheide durchgeführt wird, ist die Anlage eines dritten Portals etwas weiter distal oder proximal der oben beschriebenen Portale ratsam. Um die Bildung einer Stenose zu vermeiden, werden die Portale mit einem monofilen Faden geschlossen. Die postoperative Nachbehandlung besteht aus einem Druckverband und Teilbelastung für 2–3 Tage. Aktive Bewegungsübungen werden direkt postoperativ empfohlen.

▮ Patienten

Von 1994–2001 führten wir im Academic Medical Center in Amsterdam 240 endoskopische Weichteileingriffe bei 229 Patienten durch. Die Hauptindikation für einen endoskopischen Rückfuß-Eingriff war das posteriore Impingementsyndrom des Sprunggelenks. Bei 52 Patienten wurde eine knöcherne Ursache wie ein Os trigonum oder ein hypertropher Processus posterior tali entfernt. 28 Patienten hatten ein posteriores Impingementsyndrom kombiniert mit einer Flexor hallucis longus-Tendinitis. Bei diesen Patienten wurde zusätzlich zur Entfernung der knöchernen Funktionsstörung ein Release der Flexor hallucis longus-Sehne durchgeführt (Tabelle 1). Bei 8 von 60 Patienten war die Ursache des posterioren Impingementsyndroms eine Weichteil-Einklemmung, welche mittels Shaver entfernt wurde. Insgesamt wiesen 44 Patienten eine Flexor hallucis longus-Tendinitis auf. Nur 7 Patienten hatten eine isolierte Tendinitis der Flexor hallucis longus-Sehne. Bei den anderen Patienten hingegen war die Tendinitis mit einem knöchernen Impingement kombiniert (28 Patienten), einer Abrissfraktur der posteromedialen Tibiakante oder einem Ossikel in der Nähe der Flexor hallucis longus-Sehne (4 Patienten). Bei 5 Patienten war die Flexor hallucis longus-Tendinitis mit einem posteromedialen Defekt des Talus kombiniert.

Die Hauptindikationen für eine endoskopische Behandlung einer Achillessehnen-Pathologie waren eine retrocalcaneare Bursitis (39 Patienten) und eine Sehnenscheidenentzündung (23 Patienten). Die Indikation für eine endoskopische Calcaneoplastie war nach einer sechsmonatigen erfolglosen konservativen Therapie gegeben, welche aus einer Versorgung mit Einlagen, Physiotherapie und mindestens einer Kortison-Injektion in die retrocalcaneare Bursa bestand (Tabelle 2). Die Indikation für ein endoskopisches Release einer chronischen Paratendinitis war das Versagen einer mindestens einjährigen konservativen Therapie bei Patienten mit lokalisierten Symptomen und einer mechanisch intakten Sehne. Die Diagnose einer

Tabelle 1. Tendoskopie der Tibialis posterior-Sehne: Indikationen und durchgeführte Therapie (n = 31)

Patienten (n)	Diagnose	Therapie
8	Sehnenscheidenentzündung	Tenosynovektomie
1	Fraktur des Malleolus medialis	Entfernung der Schrauben
1	Exostose im Gleitkanal	Entfernung der Exostose
21	Sehnenscheidenentzündung	Verschiedenes [1]

[1] In dieser diagnostischen Gruppe hatten 4 Patienten eine pathologisch verdickte Vincula, welche reseziert wurde. 6 Patienten hatten eine longitudinale Ruptur, welche über einen mini-open-Zugang genäht wurde. 4 Patienten hatten degenerative Sehnenveränderungen, bei denen ein Debridement durchgeführt wurde; weitere 4 Patienten hatten Adhaesionen, die entfernt wurden. 3 Patienten hatten eine Synovitis, welche eine Synovektomie notwendig machte

Tabelle 2. Tendoskopie der Peronealsehne: Indikationen und durchgeführte Therapie (n = 13)

Patienten (n)	Diagnose	Therapie
5	Schnappende Sehne	Naht longitudinaler Rupturen (3)[1]
1	Kalkaneare Exostose	Abtragung der Exostose
7	Posttraumatische Sehnen-scheidenentzündung	Naht longitudinaler Rupturen (5)[1]

[1] Bei Vorliegen einer longitudinalen Ruptur der Peroneus brevis-Sehne wurde eine offene Naht über eine kleine Inzision durchgeführt

Tabelle 3. Endoskopische Therapie der Achillessehnenpathologie: Indikationen und durchgeführte Therapie (n = 62)

Patienten (n)	Diagnose	Therapie
39	Retrokalkaneare Bursitis	Endoskopische Calcaneoplastie
23	Peritendinitis (+ Tendinose)	Resektion des Peritendineums

Paratendinitis wurde in allen Fällen durch ein MRT bestätigt. Degenerative Veränderungen der Achillessehne sollten nicht mehr als 30% des Durchmessers betragen. Die konservative Behandlung bestand aus einer Modifikation des Aktivitätsniveaus und der getragenen Schuhe, Stretching, Eis-Anwendungen und exzentrische Beübung der Wadenmuskulatur [1].

Eine Tendoskopie der Tibialis posterior-Sehne wurde bei 31 Patienten durchgeführt (Tabelle 3).

Die Hauptindikation für eine Endoskopie der Peronealsehnen war das Auffinden einer Längsruptur der Peroneus brevis-Sehne. Alle Patienten hatten am Sprunggelenk anamnestisch eine akute laterale Bandruptur. 5 von 8 Patienten stellten sich mit Schmerzen und Schwellung im hinteren Bereich des Malleolus lateralis vor. 3 Patienten wiesen ein „Schnappen" auf Höhe des Malleolus lateralis auf. 7 Patienten hatten eine chronische Sehnenscheidenentzündung nach einer operativen Behandlung einer Malleolus lateralis-Fraktur oder einer lateralen Bandrekonstruktion am Sprunggelenk (Tabelle 4).

Eine Rückfuß-Endoskopie zur Behandlung posteriorer Sprunggelenkspathologien wurde bei 36 Patienten durchgeführt (Tabelle 5). Wir behandelten bei 13 Patienten einen umschriebenen osteochondralen Defekt mit einem Debridement und einer Anbohrung. Bei 7 Patienten war der osteochondrale Defekt an der posteromedialen Talusschulter lokalisiert, bei 4 Patienten an der tibialen Gelenksfläche und bei 2 Patienten an der posterolateralen Talusschulter. Posttraumatische Kalzifikationen an der posteromedialen Kapsel oder dem posteromedialen Deltaband wurden bei 5 Patienten gefunden. 2 Patienten hatten eine veraltete Cedell-Fraktur (Abriss des Retinaculum flexorum). Alle Kalzifikationen wurden endoskopisch entfernt.

Tabelle 4. Endoskopie der periartikulären Rückfuß-Pathologie: Indikationen und durchgeführte Therapie (n = 78)

Patienten (n)	Diagnose	Therapie
8	Weichteil-Impingement	Resektion des störenden Weichteilgewebes
24	Knöchernes Impingement (= K.I.)	Resektion des Os trigonum (= O.T.)
28	K.I. + F.H.L.-Tendinitis	O.T.-Resektion + Release des F.H.L.
7	F.H.L.-Tendinitis	Release des F.H.L.
4	F.H.L.-Tendinitis + Ossikel	Release des F.H.L. + Entfernung des Ossikels
5	F.H.L.-Tendinitis + O.D	Release des F.H.L + Anbohrung der O.D
2	Tarsaltunnel-Syndrome	Release des Tarsaltunnels

K.I. = Knöchernes Impingement, O.T. = Os trigonum, F.H.L = Flexor hallucis longus, O.D. = Osteochondraler Defekt

Tabelle 5. Rückfuß-Endoskopie bei Pathologien des posterioren oberen und unteren Sprunggelenks: Indikationen und durchgeführte Therapie (n = 50)

Patienten (n)	Diagnose	Therapie
13	Osteochondraler Defekt am Sprunggelenk	Debridement + Anbohrung
5	Freie Gelenkkörper im Sprunggelenk	Entfernung der freien Gelenkkörper
7	Kalzifikation/Avulsion	Entfernung der Ossikel
2	Osteophyt an der posterioren tibialen Kante	Resektion der Osteophyten
2	Chondromatose	Entfernung anterior + posterior
7	Chronische Synovitis	anteriore + posteriore Synovektomie
10	Degenerative Veränderungen am unteren Sprunggelenk	Entfernung der Osteophyten + Debridement
1	Freie Gelenkkörper im unteren Sprunggelenk	Entfernung
3	Intraossäres talares Ganglion	Anbohrung, Kürettage + Knochentransplantation

9 Patienten behandelten wir mit einer vollständigen Synovektomie. In Bauchlage wurde über zwei Portale als posteriorer Zugang zuerst eine totale posteriore Synovektomie durchgeführt. Daraufhin wurde das Kniegelenk flektiert und anschließend mit dem anterolateralen und anteromedialen Standardzugang eine anteriore Synovektomie durchgeführt. Die Indikation dafür war eine Chondromatose (n = 2), eine pigmentierte villonoduläre Synovitis (n = 3), rheumatoide Arthritis (n = 2) und eine Gicht-Synovitis (n = 2).

Eine Rückfuß-Endoskopie über die zwei Portale für Pathologien des unteren Sprunggelenks wurde bei degenerativen Gelenksveränderungen (n = 10) oder einer Entfernung von freien Gelenkskörpern (n = 1) durchgeführt. Bei 3 Patienten wurde ein großes intraossäres Ganglion behandelt (Tabelle 5). Diese multizystischen Läsionen stammten aus dem unteren Sprunggelenk. Über die zwei Portale als Zugang am Rückfuß wurde als erstes der chondrale Defekt (Ursprung des Ganglions) identifiziert. Das Ganglion wurde anschließend über den Processus posterior tali angebohrt. Das gebohrte Loch wurde dann auf 4,5 mm vergrößert, um das Einführen einer Kürette zu ermöglichen. Nach der Kürettage und Anbohrung wurde der zystische Defekt mit Spongiosa aus dem Beckenkamm aufgefüllt.

▌ Ergebnisse

Wir sahen keine Komplikationen abgesehen von 3 Patienten mit einem kleinen Bereich verminderter Sensibilität am posterioren Bereich des Rückfußes. Die Tenosynovektomie und Exostosen-Abtragung wurden erfolgreich mit einer Tendoskopie der Tibialis posterior-Sehne und der Peronealsehnen durchgeführt [7, 10]. Beim Auffinden einer Längsruptur wurde eine kleine Inzision gemacht und die Ruptur genäht. Bei 4 Patienten wurde erfolgreich eine pathologisch verdickte Vincula der Tibialis posterior-Sehne entfernt (Tabelle 1 und 2). Die Entfernung einer entzündeten retrocalcanearen Bursa zusammen mit der Abtragung eines prominenten posterosuperioren Anteils des Kalkaneus (endoskopische Cacaneoplastik) zeigte gute bis sehr gute Ergebnisse bei 80% unserer Patienten [8]. Die Resektion eines entzündeten Peritendineums bei einer lokalisierten Achillessehnen-Entzündung zeigte vielversprechende Frühergebnisse. Die Entfernung eines pathologischen Os trigonum oder einer schmerzhaften posterioren Weichteileinklemmung brachte keine technischen Probleme mit sich und wurde bei der Mehrheit der Patienten erfolgreich durchgeführt [9]. Bei Patienten mit einer totalen Synovektomie kam es zu keinem Rezidiv der Synovitis. Alle freien Gelenkkörper wurden erfolgreich entfernt. 9 der 13 Patienten mit einem Debridement/Anbohrung eines osteochondralen Defekts hatten ein gutes oder sehr gutes Ergebnis. Die 3 Patienten mit der Behandlung eines intraossären Ganglions waren beim letzten Follow-up beschwerdefrei. Alle Patienten, bei denen degenerative Veränderungen des unteren Sprunggelenks behandelt wurden, zeigten eine deutliche Besserung ihrer Beschwerden. Bei keinem Patienten trat eine Verschlechterung im Beobachtungszeitraum auf.

▌ Diskussion

Die Balance zwischen der Tibialis posterior-Sehne und den Peronealsehnen spielt eine wichtige Rolle für die normale Rückfuß-Funktion. Eine posttraumatische Dysfunktion der Tibialis posterior-Sehne kann zu einer Sehnenscheidenentzündung führen. Eine Tendovaginitis ist oft mit einer Plattfuß-Deformität verbunden. Wenn im Frühstadium konservative Maßnahmen versagen, kann eine Tenosynovektomie durchgeführt werden. Die postoperative Nachbehandlung besteht aus einer Immobilisation im Gips für einige Wochen. Das endoskopische Release in Kombination mit einer Synovektomie zeigte einige Vorteile, wie z.B. weniger Schmerz, die Möglichkeit einer ambulanten Behandlung, funktionelle Nachbehandlung und eine schnelle Wiederaufnahme der Arbeit und des Sports. Posttraumatische und postoperative Beschwerden an der Hinterkante des Malleolus lateralis oder medialis stellen häufig ein schwieriges diagnostisches und therapeutisches Problem dar. Adhäsionen zwischen der Sehne und der Sehnenscheide oder eine Unregelmäßigkeit im Gleitkanal der Sehnenscheide können Schmerzen verursachen. Ein offenes Sehnen-Release erfordert eine postoperative Gips-Immobilisation mit dem nachfolgenden Risiko der Ausbildung erneuter Adhäsionen. Ein endoskopisches Release hat den Vorteil eines diagnostischen und therapeutischen Eingriffes, welcher unter Lokalanästhesie durchgeführt werden kann und eine funktionelle postoperative Nachbehandlung ermöglicht.

Eine neue Entdeckung sowohl bei unseren Kadaverversuchen, als auch bei all unseren endoskopischen Eingriffen an der Tibialis posterior-Sehne war die posteriore tibiale Vincula. Ein posttraumatischer oder postoperativer Schaden an dieser Vincula verursacht eine Verdickung und Vernarbung ihres distalen freien Endes. Diese verdickte Vincula kann an der Hinterkante der distalen Tibia, 3–5 cm oberhalb der posterioren Spitze des Malleolus medialis palpiert werden. Eine aktive Bewegung der Sehne und Dorsalflexion verursacht Schmerzen durch Zug der verkürzten Vincula auf ihre Insertion. Eine endoskopische Resektion war bei diesen Patienten erfolgreich.

Eine wichtige Ursache von posterioren Schmerzen des Sprunggelenks bei Sportlern – vor allem Balletttänzern und Fußballspielern – ist die chronische Sehnenscheidenentzündung der Flexor hallucis longus-Sehne. Die offene Chirurgie beinhaltet eine Eröffnung der Sehnenscheide, Debridement der Sehne und Resektion des Retinaculums flexorum. Die postoperative Nachbehandlung erfordert eine Gips-Immobilisation. Der Patient benötigt für die vollständige Wiederherstellung bis zu 6 Monate. Durch ein endoskopisches Release kann die Regenerationszeit deutlich vermindert werden. Ein weiterer Vorteil ist, dass diese Behandlung ambulant durchgeführt werden kann.

Die bisher berichteten Ergebnisse der offenen Chirurgie der retrocalcanearen Bursitis sind nicht zufriedenstellend. Nesse und Finsen [24] beschrieben anhaltende Beschwerden und Komplikationen bei 22 von 35 Patienten. Angermann [3] berichtete über eine Versagensrate von 50%. Myersen [22] hingegen fand etwas bessere Ergebnisse. Dennoch bietet die endoskopische Calcaneoplastie eine gute Alternative zur offenen Resektion. Die Vorteile der endoskopischen Technik stehen im Zusammenhang mit den kleinen Inzisionen. Dadurch können Komplikationen wie Wunddehiszenz, schmerzhafte oder kosmetisch unschöne Narben und eine Nerveneinklemmung durch die Narben vermindert werden. Die endoskopische Chirurgie erlaubt eine hervorragende Darstellung sowohl von der medialen, als auch von der lateralen Seite. Auf diese Weise kann die Achillessehne, ihre Insertion und der Kalkaneus inspiziert und anschließend behandelt werden. Durch eine funktionelle Nachbehandlung können Spätkomplikationen wie z. B. eine verminderte Beweglichkeit oder Schmerz vermieden werden. Mit dieser Technik konnten wir über 80% gute bzw. sehr gute Ergebnisse bei unseren Patienten berichten.

Die veröffentlichten Ergebnisse der konventionellen offenen Operation der chronischen Paratendinitis sind zufriedenstellend. Der Durchschnitt der guten bzw. sehr guten Ergebnisse variiert zwischen 78 und 96% [17, 19, 23, 28, 33]. Das gleiche gute Ergebnis kann durch eine endoskopische Behandlung erzielt werden. Der Vorteil der endoskopischen Therapie liegt darin, dass sie von den Patienten gut toleriert wird. Die Akzeptanz dieser Art von ambulanten Chirurgie mit minimaler Narbenbildung ist sehr gut. In vereinzelten Fällen kann diese Behandlung in Lokalanästhesie durchgeführt werden.

Der endoskopische Zugang über zwei Portale am posterioren Sprunggelenk bei Patienten in Bauchlage bietet eine hervorragende Sicht sowohl in das posteriore Kompartment des Sprunggelenks, als auch auf die Flexor hallucis longus-Sehne und das Os trigonum. Wird dies in Kombination mit einer anterioren Sprunggelenksarthroskopie durchgeführt, halten die meisten Chirurgen ein posteromediales Portal bis auf wenige Ausnahmen für kontraindiziert aufgrund der Möglichkeit ernsthafter Komplikationen. Das posterolaterale Portal hingegen wird von den meisten Autoren als Routineportal favorisiert. Wenn der Schaft des Arthroskops über das posterolaterale Portal platziert ist, müssen die Instrumente über das posteromediale Portal in Richtung des Arthroskop-Schafts eingebracht werden. Der Schaft des Arthroskops wird daraufhin als Führungshilfe für die medialen Instrumente genützt, um diese in die Richtung des Gelenks zu leiten. Das neurovaskuläre Bündel wird dadurch ohne Probleme passiert. Seit 1994 haben wir ein postromediales Portal in 127 Eingriffen ohne relevante Komplikationen angelegt.

Wird die posteriore Sprunggelenksarthroskopie in der oben beschriebenen Weise durchgeführt, ist dies eine sichere und zuverlässige Methode zur Diagnostik und Therapie verschiedenster posteriorer Sprunggelenksbeschwerden. Es wird empfohlen, dass dieser Eingriff durch einen erfahrenen Arthroskopeur durchgeführt wird, welcher sich vorher bereits mit der lokalen Anatomie in einer Kadaverstudie auseinandergesetzt hat.

∎ Literatur

1. Alfredson H, Pietila T, Jonsson P, Lorentzon R (1998) „Heavy-load eccentric calf muscle training for the treatment of chronic Achilles tendinosis". Am J Sports Med 26(3):360–366
2. Angermann P (1990) „Chronic retrocalcaneal bursitis treated by resection on the calcaneus". Foot and Ankle 10:285–287
3. Angermann P, Hovgaard D (1999) „Chronic Achilles tendinopathy in athletic individuals: results of nonsurgical treatment". Foot Ankle Int 20(5):304–306
4. Cosen L (1965) „Posterior tibial tenosynivitis secondary to foot strain". Clin Orthop 42:101–102
5. Coughlin MJ, Mann RA (1993) „Tarsal tunnel syndrome". In: Surgery of the foot and ankle. Ed 6, Vol 1, Chap 11. St. Louis: Mosby
6. Dijk van CN (2000a) „Ankle joint arthroscopy". In: European book on surgical techniques in J Duparc, N Wülker (eds) Orthopaedics and Traumatology
7. Dijk van CN, Kort NP (1998) „Tendoscopy of the peroneal tendons". Arthroscopy 14(5):471–478
8. Dijk van CN, Dyk van E, Scholten P, Kort NP (2000b) „Endoscopic calcancoplasty". J Sports Med
9. Dijk van CN, Scholten PE, Krips R (2000c) „A two-portal endoscopic approach for diagnosis and treatment of posterior ankle pathology". Arthroscopy 16(8):871–876
10. Dijk van CN, Kort N, Scholten P (1997a) „Tendoscopy of the posterior tibial tendon". Arthroscopy 6:692–698
11. Dijk van CN, Scholten PE, Kort NP (1997b) „Tendoscopy (tendon sheath endoscopy) for overuse tendon injuries". Op Techn Sports Med 5(3):170–178
12. Dijk CN van, Lim LSL, Poortman A, Strubbe EH, Martl RK (1995) „Degenerative joint disease in female ballet dancers. Am J Sports Med 23(3):295–300
13. Funk DA, Cass JR, Johnson KA (1986) „Acquired adult flatfoot secondary to posterior tibial tendon pathology. J Bone Joint Surg Am, pp 68–95
14. Hamilton WG, Geppert MJ, Thompson FM (1996) „Pain in the posterior aspect of the ankle in dancers". J Bone Joint Surg 87A:1491–1500
15. Hedrick MR, McBryde AM (1994) „Posterior ankle impingement". Foot Ankle Int 15:2–8
16. Johnson KA, Strom DE (1989) „Tibialis posterior tendon Dysfunction". Clin Orthop 239:196–206
17. Kvist H., Kvist M (1980) „The operative treatment of chronic calcaneal paratenonitis". J Bone Joint Surg 62-B(3):353–357
18. Lapidus PW, Seidenstein H (1950) „Chronic non-specific tenosynovitis with a fusion about the ankle". J Bone Joint Surg, pp 175–179
19. Leach RE, Schepsis AA, Takai H (1992) „Long-term results of surgical management of Achilles tendinitis in runners". Clin Orthop 282:208–212
20. Maffulli N, Binfield PM, Moore D, King JB (1999) „Surgical decompression of chronic central correlations of achillestendon". Am J Sports Med 27, 6:747–752
21. Myerson M (1992) „Tendons and ligaments in current therapy". Foot and Ankle Surg, pp 123–187
22. Myerson MS, McGarvey W (1998) „Disorders of the insertion of the achilles tendon and achilles tendinitis". J Bone J Surgery 80A, 12:1814–1824
23. Nelen G, Martens M, Burssens A (1989) „Surgical treatment of chronic Achilles tendinitis". Am J Sports Med 17:754–759
24. Nesse E, Finsen V (1994) Poor results after resection for Haglund's heel. Analysis of 35 heels in 23 patients after 3 years. Acta Orthop Scand 65(1):107–109

25. Puddu G, Ippolito E, Postacchini F (1976) „A classification of Achilles tendon disease". Am J Sports Med. 4:145–150
26. Richardson EG (1992) „Disorders of tendons. In: Grenshaw AH (ed) Campbell's Operative Orthopaedics". St. Louis USA: The CV Mosby Company, pp 2851–2873
27. Roggatz J, Urban A (1980) „The calcareous peritendinitis of the long peroneal tendon". Arch Orthop Traumatic Surgery 96:161–164
28. Schepsis AA, Leach RE (1987) „Surgical management of Achilles tendinitis". A Journal of Sports Med 15(4):308–315
29. Stibbe AB, Dijk CN van, Marti RK (1994) „The os trigonum syndrome". In: Acta Orthop Scand (Suppl 262):59–60
30. Schweitzer GJ (1982) „Stenosing peroneal tenovaginitis". Case reports. South African Med J 4:521–523
31. Trevino S, Gould N, Korson R (1981) „Surgical treatment of stenosing tenosynovitis at the ankle". Foot Ankle 2:37
32. Williams R (1963) „Chronic non-specific tendovaginitis of tibialis posterior". J Bone Joint Surg Br 45:542
33. Williams JGP (1986) „Achilles tendon lesions in sport". Sports Med 3:112–135
34. Yao L, Tong JF (1995) Cracchiolo A, Seeger LL. „MR findings in peroneal tendopathy". Comput Assist Tomogr 19:460–464

■ Plantarfasziitis

S. Bartold

Die Plantarfasziitis ist eine der häufigsten Ursachen für den Fersenschmerz beim Läufer. Sie ist außerdem für 15% aller Schmerzsymptome am Fuß verantwortlich [17]. Der Ausdruck Plantarfasziitis selbst hat in der Vergangenheit Verwirrung gestiftet, da sich diese Erkrankung normalerweise als eine Ansammlung von klinischen Entitäten präsentiert und nicht als eigenständige Pathologie gesehen werden kann. Aus diesem Grund sollte man diese Kondition eher als ein Syndrom bezeichnen und es „plantares Fersenschmerzsyndrom – Plantar Heel Pain Syndrome" – nennen.

■ Was ist eine Plantarfasziitis?

Die Plantarfasziitis wurde von Wood 1812 erstmalig beschrieben und dem Formenkreis der Tuberkulose zugeordnet [16]. Seitdem wurde der Erkrankung eine Vielzahl von Bezeichnungen gegeben: Läuferferse, Fersensporn-Syndrom, Entzündung am Plantarfaszienansatz, Kalkaneus-Enthesopathie, subkalkaneare Bursitis, subkalkanearer Schmerz, Kalkaneus-Periostitis, Neuritis und Kalkaneodynie [6]. Erwähnenswert ist, dass eine Plantarfasziitis oftmals mit spezifischen Enthesiopathien einhergeht, die bei Autoimmunerkrankungen wie der Rheumatoiden Arthritis und anderen Spondylarthropathien, Morbus Bechterew und der Psoriasisarthritis vorkommen. Die auslösende Entzündung kann lokal oder systemisch auftreten und kann auch durch eine sekundäre Entzündung im umliegenden Gewebe verursacht werden. Daher glaubt der Autor, dass die Plantarfasziitis als ein Syndrom definiert werden sollte, welches eine oder mehrere Erkrankungen inklusive der spezifischen Diagnose Plantarfasziitis einschließen sollte.

■ Epidemiologie

Die Plantarfasziitis findet sich auf eine breite Population verteilt. Bei Nichtsportlern tritt sie am häufigsten in den klassischen stehenden Berufen auf, im speziellen bei Fabrikarbeitern, Lagerarbeitern und Krankenschwestern.

Lutter (17) hat berichtet, dass 65% der Nichtsportler übergewichtig sind und zu 70% einseitige Beschwerden haben. Die meisten Autoren sind sich einig, dass das Syndrom überwiegend nach der fünften Dekade auftritt. Dafür wurde die Atrophie des Fettgewebes unterhalb des Kalkaneus [25] verantwortlich gemacht. Allerdings hat eine spätere Studie von Tsai et al. [28] nachgewiesen, dass dieser Fettkörper bei symptomatischen Patienten verglichen mit einer Normalgruppe nicht verändert ist. Es ist möglich, dass andere mechanische Faktoren des Fettkörpers wie verminderte Schockabsorptionsfähigkeit oder Veränderungen der Plantaraponeurose hervorgerufen durch die normalen Alterungsvorgänge im Bindegewebe zur erhöhten Inzidenz im Alter beitragen. Eine Plantarfasziitis kann allerdings in jedem Alter auftreten. Die Geschlechtsverteilung wird in der Literatur unterschiedlich beurteilt. Lutter [17] hat von einer Verteilung 3:1 (weiblich: männlich) berichtet. Andere Autoren haben eine umgekehrte Geschlechtsverteilung mit vorwiegendem Auftreten bei männlichen Patienten gesehen [8, 15, 18]. Es scheint wahrscheinlich, dass eine zunehmende Beschäftigung von Frauen und speziell eine zunehmende Teilnahme von Frauen am Sport für das vermehrte Auftreten beim weiblichen Geschlecht teilweise verantwortlich ist. Beim Sportler sind etwa 10% aller Athleten in den Laufdisziplinen betroffen. Basketball, Tennis, Fußball und Tanzen hat eine hohe Inzidenz. Langstreckenlaufen ist allerdings mit Abstand die am häufigsten betroffene Disziplin. Es gibt keinen Zusammenhang zwischen Trainingsdauer und Häufigkeit. Da die Plantarfasziitis aber am häufigsten im mittleren Alter auftritt, sind diese Läufer am häufigsten betroffen.

▌ Biomechanik

Die Plantarfaszie verbindet die Mittelfußknochen mit den Bändern des Vorfußes. In diesem Sinne agiert die Plantarfaszie als ein mechanisches Gerüst [14] oder eine Plattform, welche den Fuß passiv stabilisiert [4] und die Integrität des medialen Fußgewölbes erhält. Kogler et al. [12] hat die interessante Beobachtung gemacht, dass obwohl der Fuß wie ein wahres Gewölbe aussieht, er nicht die Struktur eines echten Gewölbes hat und seine Form daher nicht aufgrund seiner Geometrie erhalten kann. Um das Fußgewölbe zu erhalten, müssen zusätzliche Strukturen wie das umliegende Bindegewebe vorhanden sein. Die Plantarfaszie spielt hierbei die Hauptrolle, hauptsächlich wegen der anatomischen Lage, der großen mechanischen Belastungsfähigkeit und den biomechanischen Eigenschaften. Eine Ruptur oder eine komplette Inzision führt zu einem progressiven Plattfuß mit all den begleitenden Komplikationen [24]. Dies hängt allerdings auch von der Lokalisation des Risses bzw. der Inzision ab. Ein partieller Riss verursacht im Allgemeinen nur unwesentliche Veränderungen im Fußgewölbe, kann aber gerade genug sein um eine Kaskade von Veränderungen auszulösen, die letztendlich zur Entwicklung eines Plattfußes führen.

Die Rolle der Plantarfaszie als passiver Stabilisator ist ausreichend doku-
mentiert. Die dynamische Rolle, im Besonderen die Unterstützung in der
propulsiven Phase des Gangzyklus, ist wichtig für die normale Funktion
des Fußes. Die Plantarfaszie wird hier durch die extrinischen Fußmuskeln
unterstützt. Besonders der M. tibialis posterior erfüllt eine wichtige Aufgabe und unterstützt das Fußgewölbe während der Standphase des Gangzyklus. Die M. flexor digitorum longus (FDL) und M. flexor hallucis longus
(FHL) sind ebenfalls wichtige dynamische Stabilisatoren und werden in der
späten Gangphase während des Zehenabstoßes (toe off) benötigt. Die Plantarfaszie ist allerdings die wichtigste Struktur. Sie wird mit zunehmender
Belastung gedehnt und speichert diese elastische Energie und agiert somit
als schockabsorbierende Struktur [30]. Diese Eigenschaft Energie aufzunehmen und sich zu dehnen ist aber limitiert. Die Plantarfaszie wird mit
zunehmender Belastung steifer [20]. Diese mechanischen Eigenschaften zusammen mit der Insertion am medialen Kalkaneus spielen eine wichtige
Rolle beim Zurückführen des Fußes nach der propulsiven Phase in eine
supinierte Stellung [2]. Dies wird durch den „windlass"-Effekt erreicht, der
zuerst von Hicks 1954 [9] beschrieben wurde. Dieser Mechanismus spannt
die Plantarfaszie durch die passive Streckung in den Metatarsophalangeal-
gelenken an und bewirkt eine Erhöhung des Fußgewölbes durch Zug der
Faszie an der medialen Insertion am Kalkaneus.

▌ Anamnese

Die Plantarfasziitis hat eine sehr charakteristische Anamnese, und die Diagnose kann oft schon durch eine genaue Anamneserhebung gestellt werden. Typische Bestandteile der Anamnese sind:

▌ Schleichender Beginn: Die Symptome verschlimmern sich graduell, oftmals über Wochen und Monate, bis der Patient den Arzt aufsucht. Häufig
gibt der Patient an, sich verletzt zu haben, und bringt damit den Beginn
der Symptome in Zusammenhang. Interessanterweise glaubt der Patient
meistens, sich im Bereich der Plantarfaszie verletzt zu haben. Zum Beispiel
berichten Patienten, dass sie mit der Ferse beim Überqueren der Straße an
der Straßenkante hängengeblieben sind. Dies verursacht zum Zeitpunkt
der Verletzung keine Probleme, die mikroskopisch kleinen Veränderungen
können aber schon Verletzungen der Kollagenfasern hervorrufen und somit zu einer chronischen Entzündung führen.

▌ Fersenschmerz unmittelbar nach dem Aufstehen: Der Patient verspürt
starken Schmerz, sobald er den Fuß belastet entweder unmittelbar nach
dem Aufstehen oder nach einer längeren Ruhephase (z.B. nach einer
längeren Autofahrt). Dieser Schmerz verschwindet nach einer kurzen
Distanz. Beim Sport werden schmerzhafte Episoden am Anfang des Trainings verspürt, die sich mit zunehmenden Aufwärmen verringern. Nach
Ende des Trainings kehren die Symptome allerdings verstärkt zurück.

Die Erklärung des Wiederauftretens ist die Ansammlung von Entzündungsmediatoren, die während der Belastung durch die Kompression die freien Nervenden nicht erreichen können [3]. Dieser Schmerz ist absolut charakteristisch und einer der wichtigsten anamnestischen Befunde.

▍ Lokalisierter Druckschmerz über dem medialen Band am Ansatz der Faszie: Die Plantarfasziitis ist normalerweise eine sehr lokalisierte Erkrankung. Es ist sehr ungewöhnlich, dass sich der Schmerz diffus über den Fuß verteilt. Manchmal findet man aber diffusen Schmerz, der von der Mitte der Faszie ausgeht und medial oder lateral in Richtung Kalkaneus ziehen kann.

Box 1 Klinische Tips

Fersensporn

▍ Ein Fersensporn ist häufig mit Plantarfasziitis assoziiert, im Allgemeinen aber nicht die Ursache des Fersenschmerzes.

▍ Es existieren keine Studien, die einen Zusammenhang zwischen Fersensporn und Plantarfasziitis aufzeigen.

▍ Ein Fersensporn tritt in 10–30% der Normalbevölkerung auf.

▍ Eine Atrophie des Fettkörpers ist häufig die Konsequenz von subcutanen Kortisoninfiltrationen. In diesem Fall könnnen Fersensporne sympomatisch werden.

▍ Fersensporne können sekundär durch ein direktes Trauma frakturieren.

▍ Fersensporne werden bei übergewichtigen Personen wesentlich häufiger gesehen. Dies hat zur Theorie geführt, dass erhöhtes Gewicht und die damit verbundene erhöhte Traktion auf die Plantarfaszie als Auslösefaktor anzusehen sind.

▍ Fersensporne können mit systemischen Erkrankungen assoziiert sein.

▍ Klinische Untersuchung

▍ Lokalisierter Palpationsschmerz: Die Schmerzen bei der Palpation konzentrieren sich gewöhnlich auf eine schmale Region am proximalen Ansatz am medialen Tuberkulums des Kalkaneus. Die Reaktion des Patienten auf den ausgeübten Druck und Schmerz ist oft so intensiv, dass er unbewusst den Fuß zurückzieht. Er weigert sich sogar manchmal, die Untersuchung fortzusetzen (Abb. 1).

▍ Im Allgemeinen kann man durch die Palpation entlang der Mittellinie der Plantarfaszie Schmerz auslösen. Dieser Schmerz kann diffus oder lokalisiert sein. Dieser Befund wird meistens bei Patienten gesehen, die überwiegend stehende Berufe haben (Krankenschwestern, Lagerarbeiter) und repräsentiert wahrscheinlich eine Form der Bursitis subcalcarea.

▍ Ein diffuser Druckschmerz am medialen oder lateralen Anteil des Kalkaneus ist typisch für einen entzündlichen Prozess. Differentialdiagnos-

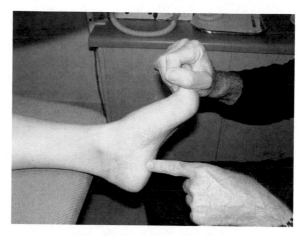

Abb. 1. Schmerz ist sehr häufig über dem medialen Ansatz der Plantarfaszie lokalisiert.

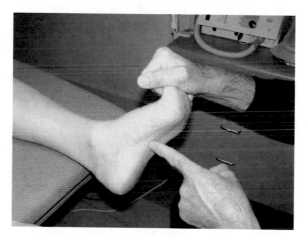

Abb. 2. Positives Windlass-Manöver z. B. Schmerz bei passiver Dorsiflektion der großen Zehe dehnt die Plantarfaszie. Dieser Befund wird in der Literatur oft zitiert, in der Praxis wird er aber nur selten positiv und dann in schweren Fällen. Ein positiver Befund findet sich meist bei einer kompletten Ruptur oder signifikanten Teilruptur der Faszie. In diesen Fällen kann man meist auch eine Lücke tasten.

tisch muss eine Stressfraktur des Kalkaneus oder eine Pathologie des unteren Sprunggelenkes ausgeschlossen werden.

▌ Positives Windlass-Manöver, z. B. Schmerz bei passiver Dorsalflexion der großen Zehe bei der Hallux valgus-Deformität des ersten Strahles. Dieser Test wird oftmals in der medizinischen Fachliteratur erwähnt, wird aber nur selten in der Praxis angewendet. Auch dann wird er nur in den schwersten Fällen als positiv gewertet. Ein positiver Test weist auf eine signifikante Ruptur der Plantarfaszie hin. In diesem Fall kann meistens eine Lücke getastet werden (Abb. 2).

▐ Eine lokale oder allgemeine Schwellung am Fuß wird bei der Plantarfasziitis nur sehr selten beobachtet und tritt normalerweise nur bei einer akuten Verletzung auf. Die Anwesenheit einer Schwellung kann aber diagnostisch bedeutend sein und auf andere Verletzungen wie Frakturen, Muskelverletzungen oder eine Faszienruptur hinweisen.

▐ Tastbare Knoten an der Faszie sind ein häufiger Befund und repräsentieren eine Verletzung der Faszie, die bindegewebig verheilt ist. Diese Granulome können bis zur Größe eines Golfballes anwachsen und dann Schmerzen beim Gehen oder Laufen verursachen. Kann man diese Veränderungen nicht durch adäquate Schuheinlagen behandeln, ist die chirurgische Intervention indiziert.

▐ Schmerz durch passive Dorsalflexion im oberen Sprunggelenk. Durch die enge anatomische Relation zwischen dem M. triceps surae und der Plantarfaszie, löst die Dorsalflexion im oberen Sprunggelenk gewöhnlich Schmerz aus. Passive und aktive Dehnungsübungen der Achillessehne und des M. triceps surae sind daher ein wichtiger Bestandteil der Rehabilitation.

▐ Differenzialdiagnose

Eine akkurate Diagnosestellung ist bei der Behandlung von Sportverletzungen essentiell. Dies ist umso wichtiger, da die Plantarfasziitis schwerwiegendere Erkrankungen wie Tumoren maskieren kann. Die genaue Anamneseerhebung ist daher äußerst wichtig, und jeglichem Verdacht muss sorgfältig nachgegangen werden. Die folgenden Erkrankungen gelten als Differentialdiagnosen zur Plantarfasziitis:

▐ Komplette Ruptur der Plantarfaszie
▐ Bursitis subcalcarea
▐ Tarsaltunnelsyndrom
▐ Stressfraktur des Kalkaneus
▐ Apophysitis des Kalkaneus
▐ Autoimmunkrankheiten
▐ Morbus Reiter
▐ Psoriasisarthritis
▐ Erkrankungen des rheumatoiden Formenkreises wie Behcet's, Lupus erythematosus, Nekrotisierende Vaskulitis, Sjögren
▐ Tumoren

∎ Behandlung

Die Plantarfasziitis ist eine der am meisten frustrierenden Sportverletzungen. Trotz der Vielzahl an konservativen und operativen Behandlungsmöglichkeiten gibt es eine klare Tendenz zur Chronizität.

Konservative Behandlung

Die Erstbehandlung besteht wie bei allen Überlastungssyndromen in Ruhe oder Modifikation der Aktivitäten, Eis- oder Kältetherapie, Kompressionsverbänden und Antiphlogistika, um akut auftretende Entzündung und Schmerzen zu verringern [2]. Eine spezifische Therapie wird stufenweise nach folgendem Schema angewandt:

Modifikation der sportlichen Belastung und Dehnübungen: Dies ist zeifellos die wichtigste Komponente der konservativen Behandlung. Trainingsmethoden müssen analysiert und bei Bedarf geändert werden. Faktoren, welche die Verletzung ausgelöst haben oder zum Unterhalt beitragen wie zum Beispiel Bergläufe, Laufoberflächen wie Sand oder Geröll, plötzliche Trainingssteigerungen oder Änderungen in der Trainingsroutine müssen in Betracht gezogen werden. Dehnübungen bilden den einfachsten Grundstein der Behandlung. Dies wurde auch von Pfeffer (1997) beim Jahreskongress der American Orthopaedic Foot and Ankle Society berichtet. In einer prospektiven, randomisierten Studie mit 256 Patienten mit isolierter Plantarfasziitis haben sich die Symptome bei 72% der Patienten nur durch Dehnübungen wesentlich gebessert. Dieser Prozentsatz ist auf 88% angestiegen, wenn der Patient eine einfache im Handel erhältliche Schuheinlagen mit einer leichten Erhöhung der Ferse im Schuh getragen hatte. Spezifische Dehnübungen sollten nicht nur die Plantarfaszie und den Soleus-Gastrocnemiuskomplex dehnen, sondern auch die ischiokrurale Muskulatur einbeziehen. DeMaio [6] hat empfohlen spezifische Dehnübungen vor der Anwendung von Schienen oder der Immobilisation durch einen Gehgips zu versuchen. Das so genannte nicht ballistische Dehnen wird in Abbildung 3 gezeigt. Dehnen der Plantarfaszie kann durch Abrollen des Fußes über eine mit Eis gefüllte Flasche erreicht werden (Abb. 4). Diese Dehnübungen sollten dreimal täglich für mindestens 10 Minuten durchgeführt und auch nach der Behandlung fortgeführt werden. Muskelkräftigung der intrinsischen Fußmuskulatur speziell des M. tibialis posterior sind ebenfalls empfehlenswert und werden in Abbildung 5 demonstriert. Außerdem sollte die Plantarfaszie und der Achillessehnenkomplex durch passive Dorsalflexion mit einem Handtuch, welches um den Vorfuß geführt wird, morgens vor dem Aufstehen gedehnt werden.

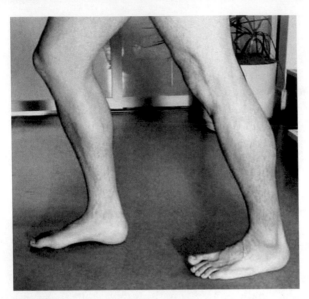

Abb. 3. Nicht ballistische Dehnübungen für den Soleus-Gastrocnemius-Komplex ist ein wichtiger Bestandteil der Behandlung.

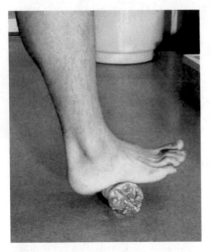

Abb. 4. Dehnung der Plantarfaszie kann durch Abrollen des Fußes über eine mit Eis gefüllte Flasche erreicht werden.

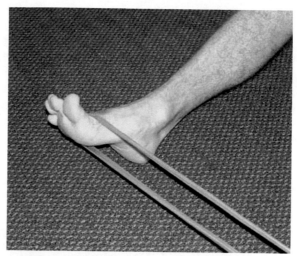

Abb. 5. Begleitende Muskelkräftigung der intrinischen Fußmuskulatur, im speziellen des M. tibialis posterior wird empfohlen. Ein Gummi- oder Theraband kann zum Training gegen Widerstand verwendet werden.

Orthesen

Das Prinzip der Schuheinlage ist die Reduktion der Stressbelastung der passiven Stabilisatoren des Fußes. Schuheinlagen gibt es in den verschiedensten Ausführungen. Sie reichen von der einfachen Einfassung der Ferse über viskoelastische Sohlen und fabrikgefertigte Einlagen bis zur handgemachten Maßeinlage. Oftmals wird die Einlage in dem Glauben verordnet, dass vermehrte Pronation ursächlich für die Symptome verantwortlich sind. Viele Autoren [13, 14] haben den Zusammenhang zwischen Pronation und der Entwicklung von Plantarfasziitis propagiert. Die Erklärung ist, dass Pronation im unteren Sprunggelenk den Kalkaneus rotiert und die Plantarfaszie dehnt und damit die Faszie übermäßig anspannt. Zusätzlich wird angenommen, dass Pronation auf eine erhöhte Laxität des Fußes hinweist und dadurch zu einer zusätzlichen Belastung des Bindegewebes speziell des myofaszialen Gewebes der Plantarfaszie [5] führt.

▮ Triggerpunkt Massage

Myofaszialer Schmerz

Das myofasziale Schmerzsyndrom ist nicht selten aber schwer zu erkennen und nur durch Ausschluss von anderen Erkrankungen zu unterscheiden. Es wird oft mit der Fibromyalgie verwechselt, welche 16% aller Besuche beim

Rheumatologen ausmacht. Im Gegensatz dazu ist das myofasziale Schmerz-
sydrom eher eine lokale Erkrankung. Beide Geschlechter sind gleich häufig
betroffen. Es hat eine bessere Prognose als die Fibromyalgie. Es wird als
Muskelschmerz wahrgenommen, der durch Druck auf bestimmte Triggerpunkte ausgelöst wird. Diese Triggerpunkte können entweder innerhalb
der betroffenen Struktur oder entfernt dieser Struktur liegen [29]. Die Prä-
valenz wird zwischen 5 und 93% der Population angegeben [1, 7, 26]. Diese Varianz lässt sich zum einen dadurch erklären, dass es noch an geeig-
neten Labor- und anderen Untersuchungsmethoden fehlt [26], und zum anderen einfach auch durch die große Zahl der Triggerpunkte. Die Literatur
unterstützt dies durch zahlreiche beweisführende Studien. Allerdings wurde
wenig über Triggerpunkte an der unteren Extremität geschrieben. Das
myofasziale Schmerzsyndrom sollte bei Patienten mit chronischem
Schmerz, welche nicht auf herkömmliche Therapieformen ansprechen und
bei denen keine andere somatische Erkrankung gefunden wurde, als Diagnose in Betracht gezogen werden. Travell und Simons [29] haben den Triggerpunkt als hyperirritablen Punkt innerhalb eines Muskels oder einer
Muskelfaszie definiert, der sich als harter Knoten oder hartes Band tasten
lässt. Dieser Punkt ist druckschmerzhaft und kann zu einem charackteris-
tischen Schmerz im betroffenen Dermatom/Muskel und autonomen Symptomen führen. Diese Definition beschreibt das Hauptmerkmal eines Triggerpunktes. Anders ausgedrückt führt Druck auf den Triggerpunkt zu
Schmerzen an einer anderen Stelle. Dies ist auch einer der Gründe, warum
die konventionelle Behandlung oft fehlschlägt. Triggerpunkte können als
aktiv, latent oder als Satellitenpunkte beschrieben werden. Ein aktiver Triggerpunkt ist eine Quelle ständigen Schmerzes, ein latenter löst nur dann
Schmerz aus, wenn er palpiert wird, und ein Satellitenpunkt entwickelt sich
im betroffenen Gebiet [27]. Die Pathophysiologie der Triggerpunkte und
die Entstehung der Triggerpunkte ist kontrovers. Die meisten Autoren
befürworten die Theorie, dass die Interaktion von Kalzium mit Adenosin-
triphosphat in der Zelle als auslösender Faktor zu sehen ist. Nach akutem
oder chronischem Trauma wird durch die Verletzung des sarkoplasmatischen Retikulums in der Muskelzelle Kalzium freigesetzt, welches sich an
Troponin bindet und eine Kontraktion der Muskelfaser auslöst. Da das sar-
koplasmatische Retikulum zerstört ist, kann das freigesetzte Kalzium nicht
wieder aufgenommen werden, und die Muskelfaser bleibt kontrahiert. Hohe
Kalziumspiegel erhöhen den Bedarf an ATP, und dies kann folglich zu einer
Hypoxie im betroffenen Gewebe führen. Gewebehypoxie kann wiederum eine lokale Entzündungsreaktion hervorrufen, was zu einer Freisetzung von
Serotonin, Histamin, Bradykininen und Prostaglandinen führt. Diese Substanzen sind ursächlich für die Schmerzauslösung verantwortlich. Es wird
außerdem angenommen, dass die intramuskulären freien Nozizeptoren sen-
sibilisiert werden [22, 23]. Erwähnenswert ist, dass die Triggerpunkte und
das myofasziale Schmerzsyndrom zum Fersenschmerz beitragen und die
Symptome der Plantarfasziitis imitieren können. Eine der häufigsten Trig-
gerpunktlokalisationen, welche eine Plantarfasziitis imitieren kann, findet

man im Muskelbauch des M. gastrocnemius oder des M. soleus. Die Diagnose wird dadurch erschwert, dass mechanische Fehlstellungen zu einer erhöhten Belastung des Muskel- und Skelettapparates führen und allein dadurch die Bildung von Triggerpunkten ausgelöst werden kann [7]. Das erinnert an das Prinzip vom Huhn und Ei. Zum Beispiel kann Fersenschmerz das Gangbild verändern. Daraus resultiert eine abnorme Muskelaktivität und die Entstehung von Triggerpunkten wird z. B. im M. soleus gefördert. Der Fersenschmerz wird in diesem Fall wie eine Plantarfasziitis therapiert und ist trotz aller konservativen Behandlungsversuche persistierend, da der Schmerz vom M. soleus ausgeht. Krankengymnastik ist die erfolgreichste Behandlungsmethode und beinhaltet Dehnungsübungen, Kältepackungen und Elektrotherapie. Das Ziel besteht darin, den Reflexbogen von Schmerz und Spastik aufzulösen [1]. Kryotherapie über dem symptomatischen Areal hat sich als hilfreich erwiesen. Tiefe so genannte Cross-frictions-Massage ist einer der wichtigsten Bestandteile der Behandlung und löst Myogelosen und verhärtete Stränge auf. Ein Wechsel zwischen Wärme und Manipulation wird von anderen Autoren als ebenso wirksam angesehen wie die Kälte- und Dehnungstherapie. Miller [19] hat auch die Verwendung von transkutaner Nervenstimulation (TENS), Iontophorese und kalter Lasertherapie als wirksam empfohlen. Besonders wichtig ist aber eine intensive Dehnung des Soleus-Gastrocnemius-Komplexes. Dies resultiert in einer schnelleren Rehabilitation und reduziert die Inzidenz und Chronifizierung des myofaszialen Schmerzsyndroms. Neuraltherapie mit Lokalanänesthesie wird als Therapie bei chronischen resistenten Fällen von myofaszialem Schmerzsyndrom empfohlen und gilt als letztes Mittel. Etwa 20–30% aller Fälle benötigen Injektionen. So genannte trockne Injektion, z. B. Akupunktur oder die Injektion von Kochsalz in das Areal des Triggerpunktes löst die bindegewebigen Stränge innerhalb der Muskulatur auf. Kochsalzinjektionen und Akupunktur wurden 1997 von Hong [10] in einer Studie verglichen. Verglichen mit Akupunktur führte Kochsalz zu einer signifikanten Reduktion der Schmerzscores.

Box 2 Praktische Tips

Fersenschmerz

▌ Frühzeitige, intensive konservative Behandlung hat die besten Ergebnisse
▌ Es ist sehr wichtig Autoimmunkrankheiten und Nervenkompressions Syndrome auszuschließen.
▌ Patienten mit idiopathischen Fersenschmerz müssen auf seronegative und seropositive Arthritiden sowie Sarkoidose untersucht werden.
▌ Nach dem Kniegelenk ist der Fuß die am meisten betroffene Region bei Rheumatoider Arthritis.
▌ Bei Männern unter 40 Jahren mit beidseitigem Fersenschmerz müssen Morbus Reiter und Morbus Bechterew ausgeschlossen werden.

▮ Taping

Für die Behandlung der Plantarfasziitis wurden spezielle Tapingtechniken entwickelt. Diese Techniken sind sehr zuverlässig bei der Therapie der Plantarfasziitis, sollten aber nur kurzfristig angewendet werden. Die nachfolgende Technik ist vom Autor entwickelt worden und sehr nützlich in der akuten Phase der Erkrankung. Diese Methode kann auch zur mittelfristigen Therapie benutzt werden und dient als Bestätigung der Diagnose. Linderung der Symptome durch Tapen kann als Indikator verwendet werden, ob maßgefertigte Einlagen helfen werden. Eine rationale Erklärung, dass Tapingtechniken hilfreich zur Behandlung der Plantarfasziitis sind, basiert auf folgenden Grundlagen:

▮ Mechanische Unterstützung der Plantarfaszie sowohl dynamisch als auch statisch
▮ Unterstützung des M. peroneus longus, der den ersten Fußtrahl stabilisiert
▮ Kompression der Plantarfaszie
▮ Plantarflexion des Vorfußes gegenüber dem Rückfuß. Dadurch wird die kalkaneale Inklination erhöht
▮ Inversion des Kalkaneus
▮ Reduktion der Beweglichkeit im Mittelfuß, im Besonderen der tarsalen Gelenke

Diese vom Autor speziell entwickelte Technik dient im Besonderen dazu, den hypermobilen oder pronierenden Fuß zu unterstützen, da dies als einer der auslösenden Faktoren angesehen wird. Taping ist beim Hohlfuß oder beim supinierenden Fuß kontraindiziert.

Methode

Bei dieser Technik werden 3 und 5 cm breite Streifen verwendet. Pflasterallergien und allergische Reaktion zu Zinkoxid müssen ausgeschlossen werden. Die Methode und Richtung des Anlegens ist absolut kritisch. Man legt die Streifen von medial nach lateral. Wenn man in die andere Richtung also von lateral nach medial tapet, ist die Anlage eines Tapeverbandes zum Scheitern verurteilt. Im ersten Schritt wird ein 3 cm breiter Streifen von der Basis des fünften Metatarsale entlang der lateralen Ferse hinter dem Kalkaneus bis zur Basis des ersten Metatarsale geführt (Abb. 6). Die Applikation von lateral nach medial resultiert in einem supinierenden Moment am Kalkaneus. Dieser erste Streifen muss mit einem plantarflektierten ersten Strahl appliziert werden, sodass das Tape leicht dorsal über der Basis des ersten Metatarsale endet. Der zweite Streifen (3 cm Tape) startet dorsal über dem Kopf des zweiten Metatarsale, wird nach plantar geführt und endet über dem Kopf des fünften Metatarsale. Währenddessen muss der erste

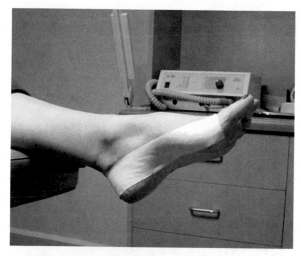

Abb. 6. Der erste Streifen wird von der Basis des fünften Metatarsale entlang der lateralen Ferse hinter dem Kalkaneus bis zur Basis der ersten Metatarsale geführt.

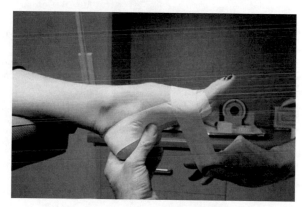

Abb. 7. Der zweite Streifen startet dorsal über dem Kopf des zweiten Metatarsale, wird nach plantar geführt und endet über dem Kopf des fünften Metatarsale. Während dieser Aktion muss der erste Strahl plantarflekiert werden und von medial nach lateral verlaufen.

Strahl plantarflekiert werden (Abb. 7). Damit wird eine evertierte Position des Vorfußes mit einem plantarflektierten ersten Strahl induziert. Der erste Strahl ist somit nicht in der Lage, entscheidend zu dorsalflektieren, und dies wird durch die Aktion des M. peroneus longus unterstützt. Damit ist die Spannung, die normalerweise auf der Plantarfaszie liegt, wesentlich reduziert. Der dritte Streifen wird von lateral nach medial angelegt. Man beginnt unterhalb des lateralen Malleolus, führt das Tape unterhalb des Kalkaneus und endet proximal des medialen Malleolus. Dieser Streifen wiederum invertiert den Kalkaneus und es muss sichergestellt werden, dass beim

Applizieren dieses Streifes eine gewisse Spannung erreicht wird. Das Areal, in welchem der meiste Druckschmerz besteht, sollte durch diesen Streifen bedeckt sein. Der nächste Schritt besteht in der Applikation von fünf oder vier Streifen beim schmaleren Fuß, die longitudinal von den plantaren Metatarsalköpfchen zum posterioren Kalkaneus geführt werden. Der erste Streifen beginnt vom ersten Metatarsalköpfchen, der fünfte beginnt vom

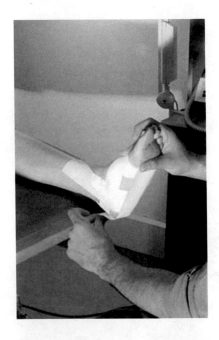

Abb. 8. Der nächste Schritt besteht in der Applikation von fünf oder vier Streifen beim schmaleren Fuß, die longitudinal von den plantaren Metatarsalköpfchen zum posterioren Kalkaneus geführt werden. Der erste Streifen beginnt vom ersten Metatarsalköpfchen, der fünfte beginnt vom fünften Metatarsalköpfchen. Diese Streifen sollen am Kalkaneus überlappend geführt werden und eine gewisse Spannung ausüben.

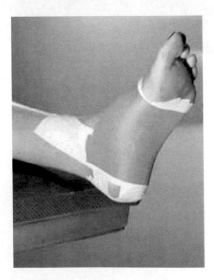

Abb. 9. Der Abschluss des Tapeverbandes besteht in Streifen die von medial nach lateral am Vor- und Mittelfuß angebracht werden. Ab dem Mittelfuß wird die Richtung von lateral nach medial gewechselt, bis man hinter dem Kalkaneus angekommen ist.

fünften Metatarsalköpfchen. Diese Streifen sollen am Kalkaneus überlappend geführt werden und eine gewisse Spannung ausüben (Abb. 8). Es ist wiederum notwendig, den Fuß plantarzuflektieren, um die Plantarfaszie zu entlasten und einen optimalen Effekt bei Überlastung zu erreichen. Mit diesen Basisstreifen hat man sämtliche Spannung von der Faszie genommen, und der Tapeverband kann nun durch die Verwendung von 5 cm Streifen abgeschlossen werden. Diese Streifen werden von medial nach lateral wie in Abbildung 9 gezeigt angebracht. Der erste Streifen soll soweit wie möglich distal am Fuß verlaufen. Weitere Streifen sollen sich etwa zur Hälfte überlappen. Ab dem Mittelfuß wird die Richtung dann gewechselt und von lateral nach medial gewickelt. Damit wird der Rückfuß wie schon beschrieben in eine invertierte Position gebracht. Zusammenfassend müssen alle Streifen sehr straff geführt werden, um die Plantarfaszie dementsprechend zu unterstützen. Während sportlicher Belastung verliert der Tapeverband den Kontakt zur Haut und je fester der Verband am Anfang anliegt, umso besser sind der Effekt und die Haltbarkeit.

▮ Vorsichtsmaßnahmen

Diese Technik ist nicht effektiv bei einem rigiden Vorfuß mit Rückfußvalgus oder einem rigiden ersten plantarflektiertem Strahl. Die Plantarfasziitis bei diesen Fußtypen ist meistens durch die fehlende Fähigkeit Belastungen zu absorbieren charakterisiert. Den Fuß durch einen Tapeverband noch mehr zu versteifen, macht daher keinen Sinn. Diese Methode bringt den Fuß außerdem in eine abnormale oder sogar pathologische anatomische Position. Diese Technik entlastet die Plantarfaszie erheblich, indem sie den Vorfuß plantarflektiert und den Rückfuß bzw. Kalkaneus invertiert. Sie dient zur kurzfristigen Behandlung der akuten Plantarfasziitis oder zur mittelfristigen Therapie, um herauszufinden, ob die Behandlung mit maßgefertigten Einlagen Aussicht auf Erfolg hat. Tapeverbände sollen nicht als langfristige Therapie angesehen werden. Sie können in der akuten Phase für die ersten 72 Stunden bis zu zwei Wochen sicher angewendet werden. Realistisch gesehen sollten sie nicht länger als 48–72 Stunden benutzt werden. Wird der Tapeverband gemäß dieser Indikation angewandt, ist er eine sichere und erfolgreiche Therapie. Da die Bewegung im Mittelfuß so gut wie ausgeschlossen wird, ist diese Art des Tapens auch sehr effektiv zur Behandlung von „shin splints", welche durch einen Vorfußvarus verursacht werden. Die Kombination von Tapeverband und einem ausgedehnten Stretching ergänzt sich fabelhaft und stellt zusammen mit der Cryotherapie einen wichtigen Baustein der Behandlung dar.

▮ Literatur

1. Auleciems LM (1995) Myofascial Pain Syndrome: A multi-disciplinary approach. Nurse Practitioner 20 (4):18–28
2. Bartold SJ (2001) Biomechanical problems of the lower limb in: Marfuli N, Chan K-M, McDonald R, Malina R, Parker A, Sports Medicine for Specific Ages and Abilities. Churchill Livingstone Edin. Pages, pp 425–435
3. Bartold SJ (1997) Conservative management of plantar fasciitis. Sport Health, Vol 10, No 3, pp 17–28
4. Cooper P (1997) Current concepts on the management of heel pain. www.metscape.com/metscape/orthosportsmed/journal
5. Cornwall MW, McPoil TG (1999) Plantar fasciitis; etiology and treatment. J Orthop Sports Phys Ther 29:756–760
6. DeMaio M, Payne R, Mangine RE, Dres D (1993) Plantar fasciitis. Orthopaedics, Vol 16, No 10:1153–1162
7. Fomby EW, Mellion MB (1997) Identifying and treating myofascial pain syndrome. The Physician and Sportsmedicine 25(2):67–75
8. Fury JG (1975) Plantar fasciitis. The painful heel syndrome. J Bone Joint Surg 57A:672–673
9. Hicks JH (1954) The mechanics of the foot: Part 2. The plantar aponeurosis and the arch. J Anat 88:25, 345–357
10. Hong C, Kuan T, Chen J, Chen S (1997) Referred pain elicited by palpation and by needling of myofascial TiPs. Archives of physical medicine and rehabilitation. 76(9):957–964
11. Kantu RI, Grodin AJ (1992) Myofascial Manipulation: Theory and clinical application. Aspen Publishers, USA
12. Kogler GF, Solomonidis SE, Poole JP (1996) Biomechanics of longitudinal arch support mechanisms in foot orthoses and their affect on plantar aponeurosis strain. Clinical Biomechanics 11(5):243–252
13. Kosmahl EM, Kosmahl HE (1987) Painful plantar heel, plantar fasciitis and calcaneal spur: Etiology and treatment. J Ortho Sports Phys Ther. 9(1):14–17
14. Kwong PK, Kay D, Voner RT, White MW (1988) Plantar fasciitis. Clin Sports Med 7:119–126
15. Lapidus PW, Guidotti FP (1965) Painful heel: Report of 323 patients with 364 painful heels. Clin Orthop 39:178–186
16. Leach RE, Seavey MS, Salter DK (1996) Results of surgery in athletes with plantar fasciitis. Foot Ankle 7:156–161
17. Lutter LD (1997) Plantar fasciitis: A guide to appropriate diagnosis and treatment. The Medical J of Allina. Vol 6, No 2, http://www.allina.com
18. McBryde AM Jr (1984) Plantar fasciitis. In: Murray JA, (ed) AAOS Sentence Case Instructional Course Lectures 33:278–282
19. Miller B (1994) Manual therapy treatment of myofascial pain and dysfunction. In: Rachlin ES Myofascial pain and fibromyalgia. Mosby-Earp, USA
20. Perry J (1983) Anatomy and biomechanics of the hindfoot. Clin Orthop 177:9–15
21. Pfeffer GB (1997) The conservative management of plantar fasciitis: A prospective randomised multicentre outcome study. Presented at the 27th Annual Meeting of the AOFAS, February 16th San Francisco, CA
22. Rachlin ES (1994) History and physical examination for regional Myofascial Pain Syndrome. In: Rachlin ES Myofascial pain and fibromyalgia. Mosby-Earp, USA
23. Schneider NJ (1995) Tender points/fibromyalgia versus triggerpoint/myofascial pain syndrome: A need for clarity in terminology and differential diagnosis. Journal of manipulative and physiological therapeutics 18(6):390–406

24. Sharkey NA, Ferris L, Donahue SW (1998) Biomechanical consequences of plantar fascial release or rupture during gait: Part 1 – Disruptions in longitudinal arch confirmation. Foot and Ankle International, Vol 19, No 12:812–819
25. Sherreff MJ (1987) Geriatric foot disorders: How to avoid under treating them. Geriatrics 42:69–80
26. Simons D (2000) Update of myofascial pain from TiPs. Retrieved 18, from World Wide Web: http://goldenorb.atnet.net.au/simon/HTML/ davidpercentage20simonspercentageupdate.htm
27. Starlanyl D, Copeland ME (1996) Fibromyalgia and chronic Myofascial Pain Syndrome: A Survival Manual. New Harbinger Publications, USA
28. Tsai WC, Chiu M-F, Wang C-L, Tang F-T, Wong M-K (2000) Ultrasound evaluation of plantar fasciitis. Scanned J Rheumatol 29:255–259
29. Trevell J, Simons D (1983) Myofascial Pain and Dysfunction: The TiP manual-the upper extremities. Volume I. Williams and Wilkins, Baltimore
30. Wright TG, Rennels DC (1964) A study of the elastic properties of plantar fascia. J Bone Joint Surg 46A:482

■ Die zehn Regeln der Laufverletzungen

T. Noakes

■ 1. Running injuries are not an act of God
– Überlastungsreaktionen werden nicht durch höhere Gewalt hervorgerufen –

Verletzungen im Sport können entweder der Gruppe der extrinsischen oder der intrinsischen Verletzungen zugeteilt werden. Extrinsische Verletzungen werden meist durch Körperkontakt bei Sportarten wie Rugby, Fußball oder Boxen hervorgerufen. Historisch gesehen hat die Berufsgruppe der Orthopäden sich hauptsächlich um diese Gruppe gekümmert, und in den Standardtextbüchern der Sportmedizin und Orthopädie werden diese extrinsischen Verletzungen intensiv abgehandelt.

Intrinsische Verletzungen sind in den üblichen Standardwerken bisher vernachlässigt worden. Das erste Buch über Laufverletzungen ist erst im Jahr 2001 erschienen [17]. Intrinsische Verletzungen resultieren von Faktoren, die im Körper des Sportlers selbst liegen und nicht durch Trauma von außen entstehen. Diese werden durch die Verknüpfung dreier Faktoren hervorgerufen: die genetische Komponente des Sportlers, die Umwelt, in der er trainiert (dies schließt Laufschuhe mit ein) und verwendete Trainingsmethoden.

Genetische Faktoren bestimmen die Struktur unserer Gelenke, der Weichteile und des Muskelapparates. Dieser Umstand sorgt dafür, dass kein Läufer dem anderen ähnlich ist. Wichtiger aber ist, dass der perfekte biomechanische Körper extrem selten ist. Wenn man zehn beliebige Läufer anschaut, findet man wahrscheinlich jede nur vorstellbare biomechanische Katastrophe. Zusätzlich könnte man spekulieren, dass der menschliche Körper sich noch nicht an das Gehen bzw. Laufen gewöhnt hat und besser dazu geeignet ist, auf Bäume zu klettern.

Wir glauben heute, dass bestimmte biomechanische Abnormalitäten entscheidend dazu beitragen, dass Überlastungsreaktionen und -verletzungen entstehen. Laufschuhe und/oder Schuheinlagen können diese Abnormalitäten zumindest teilweise korrigieren und somit zur Prävention und Behandlung beitragen. Die folgenden biomechanischen Fehlstellungen prädisponieren zur Laufverletzung:

■ Eine verminderte Beweglichkeit im oberen Sprunggelenk
■ Ungleiche Beinlänge

▌ Erhöhte Anteversion des Schenkelhalses
▌ Erhöhter Q-Winkel
▌ Genu varum
▌ Genu valgum
▌ Vorfuß- oder Rückfußfehlstellungen (im schlimmsten Fall das so genannte „malicious malalignment syndrom": Innenrotation des Oberschenkels, schielende Kniescheibe, X-Beine, Außenrotation des Unterschenkels und Plattfüße)
▌ Hohlfuß (pes cavus)

Zu dieser bereits langen Liste müssen wir noch andere Faktoren hinzufügen: weibliches Geschlecht, ein Lebensalter von 25 Jahren und höher, ein hoher Body-Mass-Index (BMI), ein niedriges Fitnesslevel bei Beginn des Trainingsprogramms und vorbestehende Verletzungen.

Nachdem wir all diese Faktoren erwähnt haben, müsste man annehmen, dass man durch die Korrektur der Fehlstellung vor allem des Fußes durch korrekte Laufschuhe und die Verschreibung von Schuheinlagen das Verletzungsrisiko entscheidend vermindern kann. Interessanterweise haben die letzen 20 Jahre intensiver Forschung auf diesem Gebiet zu keiner Erkenntnis geführt. Benno Nigg hat 2001 [15] eine Studie veröffentlicht, in der er aufgezeigt hat, dass Einlagen und moderne Laufschuhe keinen Einfluss auf die Biomechanik des Fußes haben. Er zieht die Schlussfolgerung, dass andere Faktoren für die Reduzierung der Überlastungsreaktionen und -verletzungen bei mit Einlagen versorgten Läufern verantwortlich sein müssen. Nigg versucht dies dadurch zu erklären, dass moderne Laufschuhe und/oder Einlagen Muskelaktivität vor und während der Standphase verändern und somit vorteilhaftere Bewegungsabläufe für die untere Extremität verursachen.

▌ 2. Each injury progresses through four grades
– Jede Verletzung verläuft in vier Stadien –

Im Gegensatz zu den extrinsischen Verletzungen, bei denen ein plötzlicher Schlag zu einer akuten Verletzung führt, ist die intrinsische Verletzung so gut wie immer durch ein graduelles Auftreten gekennzeichnet.

▌ Stadium 1: Eine Verletzung verursacht Symptome nach einer Belastung, welche oft einige Stunden andauern.

▌ Stadium 2: Eine Verletzung verursacht Unbehagen aber noch keine Schmerzen während der Belastung. Die Leistungsfähigkeit ist allerdings noch in keiner Weise beeinträchtigt.

▌ Stadium 3: Eine Verletzung verursacht nun offensichtliche Schmerzen und beinträchtigt die Leistung während des Wettkampfes und Trainings.

▌ Stadium 4: Die Verletzung ist so schwerwiegend, dass jegliches Laufen unmöglich wird.

Diese Einteilung ermöglicht einen rationalen Zugang zu Verletzungen. Ein Läufer mit einer Verletzung im Stadium 1 kann z.B. mit seinem Training fortfahren, solange diese nicht ins Stadium 2 übergeht, während ein Läufer mit einer Verletzung im Stadium 4 sich fragen sollte, warum es überhaupt so weit gekommen ist. Läufer mit einer Verletzung im Stadium 1, welche schon seit geraumer Zeit existiert, müssen auch keine Angst haben, sich plötzlich bis zum Stadium 4 zu verschlechtern. Es gibt lediglich zwei Ausnahmen zu dieser Regel: Stressfrakturen und das iliotibiale Bandsyndrom. Beide Verletzungen können sehr schnell fortschreiten und zur Trainingsunfähigkeit führen.

▌ 3. Each injury indicates a break-down point
– Jede Verletzung signalisiert einen Schwachpunkt –

Dieses Gesetz ist die logische Schlussfolgerung des ersten Gesetzes. Vereinfacht gesagt, es ist an der Zeit sich zu fragen, warum die Verletzung auftritt. Trainingsintensität und Anpassungsfähigkeit des Körpers stehen offensichtlich nicht mehr im Einklang. Normalerweise wird dies durch eine hohe Trainingskapazität über eine längere Zeitdauer hervorgerufen, bis der Körper plötzlich Alarm gibt. Manchmal ist es lediglich eine plötzliche Änderung der Trainingsroutine, wie z.B. härteres oder längeres Training oder Training unter anderen Umweltbedingungen (von Gras auf Straße, von der Halle ins Freie). Der Schlüssel, Überlastungsreaktionen zu behandeln und vorzubeugen, liegt im Verstehen der eigenen „genetischen Grenzen". Diese Grenzen legen die Wahl unserer Laufschuhe fest, bestimmen den Trainingsuntergrund, auf dem wir problemlos laufen können, und schließlich, wieviel Training und Wettkampf wir vertragen. Mit diesem Wissen, das wir uns hauptsächlich durch Selbstbeobachtung erwerben müssen, können wir uns irgendwann eine natürlich Resistenz gegen Verletzungen aneignen. Zusammenfassend müssen wir drei Faktoren analysieren, wenn eine Überlastungsreaktion auftritt:
▌ Laufschuhe
▌ Trainingsuntergrund
▌ Trainingsmethoden

Die richtige Auswahl der Laufschuhe wird in einem anderen Kapitel behandelt. Wir möchten deshalb hier nicht näher darauf eingehen.

Der Laufuntergrund ist oft zu hart oder uneben und benötigt einen vermehrten Ausgleich durch Muskelaktivität. Der ideale Untergrund ist weich, wie Waldboden oder Feldwege. Dieser Untergrund sorgt dafür, dass keine vorzeitige Muskelaktivität der unteren Extremitätenmuskulatur benötigt wird, um das „harte" Aufkommen auszugleichen und die auftretenden Bodenreaktionskräfte aufzufangen. Allerdings muss die Fußmuskulatur mehr arbeiten, um eventuelle Unebenheiten im Untergrund aufzufangen. Unebene Oberflächen bringen die Füße oft in vermehrte Pronation und verursachen ein kürzeres und längeres Bein. Gras obwohl ein weicher Untergrund ist meist uneben, und Sandboden ist entweder zu hart oder zu weich. Der Untergrund in Laufstadien wird mit unterschiedlichen Materialien hergestellt. Das Hauptproblem ist das ständige Laufen in eine Richtung mit vermehrter Belastung des äußeren Beines. Bergläufe belasten Achillessehne und Unterschenkelmuskulatur verhältnismäßig stark. „Downhill"-Laufen verursacht exzentrische Muskelkontraktionen. Dies führt zu Überlastungen im Muskel. Zusätzlich wird durch die erhöhten Bodenreaktionskräfte das Becken nach hinten gezogen und die Lendenwirbelsäule in ein Hohlkreuz gebracht. Der beste Plan besteht darin, den Untergrund zu variieren, die Laufrichtung in der Laufbahn oft zu wechseln und Läufe am Strand zu vermeiden.

Hohe Trainingsintensität und eine frühere Verletzung sind die häufigsten Faktoren, die zu einer Überlastungsverletzung führt. Besonders Anfänger machen meistens den Fehler zu schnell, zu oft, zu viel und zu weit zu laufen. Dies ist besonders häufig in den ersten drei Monaten zu beobachten. Kardiovaskuläre Fitness geht der Fitness des Muskel- und Skelettapparates immer voraus und führt zum Gefühl, dass es ja schon so richtig gut geht. Es ist gerade für den Anfänger wichtig, einem strukturierten Trainingsprogramm zu folgen. Die folgende Tabelle 1 fasst alle Faktoren, die zu einer Verletzung führen können, zusammen:

Tabelle 1. Laufverletzungsfaktoren

Wichtige Faktoren, die eine Laufverletzung auslösen	Faktoren, die eine Laufverletzung wahrscheinlich nicht auslösen	Faktoren, die am Entstehen einer Laufverletzung wahrscheinlich beteiligt sind
▌ Frühere Verletzung ▌ Mangelnde Lauferfahrung ▌ Wettkampfbeteiligung ▌ Hohe wöchentliche Kilometerleistung ▌ Hohes Körpergewicht	▌ Alter ▌ Geschlecht ▌ Warm up ▌ Stretching ▌ Bergläufe ▌ Laufen auf hartem Untergrund ▌ Beteiligung an anderen Sportarten ▌ Jahreszeit ▌ Tageszeit ▌ Erhöhte Gehstrecken	▌ Körpergröße ▌ Fehlstellungen ▌ Fehlende Gelenkbeweglichkeit

▮ 4. Most true running injuries are curable
– Die meisten Laufverletzungen sind heilbar –

Nur eine sehr geringe Anzahl von Laufverletzungen sind nicht durch simple Maßnahmen heilbar und chirurgische Eingriffe müssen nur in den allerseltesten Fällen durchgeführt werden. Mit diesem Wissen gilt es, den verletzten Läufer zu versichern, dass er so gut wie immer geheilt werden und an seine alten Leistungen anknüpfen kann. Folgende Ausnahmen müssen berücksichtigt werden:

▮ Läufer mit schweren biomechanischen Fehlstellungen, die nicht mit konventionellen Methoden behandelt werden können, werden nicht in der Lage sein, vemehrte Belastungen zu kompensieren. Diese Läufer werden immer an Überlastungsreaktionen leiden und es sollte ihnen dringend angeraten werden, mit dem Laufen aufzuhören.

▮ Verletzungen, die aus schweren degenerativen Zuständen resultieren oder in solche führen, speziell die Tendinosen der Achillessehne. Diese degenerativen Veränderungen heilen schlecht, benötigen längere Pausen und die Prognose ist eher schlecht.

▮ Verletzungen, die aus abnormalen Gelenken resultieren, vor allem Hüfte, Knie und Sprunggelenke. Das typische Beispiel ist der langjährige Rugbyspieler, der Mitte Dreissig auf die Idee kommt, mit dem Laufen anzufangen und dessen Gelenke durch den hohen Impakt bereits vorgeschädigt ist und Schmerzen während des Laufens verursachen.

Ein wichtiger Zusatz zu diesem Gesetz ist: wenn der behandelnde Experte nicht in der Lage ist, die Verletzung auszukurieren, ist es an der Zeit nach jemanden anderen zu suchen. Tipps von Laufkollegen sollten mit Vorsicht betrachtet werden, und man sollte bei Unsicherheit immer nach einem erfahrenen Laufarzt suchen.

▮ 5. Sophisticated methods are seldom necessary to diagnose injury
– Selten sind aufwendige Untersuchungen notwendig, um die Diagnose zu stellen –

Die meisten Laufverletzungen betreffen Weichteilstrukturen oftmals in der Nähe der großen Gelenke. Diese Strukturen können nicht mit Röntgenbildern dargestellt werden. Die Diagnose wird mit einer gründlichen klinischen Untersuchung gestellt („hands on"). Die Anamnese muss gründlich erhoben werden. Hierbei muss vor allem nach Trainingsmethoden, Veränderungen des Trainings und Laufschuhen gefragt werden. Sollte die Verletzung allerdings persitieren, sollten moderne bildgebende Verfahren wie das MRT eingesetzt werden.

▌ 6. Treat the cause not the effect
– Die Ursachen und nicht das Symptom behandeln –

Alle Überlastungsreaktionen haben eine Ursache und können nur geheilt werden, wenn der auslösende Faktor gefunden wird. Operationen, Physiotherapie, Kortisoninjektionen, Medikamente, Chiropraktik und Homöopathie werden mit hoher Wahrscheinlichkeit nicht helfen und Symptone nur maskieren, wenn die genetischen Faktoren, Umweltfaktoren und Trainingsmethoden nicht berücksichtigt werden. Es gilt sich folgenden Grundsatz einzuprägen: Der Läufer ist ein unschuldiges Opfer seiner biomechanischen Fehlstellung, seiner Trainingsmethode und der Umwelt, in der er trainiert. Leider gibt es auch Läufer, deren Verletzung mehr im Kopf existiert und nicht auf kausale Therapieversuche reagiert. Diese Gruppe bedarf besonderer psychologischer Betreuung.

▌ 7. Complete rest is seldom the most appropriate treatment
– Eine Ruhepause ist selten die richtige Behandlung –

Ist die Verletzung eindeutig durch Laufen hervorgerufen, wäre die logische Antwort: beende das Training. Ruhe heilt zwar akute Symptome sehr schnell, aber der auslösende Faktor ist immer noch vorhanden. Sobald der Läufer das Training wieder aufnimmt, ist er denselben Faktoren ausgesetzt und wird sich zwangsläufig wieder verletzen. Hinzu kommt, dass Ruhe für die meisten ernsthaften Läufer nicht akzeptabel ist, da eine bestimmte Form von körperlicher und emotionaler Abhängigkeit besteht. Die einzigen Verletzungen, die mit Ruhe behandelt werden müssen, sind diejenigen, die Laufen einfach unmöglich machen, z. B. Stressfrakturen. Mein Tipp an alle Läufer ist, dass sie fortfahren sollen zu laufen, aber nur bis zu dem Punkt, an dem Symptome auftreten. Zusätzliche sportliche Aktivitäten, wie Aqua Jogging, Schwimmen und Radfahren bewahren die Ausdauerleistung ohne die untere Extremität zu belasten. Je nach Besserung der Symptome soll der Läufer sich sehr langsam an seine normale Tätigkeit herantasten. Sollte allerdings nach drei bis fünf Wochen immer noch keine Besserung eingetreten sein, müssen die Alarmglocken beim Läufer und behandelten Arzt läuten und eine intensive Suche nach Krankheiten wie Venenthrombosen oder Symptomen, die nicht mit Training zusammenhängen, wie z. B. Krebserkrankungen etc. stattfinden.

▌ 8. Never accept as final the advise of non-runner
– Nie den Ratschlägen eines Nichtläufers trauen –

Mit den Jahren bin ich zum Schluss gekommen, dass sich jeder Mensch als Sportexperte ansieht. Dies trifft auch auf die Diagnose Sportverletzungen und deren Behandlung zu. Wie können wir nun herausfinden, wem wir trauen können. Ich würde folgende vier Kriterien abhaken:

▌ Der Ratschlag muss von einem Läufer kommen. Ohne persönliche Erfahrung im Laufen selbst gibt es keine Einsicht und Verständnis über auftretende Probleme. Das heißt natürlich nicht, dass man jedem Läufer prinzipiell trauen kann. Es erhöht aber die Wahrscheinlichkeit, dass erlebtes Wissen vorhanden ist um einiges.

▌ Der Berater muss in der Lage sein, genetische, umweltbedingte und trainingsbedingte Faktoren zu diskutieren. Ist dies nicht möglich, wird die Behandlung ins Nichts führen.

▌ Wenn der Berater es nicht schafft, die Verletzung auszuheilen, sollte er sich genauso gestresst fühlen wie der Patient. Er muss die Bedeutung des Laufens für den Patienten verstehen. Es ist lächerlich von jemandem behandelt zu werden, der sowieso gegen Langstreckenlaufen argumentiert.

▌ Der Berater sollte nicht Unmengen an Gebühren verlangen und nicht teure Untersuchungen veranlassen. Überlastungsverletzungen im Laufsport können in den allermeisten Fällen durch kostengünstige Methoden diagnostiziert und behandelt werden.

▌ 9. Avoid Surgery
– Operationen möglichst vermeiden –

Die einzige Indikation zur operativen Intervention als Erstbehandlung ist das akute Kompartmentsyndrom und das Interdigitalneurom. Relative Indikationen sind die Tendinose der Achillessehne und das iliotibiale Bandsyndrom nach mehr als sechs Monaten erfolgloser konservativer Behandlung, sowie akute Bandscheibenvorfälle. Die offensichtliche Gefahr einer Operation besteht in der Irreversibilität des Eingriffes. Leider habe ich mehr als einmal erleben müssen, dass Läufer sich trotz Fehldiagnosen Operationen an den Gelenken unterzogen haben. Dies hat nicht nur dazu geführt, dass die Verletzung weiterbestand, sondern auch dazu, dass die Laufkarriere beendet werden musste. Ein chirurgischer Eingriff sollte nur dann in Betracht gezogen werden, wenn die konservative Behandlung über mindestens sechs Monate zu keinem Erfolg führt, die Diagnose bestätigt ist, und die Verletzung sich mindestens im dritten oder vierten Stadium befindet (siehe Regel Nr. 2).

▌ 10. There is little evidence that recreational running causes osteoarthritis
– In der Regel verursacht Langstreckenlaufen keine Arthrose –

Arthrose ist eine degenerative Veränderung des Gelenkknorpels. Im Endstadium reibt Knochen an Knochen und verursacht Schmerz und eingeschränkte Beweglichkeit. Manche Orthopäden sind der Auffassung, dass durch die vermehrte Belastung im Langstreckenlaufen dieser degenerativer Prozess initiiert wird oder sich vorbestehende Vorschäden verschlimmern können. Neuere Studien zeigen jedoch, dass es für den Freizeitläufer extrem unwahrscheinlich ist durch Laufen Arthrose auszulösen. Die Ausnahme gilt für Eliteathleten, die eine hohe Trainings- und Wettkampfbelastung haben und oftmals trotz Überlastung mit dem Training fortfahren. Kontaktsportarten (z. B. Fußball, Rugby, Tennis, Squash) haben ein wesentlich höheres Risiko, da durch häufigen plötzlichen Richtungswechsel Rotations- und Translationsbelastungen auf die Gelenke einwirken.

▌ Literatur

1. Almeida SA, Williams KM, Shaffer RA, Brodine SK (1999) Epidemiological patterns of musculoskeletal injuries and physical training: Med Sci Sports Exerc 31:1176–1182
2. Brill PA, Macera CA (1995) The influence of running patterns on running injuries: Sports Med 20:365–368
3. Buckwalter JA, Lane NE (1997) Athletics and osteoarthritis: Am J Sports Med 25:873–881
4. Ettinger WH, Burns R, Messier SP, Applegate W et al (1997) A randomized trial comparing aerobic exercise and resistance exercise with a health education program in older adults with osetoarthritis: J Am Med Assoc 227:25–31
5. Hintermann B, Nigg BM (1998) Pronation in runners. Implications for injuries: Sports Med 26:169–176
6. Ilaho OA, Kohl HW (2003) Lower extremity morphology and alignment and risk of overuse injury: Clin J Sports Med 8:38–42
7. James SL, Bates BT, Osternig LR (1978) Injuries to runners: Am J Sports Med 6:40–50
8. Konradsen L, Hansen EMB (1990) Long distance running and osteoarthrosis: J Sports Med 18:379–381
9. Kujala UM, Kettunen J, Paananen H et al (1995) Knee osteoarthritis in former runners, weight lifters, soccer players and shooters: Arthritis and Rheumatism 38:539–546
10. Lane NE, Bloch DA, Jones HH et al (1986) Long-distance running, bone density and osetoarthritis: J Am Med Assoc 255:1147–1151
11. Leppilathi J, Karpakka J, Gorra A et al (1994) Surgical treatment of overuse injuries to the achilles tendon: Clin J Sports Med 4:100–107
12. Macera CA, Pate RR, Powell KE et al (1989) Predicting lower-extremity injuries among habitual runners: Arch Int Med 149:2565–2568
13. Marti B, Vader JP, Minder CE et al (1988) On the epidemiology of running injuries: Am J Sports Med 16:285–294

14. Nigg BM, Khan A, Fisher V et al (1998) Effect of shoe insert construction on foot and leg movement: Med Sci Sports Exerc 30:550–555
15. Nigg BM (2001) The role of impact forces and foot pronation: Clin J Sports Med 11:2–9
16. Noble CA (1979) The treatment of iliotibial band syndrome: Brit J Sports Med 13:51–54
17. O'Connor EG, Wilder RP, Nirschl R (2003) Textbook of running medicine, McGraw Hill, New York, p 1–696
18. Osler T (1978) Serious runners handbook
19. Panush RS, Inzinna JD (1994) Recreational activities and degerative joint disease: Sports Med 17:1–5
20. Pope RP, Herbert RD, Kirwan JD et al (2000) A randomized trial of pre-exercise stretching for prevention of lower-limb injury: Med Sci Sports Exerc 32:271–277
21. Sohn RS, Micheli IJ (1984) The effect of running on the pathogenesis of osteo-arthritis of the hips and knees: Med Sci Sports Exerc 16:150
22. Stacoff A, Reinschmidt C, Nigg BM et al (2001) Effects of shoe sole construction on skeletal motion during running: Med Sci Sports Exerc 33:311–319
23. Walter SD, Hart LE, McIntosh JM et al (1989) The Ontario-Cohort study of running-related injuries: Arch Int Med 149:256

TRAINING
UND REHABILITATION

■ Die fünfzehn Regeln des Trainings

T. Noakes

Bis zu Beginn der siebziger Jahre war die Sportwissenschaft keine anerkannte wissenschaftliche Disziplin. Bis dahin war Training eine intuitive Sache und basierte unter anderem auf Beobachtungen von Eliteathleten und deren Trainingsmethoden. Wenn man die neuesten Erkenntnisse über Physiologie und die Adaption des menschlichen Körpers auf Training zusammennimmt, kann man 15 Grundregeln aufstellen, die auf alle Läufer angewandt werden können.

■ 1. Regelmäßiges Training das ganze Jahr über (Train frequently all year round)

Wer ein guter Läufer werden will, muss unabhängig von der beruflichen und privaten Situation über das gesamte Jahr regelmäßig trainieren. Regelmäßiges Training von geringer Intensität ist wesentlich nützlicher als intensives Intervalltraining mit langen Abständen dazwischen. Für den Läufer, der lediglich an körperlicher Fitness interessiert ist, sind dreißig Minuten Laufen drei- bis viermal die Woche vollkommen ausreichend. Für den ehrgeizigen Läufer ist eine Trainingsfrequenz von 6 mal pro Woche notwendig. Ruhezeiten sind absolut notwendig, um dem Körper eine Chance zu geben, zu regenerieren. Zwei Monate Trainingspause pro Jahr und weitere drei Monate Aufbautraining ist ein Konzept, welches erfolgreiche Ausdauerathleten über viele Jahre wirksam anwenden.

■ 2. Langsamer Start, vorsichtes Training (start gradually and train gently)

Fast jeder Anfänger startet plötzlich und erhofft sich Ergebnisse, die natürlich nicht erreicht werden können. Die Natur macht es einfach unmöglich, einen first-class job zu erledigen, wenn man in Eile ist. Um unsere Leistung zu verbessern, müssen wir lediglich unsere Durchschnittsleistung langsam steigern. Die beste Trainingsmethode für Anfänger ist, längere Distanzen um einiges langsamer als die normale Geschwindigkeit zu laufen. Diese Art von Training hat der amerikanische Läufer Joe Henderson long-slow-distance (LSD) genannt. Diese Erkenntnis wurde durch die Beobachtung gewonnen, dass Läufer, die mit Wettkampfgeschwindigkeit trainieren, nicht in der Lage sind, dieses Tempo im Wettkampf über Distanzen größer als 21 km aufrechtzuerhalten. Anfänger, die dies nicht beachten, werden sich einfach übertrainieren. Es ist lediglich notwendig 10% des Trainingsvolumens mit Renngeschwindigkeit zu trainieren. Die meisten Eliteläufer verlangsamen das Trainingstempo um etwa 1 km pro Stunde. Ein gutes Beispiel ist der südafrikanische Läufer Wally Hayward, der im Training selten schneller als 5:00 min/km gelaufen ist und im Comrades Ultramarathon eine Geschwindigkeit von 4:05 über 91 km aufrechterhalten konnte. Ein anderer wichtiger Punkt ist, dass es einem während des Trainings nicht peinlich sein sollte, zu gehen, wenn man zu müde wird. Man sollte nach dem Trainingslauf das Gefühl haben, dass man dieselbe Strecke noch einmal problemlos absolvieren könnte. Eine andere Methode, die Belastung während des Trainings zu überwachen, ist die Benutzung eines heart-rate-monitors. Dazu muss aber erst die maximale Herzfrequenz bestimmt werden. Eine einfache Formel, die bisher benutzt wurde, ist:

220 – Lebensalter. Die maximale Herzfrequenz für einen 40-jährigen beträgt somit 180. Diese Formel ist allerdings nie durch wissenschaftliche Methoden bestimmt worden. Die beste Methode ist die maximale Herzfrequenz in einem sportmedizinischen Labor auf dem Laufband ermitteln zu lassen. Alternativ kann man den Test selbst durchführen: Die maximal erreichbare Herzfrequenz wird durch schnelles Laufen mit maximal möglicher Geschwindigkeit nach 4–10 Minuten erreicht. Dieser Test darf allerdings nur unter Aufsicht bei herzgesunden Läufern durchgeführt werden.

Tabelle 1. Herzfrequenz und Trainingsintensität

Wöchentliche Frequenz	Intensität (% maximale Herzfrequenz)	Intensität (% VO$_2$ max)	Dauer (Min)	Aktivität	Subjektives Gefühl
0–2	90–100	>85	2–4	Intervall	Sehr schwer, kurzatmig
1–3	80–90	75–84	15–55	Geschwindigkeit	Schwer, heftiges Atmen
4–6	70–80	70–80	20–120	Laufen	Kann noch reden, aber schwer
3–4	60–70	60–70	15–30	Jogging	Zügig, aber leichtes Atmen
2–3	50–60	50–60	10–60	Walking	Sehr leicht, einfach

Hat man seine Herzfrequenz ermittelt, empfehlen wir nach der Methode von Sally Edwards [6] und Edmund Burke [1] (siehe Tabelle 1) zu trainieren.

Erfahrene Läufer sollten 2 mal pro Woche Intervall- oder Geschwindigkeitstraining und 2 mal pro Woche Laufen in das Traingsprogramm einbauen. Leichtes Jogging sollte mindestens einmal pro Woche eingeplant werden und die sechste Trainingseinheit kann je nach Läufer individualisiert werden. Es muss betont werden, dass dieser Plan nur fortgeschrittenen Läufern als Hilfe dienen soll. Der Anfänger soll sich an die Grundregeln dieses Kapitels halten.

Abschließend gilt zu bedenken, dass der Muskel- und Skelettapparat sich nicht plötzlich an Belastungen gewöhnt und langsam adaptieren muss. Überlastungsreaktionen und Stressfrakturen sind sonst die Folge.

▮ 3. Erst Ausdauer, dann Geschwindigkeit (Train first for distance, only later for speed)

In den ersten zwölf Monaten nach Beginn des Lauftrainings kommt es darauf an, durch kontinuierliches regelmäßiges Distanztraining die Grundlagen kardiovaskulärer Ausdauer zu schaffen und den Skelettapparat an die außergewöhnlichen Belastungen beim Laufen zu gewöhnen. Nach dieser Periode erreicht man ein Trainingsplateau. Um sich weiter zu verbessern, muss man nun mit Schnelltraining (speed-training) beginnen. Ausgedehntes Distanztraining kann jetzt sogar schädlich sein, vor allem wenn man mehr als 190 km pro Woche trainiert. Mit einem wohldosierten „speed-training", kann man erstaunliche Verbesserungen erreichen. Diese Art von Training verlangt allerdings nach genauer Planung und sollte möglichst von einem Experten durchgeführt werden. Wenn man keinen erfahrenen Läufer mit ähnlicher Laufgeschwindigkeit oder einen erfahrenen Trainer zur Seite hat, sollte man eines der guten Softwareprogramme zu Rate ziehen. Ein gutes Programm, das man im Internet finden kann ist die BodyIQ option (*www.BodyiQ.com*). Der Grund, warum „speed-training" Laufleistung verbessert, ist in den physiologischen und mentalen Veränderungen zu sehen. Die Typ II Muskelfasern werden durch eine höhere Laufgeschwindigkeit trainiert. Diese Muskelfasern werden beim langsamen Distanztraining nicht eingesetzt und nur bei längeren Laufdistanzen mit hoher Intensität benötigt. Die Atemmuskulatur adaptiert sich an vermehrte Belastung, und möglicherweise wird die Inzidenz an Seitenstechen verringert. „Speed-Work" trainiert auch den Kopf. Man setzt sich ein Ziel im Kopf und vorausgesetzt, man hält mental durch, obwohl der Körper sich eigentlich dagegen wehrt, gewinnt der Kopf und vollendet die gesetzte Aufgabe. Speedtraining ist nicht ohne Gefahr. Entweder baut man zu viele Sessions in das Trainingsprogramm ein und läuft diese mit zu hoher Geschwindigkeit (die natürliche Falle für jeden ehrgeizigen Athleten) oder man denkt, die Unfähigkeit schneller laufen zu können liegt daran, dass man nicht genügend trainiert (wobei es eher am genetischen Potential des Individuums liegt).

▌ 4. Der Traingsplan sollte nicht in Stein gemeisselt werden (Don't set your daily training schedule into stone)

Es ist nicht geschickt, einen festen täglichen Trainingsplan aufzustellen. Ein wöchentlicher Plan nimmt Rücksicht auf Wetterverhältnisse und auch die individuelle körperliche und psychische Verfassung. „Listen to your body" ist durch George Sheehan [12] in den Laufsport eingeführt worden. Mit dieser simplen Technik kann man herausfinden, wie man sich vor und während des Trainings fühlt und den Trainingsplan dementsprechend anpassen. Wenn man mit Muskelkater oder Muskelschmerz trainiert, kann die normale Leistung nicht erbracht werden, und man verzögert die Regeneration des Muskels. Ein Trainingsplan sollte nur als Richtlinie dienen. Der Körper sollte vorgeben, wieviel und wann er Training vertragen kann. Dies ist natürlich wesentlich schwieriger, als einem festen Plan ohne Rücksicht auf Verluste zu folgen. Marti Liquori [8] hat dies mit einem Kommentar sehr gut zusammengefasst: „Was der Anfänger als Schmerz oder Unbehagen deutet, ist wichtige Information für den Eliteläufer." Bei hartem Training fühlen sich die Muskeln bei Beginn schwer und müde an. Sollte sich dies während des Laufens nicht wesentlich verbessern oder sogar verschlimmern, sollte das Training abgebrochen und 24 bis 48 Stunden Ruhe eingelegt werden. Sollte sich danach noch immer keine Verbesserung eingestellt haben, warnt der Körper vor Übertraining.

▌ 5. Wechsel zwischen hartem und leichtem Training (Alternate hard and easy training)

Monotones Training birgt einerseits die Gefahr der Langeweile und erhöht zum anderen die Gefahr von Krankheit, erhöhten Verletzungen und Übertraining. Bowermann und Dellinger haben als erste erkannt, dass Trainingsfortschritte am besten durch eine Erholungsperiode nach jeder harten Trainingseinheit erzielt werden konnten. Bei Sportlern ist diese Periode individuell unterschiedlich. Für manche Läufer genügen 24 Stunden, andere benötigen 48 Stunden. Es gibt bisher keine wissenschaftliche Erklärung für dieses Phänomen. Die wahrscheinlichste Erklärung ist, dass im Training mikroskopisch kleine Zerrungen auftreten, die repariert werden müssen. Als Läufer muss man selbst in Erfahrung bringen, wie oft man harte Trainingseinheiten einbauen kann und wieviel Erholung man benötigt.

▌ 6. Mit wenig Training ein Maximum an Leistung erreichen (At first, try to achieve as much as possible on a minimum on training)

Diese Regel scheint der ersten zu widersprechen. Mit Beginn des Langstrecken-Booms dachte die Mehrzahl der Läufer, dass man umso erfolgreicher wird, je häufiger man trainiert. Allerdings gibt es eine Grenze, ab der der Körper nicht von mehr Trainingseinheiten profitieren kann. Das Image des Macholäufers kommt daher, dass Topläufer und Ironman-Wettkämpfe das Gefühl vermitteln mit hartem Training Außergewöhnliches erreichen zu können. Vergessen wird, dass Elitesportler durch genetische Selektion die Spitze der Evolution darstellen. Zu Beginn einer Laufkarriere sollte man sich entscheiden, wieviel Stunden pro Woche man trainieren kann. Liegt dies unterhalb der 6–8 Stunden, ist die Gefahr des Übertrainings äußerst gering. Die Gefahr beginnt bei einem Trainingsvolumen von 10 Stunden und mehr (etwa 120 km/Woche). Wie kann man nun die individuelle Trainingsschwelle herausfinden. Als erstes sollte man sich ein langfristiges Ziel über 5–15 Jahre setzen. Erreichen kann man dies am besten dadurch, dass man das wöchentliche Trainingsvolumen an die Wettkampfergebnisse anpasst und die Trainingsleistung dann um 30% erhöht, bis man keine Verbesserung der Wettkampfzeit mehr erreicht. Die Schwelle wird dann erreicht, wenn man sich mit maximalem Training im Wettkampf verschlechtert. Wieviel individuelles Training man für optimale Leistung benötigt, ist ein schwieriger Schritt für jeden Läufer und verlangt Geduld.

▌ 7. Training ist kein Wettkampf (Don't race in training, and run at race pace for distances above 16 km only infrequently)

Zeitläufe (time trials) sind schädlich und informieren nicht über die tatsächliche Leistung beim Wettkampf. Das kann nur der Wettkampf selbst. Es gilt allgemein Energie zu sparen, bis man diese wirklich benötigt. Als Faustregel kann man sich merken, dass Zeitläufe und Wettkämpfe für Marathonläufe bis 25 km relativ sicher sind, größere Distanzen aber ähnliche mikroskopisch kleine Muskelschäden wie im wirklichen Wettkampf hervorrufen. Wir wissen heute sicher, dass Läufe über 25 km immer Muskelschäden hervorrufen, und man daher nicht mehr als drei Marathonveranstaltungen pro Jahr laufen soll. Laufen in diesem Zusammenhang bedeutet aber Laufen bis zur totalen Erschöpfung. Ist man ein Anhänger der Zeitläufe (time-trials), gilt es zu wissen, dass es weder wünschenswert noch zu erreichen ist, eine bessere Zeit als beim letzten time trial erzielen zu können. Wertvollere Hinweise auf Fitness sind eine langsamere Herzfrequenz, subjektiv weniger Anstrengung und eine schnellere Erholung bei gleicher Zeit und Strecke.

▌ 8. Spezialisierung auf eine Laufart (Specialize)

Dies ist heutzutage auch im Laufsport eine Notwendigkeit. Als Anfänger benötigt man zwischen 18 Monaten und drei Jahren, bis der erste Marathonlauf absolviert werden kann. Zur sicheren Vorbereitung auf ein solches Ereignis muss daher der Hauptteil der täglichen Freizeitbeschäftigung dem Laufen geopfert werden. Jeder längere Urlaub oder Trainingsstop bedeutet einen Verlust an erarbeiteter Fitness. Gerade wenn wir im Freizeitsport Erfolg haben wollen, müssen wir uns auf eine Sportart beschränken und sind dann auch nur für diese Sportart fit. Viele Läufer haben dies bereits erkannt. Während man stundenlang ohne jede Anstrengung laufen kann, ist man möglicherweise nicht fit genug um eine längere Strecke zu schwimmen. Der Hauptgrund sich zu spezialisieren, liegt darin, dass verschiedene Sportarten verschiedene Muskelgruppen trainieren. Der Unterschied ist sogar beim Laufen schon subtil. Manche Läufer spezialisieren sich auf Bergläufe. Hier wird der Quadrizeps-Muskel besonders trainiert. Dieser Muskel ist beim Läufer, der mehr flache Strecken gewohnt ist, nicht gut ausgebildet. Rehabilitation nach Überlastungsverletzungen hat allerdings gezeigt, dass bestimmte Sportarten ergänzend agonistische Eigenschaften haben. Eine mögliche Erklärung ist, dass der gleiche metabolische Pfad benutzt wird. Beim Radfahren wird dieselbe Muskulatur benutzt, und es treten ähnliche Kräfte auf den Skelettapparat auf, wie beim Laufen. Radfahren ist daher ideal als Rehabilitationsmaßnahme und Trainingseinheit geeignet und vermindert das Risiko von Muskelverletzungen. Wir haben auch beobachtet, dass mit zunehmenden Alter Veränderungen auftreten, die man oft als den Mann mit dem Hammer bezeichnet. Am besten wird dies durch Rodgers [11] in seinem Buch (1998) beschrieben: „In meinen Enddreissigern und frühen Vierzigern habe ich oft langandauerndes Ziehen in meinen Beinen bemerkt, die ich mit zwanzig noch nicht gespürt habe. Dann hat sich dies meist auf eine gewisse Stelle konzentriert und ich wusste, warum es weh tat. Wenn ich z.B. auf Asche mit Spikes gelaufen bin, taten mir am nächsten Tag die Beine weh. Heute ist dieses unangenehme Ziehen ein anderes Gefühl. Es ist aber fast immer da sogar schon bei niedriger Belastung." Ich erkläre dieses Ziehen als Beweis für eine veränderte Muskelstruktur und -funktion, die in einer verringerten Kapazität besteht, Bodenreaktionskräfte aufzufangen. Dies ruft dann Erschöpfung und das Phänomen Mann mit dem Hammer hervor. Daher ist es für den älteren Athleten wichtig, Distanzen zu verringern und alternative Sportarten als Trainingszusatz zu wählen.

▌ 9. Basistraining und Maximaltraining (Incorporate base training and peaking – sharpening)

Dieses Gesetz sagt aus, dass es nur dann gelingt, höchste Wettkampfleistung zu erbringen, wenn man im Jahresplan Perioden von hoher Intensität und niedrigem Volumen einer langen Vorbereitungsphase folgen lässt, die aus niedriger Intensität und hohem Volumen besteht. Dieses Konzept ist zuerst von Carlile [3] 1963 beschrieben worden und ursprünglich für das Schwimmtraining der australischen Eliteschwimmer ausgearbeitet worden. Läufer aus Kenia haben in den achtziger Jahren diesen Trainingsplan übernommen.

▌ **Basistraining:** Dies besteht im Wesentlichen aus langsamen Langstreckenläufen. Das Ziel ist, soviel wie möglich an Kilometerleistung zu laufen ohne an Übertraining und Überlastungssymptomen zu leiden und dabei langsam die Durchschnittsgeschwindigkeit und Distanz zu erhöhen. Basistraining sollte mindestens über 6 Monate vorzugsweise sogar 12 Monate andauern, bevor mit Maximaltraining angefangen wird. Das Leitprinzip ist hierbei, dass man nach der Trainingseinheit im Prinzip dieselbe Distanz noch einmal zurücklegen kann. Für den Laufanfänger ist dies eine sehr sichere Methode und wird als „one peak year" bezeichnet. Das „two peak year" ist dem erfahrenen Läufer vorbehalten. Obwohl Basistraining sicher ist, hat es doch einige Nachteile. Es bereitet Körper und Psyche nicht auf den Wettkampfstress vor. Im besonderen verfehlt es Koordination und Relaxation und biochemische Adaptionen bei Wettkampfgeschwindigkeit zu trainieren, die für eine Spitzenleistung notwendig sind. Der Athlet kann stundenlang laufen und erholt sich sehr schnell, wird aber niemals sein volles Potential erreichen. Um an seine maximalen Fähigkeiten zu gelangen, muss er eine Periode mit Maximaltraining einplanen.

▌ **Maximaltraining:** Diese Trainingsform besteht aus mehreren Einheiten. Diese Einheiten haben alle gemeinsam, dass mit Wettkampfgeschwindigkeit und/oder schneller gelaufen wird. Die bekanntesten sind Intervalltraining, Geschwindigkeitsläufe, Bergläufe und kurze Wettkämpfe oder „time trials" von 8–10 km. Diese Einheiten werden zum Hauptbestandteil des Trainings während des Maximaltrainings gemacht. Die Häufigkeit hängt von der individuellen Erfahrung des Läufers und der körperlichen Verfassung ab. Der entscheidende Vorteil des Maximaltrainings ist, dass der Läufer lernt entspannt mit Wettkampfgeschwindigkeit zu laufen. Mehr als das Basistraining birgt das Maximaltraining entscheidende Nachteile und Gefahren. Es verbraucht in hohem Maße Energiereserven, erhöht das Verletzungsrisiko und die Infektanfälligkeit. Während des Maximaltrainings ist der Athlet immer an seiner Leistungsgrenze. Die Grenzen zwischen Bestzeit und Versagen gehen fließend ineinander über. Daher kann es nur über maximal 8–12 Wochen durchgeführt werden. Wie kann man nun seine maximale Leistungsfähigkeit erreichen? Zwar gibt es eine Vielzahl von Rezepten, aber ich glaube, dass in diesem Stadium nur ein professioneller Trainer helfen kann, das Training individuell zu gestalten. Geschwindigkeits- und Intervalltraining erhöhen gerade beim älteren Athleten über 40 Jahre das Verletzungsrisiko und sollten sparsam eingesetzt werden. Jack Daniels [4], der von vielen Fachleuten als weltbester Lauftrainer angesehen wird, hat sechs Kriterien aufgestellt, die es beim Intervalltraining zu beachten gilt.

▊ Intervalle sollen nur 30 Sekunden bis 5 Minuten dauern
▊ Intervalle müssen immer mit gleichbleibender Geschwindigkeit gelaufen werden
▊ Die Erholungsphase darf nicht länger als das Geschwindigkeitsintervall dauern
▊ Laufe sehr gemütlich während der Erholungsphase
▊ Nicht mehr als 8% des wöchentlichen Trainings mit einem maximalen oberen Limit von 10 km pro Woche sind maximal erlaubt
▊ Intervalltraining muss so geplant werden, dass man das Gefühl hat, dass die nächste Einheit genauso gut wie die letzte absolviert werden kann

▊ 10. Kein Übertraining (Don't overtrain)

Einer der entscheidenden Punkte, die es zu beachten gilt, ist auf der sicheren Seite zu sein. Die kleinste Überdosis bedeutet Ärger. Solange man am nächsten Tag fit genug ist, zu trainieren, wird das Training nicht übertrieben. Absolute Erschöpfung im Training darf auf keinen Fall zugelassen werden. Man kann Übertraining relativ leicht am Appetit beurteilen. Schrecklicher Durst ist ein sicheres Zeichen, dass man entweder zu weit oder zu schnell gelaufen ist. Ein weiteres Zeichen ist Appetitverlust für viele Stunden nach dem Training. Weitere Informationen können im Kapitel Übertraining gefunden werden. Nicht zu vergessen, dass man nach Regel 6 allerhöchstens einmal in der Laufkarriere an den Punkt des Übertrainings kommen sollte. Sobald die persönliche Schwelle identifiziert wurde, sollte man die eigenen Grenzen sehr genau kennen.

▊ 11. Trainieren mit qualifiziertem Trainer (Train under a coach)

Als ich selbst mit dem Laufen anfing, war mir der Nutzen eines guten Trainers vollkommen unbewusst. Nach vielen Jahren als Wissenschaftler und durch persönliche Lauferfahrung vergleiche ich einen erfolgreichen Trainer gerne mit einem außergewöhnlichen Künstler, dessen Arbeit definitiv viel schwieriger als die eines nüchternen Wissenschaftlers ist. In der Marathon-szene ist ein Trainer allerdings nicht unbedingt notwendig, sobald die technische Arbeit geleistet wurde. Die Aufgabe des Trainers besteht dann zu 20% in technischer Arbeit und zu 80% in Motivation. Die Kunst eines guten Trainers besteht darin, den Athleten sehr gut zu kennen und zu wissen, welcher pyschologische Zugang bei dem Läufer funktioniert. Es ist auch seine Aufgabe den Läufer vor übereifrigem Training zu beschützen.

▌ 12. Mentales Training (Train the mind)

Die härtesten mentalen und körperlichen Anstrengungen erfährt man zu Beginn der Laufkarriere. Hat man erst mal eine Grundausdauer nach mehren Monaten erarbeitet, werden Dinge einfacher. Erfolg und die Fähigkeit einen Marathonlauf zu Ende zu bringen, liegen meist nicht an mangelnder körperlicher Fitness, sondern an mentaler Stärke und Durchhaltevermögen. Viele große Läufer haben diesen Fakt besonders betont. Hier sind nur einige Auszüge: „Laufe mit einer gesunden mentalen Einstellung und der Rest läuft automatisch. Wenn es im Kopf nicht stimmt, wird kein Job jemals richtig gemacht". „Wenn man besonderen Wert auf körperliches Training legt, mag die Kondition nach einer gewissen Zeit perfekt sein, aber das Durchhaltevermögen wird nicht trainiert. Auf der anderen Seite: Trainiert man den Kopf, ist es unerlässlich, dass körperliche Fitness folgt. Meine goldene Regel lautet daher, für mentales Durchhaltevermögen zu trainieren und nicht für körperliche Fitness".

▌ 13. Ruhepause vor großen Rennen (Rest before a big race)

Noch bis vor zehn Jahren gab es keine Studie, die die Vorbereitung in der unmittelbaren Wettkampfphase untersuchte. Hinweise wurden bis dahin von Athlet zu Athlet weitergegeben und haben jetzt als „tapering" (auslaufendes oder intensitätsvermindertes Training) den Weg in die Physiologie gefunden. Houmard [7] hat 1994 eine Gruppe von 5000 m-Eliteläufern getestet und herausgefunden, dass eine Trainingsverminderung von 10 km pro Woche – circa 1,5 km pro Tag weniger – verteilt auf 400 m Läufe in normaler 5000 km Geschwindigkeit über 7 Tagen vor dem Rennen eine durchschnittliche Verbesserung der Wettkampfzeit von etwa 9–50 Sekunden erbrachte. Andere Studien haben dies auch für Langstreckenläufer gefunden. Maximaltraining mit einer Geschwindigkeit, in der man einen 5 km Lauf rennen würde, für 7–10 Tage vor dem Marathon ist empfehlenswert.

Mein Tip ist, sobald man sich entscheidet zu „tapern", so wenig zu trainieren, wie der Kopf erlaubt, das Training dann aber mit hoher Geschwindigkeit zu absolvieren. Tapern bedeutet aber auch, nach dem Rennen mindestens 10–14 Tage zu ruhen oder allenfalls Erholungsläufe zu planen.

Borg Skala (2):

 0 Ruhe
 1 Sehr einfach
 2 Einfach
 3 Moderat anstrengend
 4 Etwas hart
 5 Hart
 6
 7 Sehr hart
 8
 9 Sehr sehr hart
10 Wie in meinem härtesten Rennen

▌ 14. Dokumentation
(Keep a detailed logbook)

Das Logbuch des Läufers erfüllt dieselbe Funktion wie die Aufzeichnungen eines Wissenschaftlers während eines Experimentes. Ist genügend Information gesammelt, kann man diese analysieren, neue Strategien planen und bessere Ergebnisse erzielen. Jede Laufkarriere ist im Prinzip ein großes lebenslanges Experiment, welches man nur verbessern kann, wenn man gewonnene Daten analysiert. Läufer ohne Logbuch trainieren nach Gefühl und wissen nie genau, was sie gerade tun. Prinzipiell sollte man neun verschiedene Fakten notieren:

1. *Wie hat man sich während des Laufes gefühlt.* Aufmerksamkeit gilt Muskelschmerz, Grad der Ermüdung und die Intensität des Trainings.
2. *Anstrengungsskala:* Am nützlichsten ist die Verwendung der Borg Skala (2). Sie gibt Auskunft über Ermüdung. Die Skala hilft die Spitzenleistung zu ermitteln, wenn man bei höherer Geschwindigkeit (oder schnellere Zeit) bei gleicher Trainingsstrecke weniger ermüdet. Hohe Ermüdungswerte bei niedriger Intensität geben Auskunft über Übertraining und Müdigkeit.
3. *Freude am Laufen:* Eine Skala von 1 (überhaupt keinen Spaß) bis 5 (extreme Freude) mit 3 als neutralem Punkt ist nützlich, um die individuelle Freude am Laufen einzuschätzen. Bei niedrigen Werten trainiert man möglicherweise zu viel und sollte sich Ruhe gönnen.
4. *Trainingsintensität:* Trainigsintensität und -einheiten sollten genau notiert werden und helfen bei der Bestimmung der optimalen Zusammenstellung des Trainings.

5. *Herzfrequenz:* Die unmittelbar nach dem Aufwachen gemessene Herzfrequenz ist ein sehr guter Index, ob Übertraining vorliegt. Liegt der Puls um 5–10 Schläge über der vorherigen Messung ist dies ein Zeichen, dass man zuviel trainiert und das Training zurückschrauben muss.

6. *Gewichtsmessung nach dem Aufstehen und Training:* Kontinuierlicher Gewichtsabfall nach dem Aufstehen zeigt Übertraining oder eine Essstörung an, da sich nach einer gewissen Gewöhnungsphase das Körpergewicht nur unwesentlich ändert. Gewichtsverlust nach dem Laufen gibt einen guten Hinweis, wieviel Flüssigkeit verloren wurde und aufgefüllt werden muss.

7. *Gewicht nach dem Lauf:* Wie schon erwähnt ist dies ein guter Indikator des Flüssigkeitsverlustes und hilft einem auch die Flüssigkeitsmenge zu ermitteln, die man während eines Trainingslaufes oder Wettkampfes zu sich nehmen muss.

8. *Bettgehzeit und Schlafdauer:* Veränderungen des Schlafrythmus zeigen Übertraining an, vor allem wenn man immer später ins Bett geht und weniger Stunden schläft als normalerweise. Ruheloser Schlaf oder ruhelose Nächte mit Ansteigen der Herzfrequenz sind klare Warnsignale.

9. *Herzfrequenz während des Trainings:* Die Messung der Herzfrequenz während sämtlicher Trainingseinheiten gibt wichtige Auskunft über Fitness und mögliche Trainingsfehler und sollte immer notiert werden.

▌ 15. Ganzheitliches Training (Understand the holism of training)

Dieser Grundsatz ist zuerst von Kenneth Doherty [5] in 1964 geprägt worden. Er stellte fest, dass die meisten Trainigsprogramme sich nur auf das aktuelle Training nicht aber auf den restlichen Tag konzentrierte. Man muss sich daher bewusst machen, dass man 24 Stunden täglich trainiert und dass sämtliche Tagesereignisse Trainings- und Wettkampablauf beeinflussen. Vier Hauptfaktoren beeinflussen das Training im Wesentlichen: Ernährung, Schlaf, wenig körperliche Bewegung während des restlichen Tages sowie körperliche und psychische Arbeitsbelastung. Die meisten professionellen Athleten können diese Faktoren einfach beeinflussen, aber für uns „einfache" Läufer ist es nicht immer einfach, das Leben um das Laufen zu balancieren. So müssen wir unser Bestes tun, diese „Feinde" des Laufens unter Kontrolle zu halten, und ein ausgeglichenes Leben führen.

▌ Literatur

1. Burke E (1998) Precision heart rate training. Human Kinetics Publisher. Champaign; Illinois, pp 1–211
2. Borg G (1973) Perceived exertion: a note on history and methods. Med Sci Sports (5):90–93
3. Carlile F (1963) Forbes Carlile on swimming. Pelham Books, London
4. Daniels J, Fitts R, Sheehan G (1978) Conditioning for distance training – the scientific aspects. John Wiley and Sons, New York
5. Doherty K (1964) Modern training for running. Prentice-Hall. Englewood Cliffs, New Jersey
6. Edwards S (1997) Smart heart. High performance heart zone training, Heart Zones Company. Sacramento, California, pp 1–206
7. Houmard JA, Scott BK, Justice CL, Chenier TC (1994) The effects of taper on performance in distance runners. Med Sci Sports (26):624–631
8. Liquori M, Parker JL (1980) Marti Liquori's guide for the elite runner. Playboy Press, Chikago
9. Noakes TD (1988) Why marathon runners collapse. South African Medical Journal (73):569–571
10. Noakes TD (2000) Physiological models to understand exercise fatigue and the adaptations that predict or enhance athletic performance. Scand Journal of Med Sci Sports (10):123–145
11. Rodgers MA, Evans WJ (1993) Changes in skeletal muscle with aging: effects of exercise training. Exercise and Sports Science Reviews (21):65–102
12. Sheehan GA (1980) This running life. Simon and Schuster, New York

■ Regenerationstraining

P. REABURN

Das Langstreckenlaufen auf hohem Niveau erfordert neben einer korrekten Biomechanik die Fähigkeit qualitativ hochwertiges Krafttraining zusammen mit Ausdauertraining zu tolerieren sowie ein gut geplantes Trainingsprogramm. Historisch gesehen erforderte das Trainingsprogramm von Hochleistungsläufern lange Distanzen und die Fähigkeit tägliches hartes Training zu ertragen. Mit dem Fortschritt der Sportwissenschaft jedoch ist es nun offensichtlich, dass „hartes Training" nicht immer mit „klugem Training" gleichzusetzen ist. Um klug zu trainieren muss ein Läufer dem Körper Zeit geben, sich an das durchgeführte Training zu adaptieren. Sonst besteht das Risiko für ein Überbeanspruchungssyndrom, Verletzungen durch Überbeanspruchung oder „Burnout"-Probleme. Sollen diese Probleme vermieden werden, muss ein Langstreckenläufer für die beste Leistung und ein optimales Training folgender Erfolgsregel folgen:

Hart arbeiten + sich gut erholen = beste Leistung

Zu viele Langstreckenläufer trainieren hart, aber vernachlässigen häufig die Erholungsstrategien, außer wenn sie krank oder verletzt sind. Aus meiner Erfahrung als Langstreckenläufer und Sportwissenschaftler ist die Erholung zusammen mit einem auf wissenschaftlichen Kriterien basierenden Trainingsprogramm eines der wichtigsten Prinzipien des Trainings. Jedoch ist das Recovery-Training der am häufigsten vernachlässigte Bestandteil des Trainingsprogramms.

Ein kluger Langstreckenläufer muss seinem Körper ausreichend Zeit geben, geschädigtes Gewebe zu reparieren, zu ersetzen und zu stärken. Ein Läufer, der sich nicht genügend Zeit nimmt, zu pausieren und zu erholen, erlebt häufig Gewebsverletzungen schneller, als sie repariert werden können. Dies führt letztendlich zu einer verminderten Trainingsleistung und somit zu Verletzungen.

Die Erholungsrate ist bei den einzelnen Athleten sehr verschieden. Nimmt man an, dass die Physiologie, die genetischen Voraussetzungen und die Umwelteinflüsse bei Langstreckenläufern im Alter sogar noch eine größere Rolle spielen als bei jüngeren Athleten, so ist es nicht verwunderlich, dass die Erholung der Athleten sehr unterschiedlich ist. Folglich können einige Athleten nur zweimal pro Woche intensiv trainieren und benötigen an den anderen Trainingstage der Woche leichteres Training, wohingegen andere Athleten des selben Alters in der Lage sind, fünf Tage am

Stück hart zu trainieren, dann einen Tag pausieren und anschließend wieder hart trainieren.

▌ Hindernisse für eine effektive Erholung

Bei Läufern beeinflussen eine Anzahl von Problemen den optimalen Nutzen von Erholung und Pausen bei Training und Wettkampf. Diese beinhalten:

▌ *Athleten und Coaches unterschätzen den Wert der Erholung.* Es gibt keinen Zweifel, dass effektive Erholungsstrategien und -praktiken funktionieren.

▌ *Athleten-Subkultur.* Bei Läufern scheint es nie eine Rolle zu spielen, wie gut man trainiert und sich erholt hat, sondern nur, wie weit oder wie lange man gelaufen ist. Je härter oder länger man trainiert hat, desto besser steht man da. Diese Leute haben auf keinen Fall recht!

▌ *Schlechtes Training oder Wettkampfleistung.* So etwas führt bei Leistungssportlern dazu, dass sie härter und/oder länger trainieren wollen, um eine bessere Leistung zu erreichen.

▌ *Zeitmangel.* Für viele Athleten mit Familie und beruflichen Verpflichtungen ist dies ein Problem. Da die Trainingszeit begrenzt ist, wird auf die Zeit für Erholung verzichtet, um mehr Zeit für das Training zu haben.

▌ Erholung und Alter

Nur wenig Forschung hat bisher die Fähigkeit von Muskulatur und Gewebe im Alter untersucht, sich vom Training zu erholen. Die bisher durchgeführten Untersuchungen haben sich vor allem auf ältere Nicht-Sportler und weniger auf Athleten konzentriert. Eine Anzahl von Studien – sowohl an Ratten, als auch an Menschen – haben zu der Vermutung geführt, dass es altersbezogene Unterschiede in der Anfälligkeit von Skelettmuskeln für trainingsinduzierte Muskelverletzungen und die Fähigkeit zur anschließenden Reparatur gibt.
Die meisten Studien an Ratten und Menschen weisen darauf hin, dass die Erholung vom Training, welches zu Muskelverletzungen geführt hat, bei älteren Personen beeinträchtigt ist. Sicherlich ist meine eigene Erfahrung anekdotischer Art, welche auf der jahrelangen Beobachtung meiner eigenen körperlichen Antwort auf Training, sowie aus Gesprächen und der Beobachtung von anderen älteren Athleten aus Ausdauersportarten basiert, dass die Erholung nach intensivem Training länger dauert. Jedoch wird es auch allgemein von älteren Athleten angenommen, dass die Erholung vom Training länger dauert, in erster Linie wegen der vermehrten Muskelverletzungen, welche das Training älterer Sportler begleiten. Eine Anzahl von

Gründen sind dafür und für die längere Erholungszeit verantwortlich gemacht worden. Diese beinhalten:

▮ Die altersabhängige Abnahme der Größe und Stärke der Muskulatur machen die Muskeln anfälliger für Verletzungen. Krafttraining ist daher die offensichtliche Lösung dafür.

▮ Die altersabhängige Abnahme der Flexibilität oder des Bewegungsumfanges der Gelenke bedeutet, dass es bei älteren Personen mit einer größeren Wahrscheinlichkeit zu Verletzungen des Bindegewebes kommt, da dieses weniger elastisch und gleitfähig ist.

▮ Die altersabhängige Abnahme der Antioxidantien und der antioxidierenden Substanzen (Enzyme) innerhalb der meisten Gewebe, einschließlich der Muskulatur und des Bindegewebes.

▮ Die altersabhängige verminderte Antwort auf Entzündungen innerhalb der Muskulatur bedeutet, dass die Anzahl der Zellen, die für die Beseitigung der geschädigten Zellen verantwortlich sind, vermindert ist, was zu einer verzögerten Reparatur der Muskulatur und des Bindegewebes führt.

▮ Die altersabhängige Abnahme der muskulären Protein-Synthese- (Aufbau-)rate mag den Wiederaufbau der Muskulatur und des Bindegewebes nach trainingsinduzierten Verletzungen verlangsamen.

▮ Prinzipien der Erholung

Qualitativ hochwertiges Training allein wird nicht zu den besten Ergebnissen führen. Jeder Athlet braucht Zeit, um sich an die Belastung innerhalb des Trainingsbereiches zu gewöhnen. Das Prinzip der Erholung bezieht sich auf den Bereich des Trainingsprozesses, in dem der Nutzen des Trainings durch Übungen, welche die natürliche Adaptation auf den Trainingsstimulus fördern, maximiert ist.

Das Prinzip der Erholung beruht auf der Förderung von Adaptationsprozessen nach dem Vorhandensein eines Trainingsstimulus. Hat man genügend Erholung vor der nächsten Belastung, kann das betroffene System seine Kapazität erhöhen, um mit dem nächsten Stressor zurechtzukommen. Die Planung von angemessenen Erholungsaktivitäten als Teil des Trainingsprogramms beschleunigt die Adaptation auf den Trainingsreiz, indem die Zeit reduziert wird, die der Sportler benötigt, um den überkompensierten Bereich zu erreichen, welcher in Abbildung 1 dargestellt ist.

Folgende Grundregeln werden zur Durchführung eines Regenerationstrainings empfohlen:

1. Die gesamte Erholungszeit hängt von der Art und Dauer der physischen Belastung ab. Daher gilt, je länger oder härter das Training ist, desto länger und intensiver sollte die Erholung sein. Daher können auch die Erholungsstrategien vermindert werden, wenn es auf einen Wettkampf zugeht – also das Trainingsvolumen signifikant abnimmt.

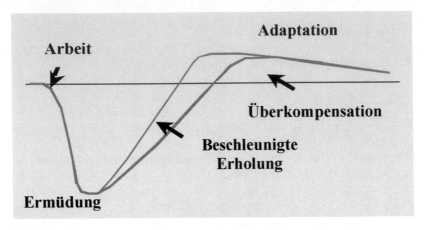

Abb. 1. Beschleunigte Adaptation durch intensive Erholung

2. Beginnen Sie die Erholung sofort nach dem Training oder Wettkampf. Beginnen Sie mit Abkühlen und Stretching, während Sie die richtige Menge und Art von Nahrung und/oder Getränken zu sich nehmen. Einzelheiten dazu später in diesem Kapitel.
3. Beseitigen Sie alle Formen von möglichem Stress. Die Stressantwort auf psychologische Faktoren ist dieselbe, wie auf den physischen Stress während des Trainings und Wettkampfes. Daher sollte ein älterer Sportler, welcher unter beruflicher und/oder familiärer Belastung steht und trotzdem zu trainieren versucht, sein Trainingsvolumen oder die Trainingsintensität vermindern, um diese anderen Stressfaktoren zu kompensieren.
4. Erholung ist individuell spezifisch. In gleichem Maße, wie Individuen unterschiedlich auf physischen und psychologischen Stress reagieren, so antworten auch verschiedene Athleten unterschiedlich auf die Erholungsstrategien, welche in diesem Kapitel angesprochen wurden. Probieren Sie diese aus, evaluieren Sie diese und bleiben Sie dann bei denen, welche zu Ihrem Körper und Ihren Lebensgewohnheiten passen.

▌ Arten der Erholung

Wenn ein Athlet, egal welchen Alters, trainiert, werden vier Funktionen des Körpers gefordert – Ernährung, Physiologie, Neurologie und Psychologie. Daher macht es Sinn, dass Erholungsstrategien entwickelt werden, die an diese Art von Training angepasst sind. Einer der führendsten Erholungs-Experten von Australien ist Angie Calder. Sie hat als Erholungsberaterin mit Spitzensportlern am Australian Institute of Sport gearbeitet. In ihrem hervorragenden Buch *Recovery Training* aus dem Jahr 2000 hat sie diese vier Funktionen nach ihrer Wichtigkeit für Ausdauerathleten geordnet (sie-

Tabelle 1. Reihenfolge der Ermüdung für Ausdauerathleten (aus Calder, 2000)

Rang	Funktion	Art der Ermüdung
1	Ernährung	Energie- und Flüssigkeitshaushalt
2	Physiologie	Muskulatur
3	Neurologie	Peripheres Nervensystem
4	Psychologie	Gehirn

Tabelle 2. Richtlinien für Erholungsstrategien, um die Funktion des einzelnen Athleten zu optimieren (aus Calder, 2000)

Funktion	Ernährung	Physiologie	Neurologie	Psychologie
▎ **Richtlinie**	Flüssigkeits- und Energiehaushalt wiederauffüllen	Durchblutung der ermüdeten Muskulatur steigern	Fördere Muskelentspannung	Fördere psychologische Entspannung
▎ **Aktivität**	1. Rehydrieren 2. Ernährung (hohe GI-Stoffe und Proteine)	1. Aktive Erholung 2. Hydrotherapie 3. Massage	1. Aktive Erholung 2. Hydrotherapie 3. Massage 4. Pausieren/Schlaf	1. Visualisierung 2. Atmung 3. Massage 4. Meditation 5. Pausieren/Schlaf

he Tabelle 1) [4]. Die Anordnung basiert auf der Art der Ermüdung des jeweiligen Typen von Sportler.

Jede dieser vier Funktionen hat unterschiedliche Erholungsstrategien, die darauf abzielen, die Funktion so schnell wie möglich wieder auf den gleichen Zustand wie vor dem Training oder vor dem Wettkampf zurückzubringen. Die Tabelle 2 zeigt die aktuellen Erholungsstrategien für die jeweiligen Funktionen.

Daher wird für Ausdauerathleten Trinken und Essen, aktive Erholung und Stretching, Warm-Kalt-Duschen und Sauna, Massage und Pausen empfohlen. Bei Schnelligkeits- und Kraftathleten kommen Warm-Kalt-Duschen und Sauna, aktive Erholung und Stretching, Trinken und Essen, sowie Massage und Pausieren zur Anwendung.

▎ Schlaf

Schlaf ist die wichtigste Form von Rasten und Erholen. Ein guter Nachtschlaf von sieben bis neun Stunden bringt dem Athleten unschätzbare Zeit für Adaptation, um den physischen und emotionalen Anforderungen, denen er tagsüber ausgesetzt ist, gerecht zu werden, und unterstützt v.a. auch die Muskelheilung. Das Wachstum und die Heilung von Geweben ist am stärksten während der Pausen und des Schlafes aufgrund der vermehrten Ausschüttung von Hormonen, die für das Wachstum und die Muskelheilung verantwortlich sind (Wachstumshormone). Diese Erreichen ihren Gipfel 30–60 Minuten nach dem Einschlafen. Theoretisch macht es daher v. a. für ältere Athleten Sinn – wenn sie am Wochenende hart trainieren und die Zeit zum Schlafen haben – nach einer harten Trainingssession am Morgen und einem Essen mit hohen GI-Stoffen und einigem Protein (siehe Ernährungsabschnitt weiter unten) einen Mittagsschlaf zu machen. Dadurch können sie die anabolische (muskelaufbauende) Wirkung des Wachstumshormons ausnutzen.

Schlafmangel kann zu einer verminderten Leistung der Athleten führen. Ein kürzlicher Überblick über die Auswirkungen von Schlaf auf die Leistung von Sportlern durch Dr. Peter Walters [11] hat gezeigt, dass Schlafmangel folgendes auslösen kann:

▮ Verminderte cardiovaskuläre Ausdauer um 20% bei 50 Std. Schlafentzug
▮ Verminderte cardiovaskuläre Ausdauer um 11% bei 30–36 Std. Schlafentzug
▮ Verminderte Reaktionszeit um 20% bei nur geringem Schlafentzug
▮ Verminderte Fähigkeit, Informationen zu verarbeiten
▮ Verminderte emotionale Stabilität (geringere Fähigkeit, mit Ärger umzugehen; vermehrte Angst)

Aktive Erholung

Der Wert der aktiven Erholung oder des Abkühlens wird von Athleten gänzlich unterschätzt. Das Ende einer intensiven oder langen Lauftrainingssession ist der ideale Zeitpunkt, um aktive Erholungsübungen mit einzubringen.

Das Abkühlen sollte folgendes beinhalten:
▮ 3–10 Minuten leichtes aerobes Laufen. Z.B. sollte einer Laufsession auf der Laufbahn ein Abkühlen folgen, welches Joggen oder Gehen beinhaltet.
▮ Tiefes Atmen – dies hilft, das angesammelte Laktat zu beseitigen, da diese Säure primär durch Bicarbonat abgepuffert wird, welches dann in Wasser und Kohlendioxid umgewandelt wird. Tiefes Atmen hilft, das Kohlendioxid zu beseitigen.
▮ 4–15 Minuten statische Dehnungsübungen. Je länger oder härter das Training war, desto länger sollte das Stretching sein.

Aktive Erholung muss mit sehr niedriger Intensität (z.B. 6–8 auf der 6–20 BORG-Skala oder weniger als 60% der maximalen Herzfrequenz) und mit kurzer Dauer (10–30 Minuten) durchgeführt werden und folgt gewöhnlich einem harten Training oder Rennen. Beispiele für eine aktive Erholung können auch sein:

▮ Schwimmen kontinuierlich für 10–20 Minuten mit Flossen und/oder Auftriebhilfen

▮ Radfahren für 30 Minuten mit niedriger Belastung auf einem flachen Kurs oder mit einem Ergometer

▮ Laufen für 10–20 Minuten auf einem Golfkurs oder flachem Boden mit weichen Untergrund, wie z. B. auf einem Feldweg oder im örtlichen Park.

Übungen im Pool, entweder Gehen oder Schwimmen, v. a. Rücken- und Seitwärtsschwimmen sind exzellente Arten aktiver Erholung nach einem Laufwettbewerb und werden mittlerweile häufig von vielen hochkarätigen Rugbyteams und Läufern durchgeführt.

Pause-Tage sind essentiell. Mindestens ein Tag pro Woche sollte ein Nicht-Trainingstag sein. Dies gibt den Athleten die Möglichkeit zur physischen Erholung sowie Zeit, andere Interessen außerhalb des Laufens zu entwickeln, um einen ausgeglichen Lebensstil zu erreichen. Das Finden eines Gleichgewichts zwischen Studium, Training und sozialen bzw. häuslichen Verpflichtungen ist eine der größten Herausforderungen für die meisten Athleten. Ruhetage ermöglichen dem Sportler ein gesundes Gleichgewicht im Leben aufrechtzuerhalten.

Flüssigkeit und Energie zur Erholung

Eine gute Planung ist notwendig, um sich für einen Wettbewerb oder ein Training vorzubereiten und anschließend dafür zu sorgen, die im Training verbrauchte Flüssigkeit und Energie wieder zu ergänzen. Tatsächlich sind die Athleten auch dafür verantwortlich, eine Balance zwischen der aufgenommenen Nahrung und dem Energieverbrauch während des Trainings herzustellen.

In den meisten Sportarten ist das Wiederauffüllen der Flüssigkeits- und Glykogen- (Kohlehydrat-)Speicher nach dem Training wichtig. Die Kohlenhydrat-Aufnahme vor einem Wettbewerb ist dazu da, die Glykogenlager maximal aufzufüllen und das Auftreten von Ermüdung zu minimieren. Da der Metabolismus während und nach der körperlichen Anstrengung erhöht ist, ist die optimale Zeit für das Wiederauffüllen der Glykogenspeicher innerhalb der darauffolgenden ersten 30 Minuten. Die empfohlene Aufnahme beträgt *1 g Kohlenhydrate pro Kilogramm Körpergewicht pro Stunde*. Es ist besonders wichtig, Kohlenhydrate nach einem harten Lauftraining zu essen, sowie nach Kraft- und Schnelligkeitstraining. Muskelverletzungen verzögern die Synthese von Muskel-Glykogen v. a. während der ersten 48 Stunden. Daher ist es wichtig, die Zeit zu maximieren, in der eine gesteigerte Glykogen-Synthese stattfindet, indem man in den ersten 24 Stunden nach körperlicher Anstrengung viele Kohlenhydrate zu sich nimmt.

Historisch wurden Kohlenhydrate in einfach und komplex unterteilt. Neuerdings werden in der Sportwissenschaft allerdings die Kohlenhydrate nach ihrem glykämischen Index (GI) klassifiziert. Dieser richtet sich nach der re-

Tabelle 3. Glykämischer Index einiger gebräuchlicher Nahrungsmittel

Hoher GI-Index	Moderater GI-Index	Niedriger GI-Index
▮ Brot	Nudeln	Obst (Äpfel, Birnen, Pfirsich)
▮ Cornflakes, Müsli	Popcorn	Linsen
▮ Kartoffeln	Gekochter weißer Reis	Milch, Yoghurt, Eiscreme
▮ Melone	Maiskolben	Nüsse
▮ Honig	Orangen	Brauner Reis
▮ Soft- und Sportsdrinks		

lativen Rate der Absorption von Glukose aus dem jeweiligen Nahrungsmittel. Für Sportler wird unmittelbar nach dem Training Nahrung mit einem hohen GI-Index empfohlen. Die Glukose aus diesen Nahrungsmitteln wird schnell in die Blutbahn und darüber in die Muskulatur und die Leber aufgenommen und kann so als Energie für das nächste Training zur Verfügung stehen. Werden jedoch Lebensmittel mit einem hohen GI-Index (siehe Tabelle 3) mit Lebensmittel mit niedrigem oder mäßigen GI-Index vermischt, so vermindern diejenigen mit einem niedrigen GI-Index die Absorption der Lebensmittel mit einem hohen GI-Index. Daher wird der kluge Athlet etwas Brot, Softdrinks oder Sportdrinks zum Training mitnehmen und/oder sofort nach dem Training trinken, wenn der Blutstrom in die trainierte Muskulatur noch gesteigert ist und diese Stoffe, die für den Kohlehydrat-Aufbau in der Muskulatur und in der Leber benötigt werden, noch sehr aktiv sind. Die Aufnahme von etwas Protein, mindestens 6 Gramm, mit der Nahrung mit hohem GI-Index wird nach einem harten Training, wie z. B. mit Gewichten, Sprinten oder hartes Ausdauertraining empfohlen.

Das Überwachen des Flüssigkeitsverlustes kann das Risiko der Dehydration minimieren. Eine Abnahme des Körpergewichts von mehr als 2% während der körperlichen Anstrengung resultiert in messbare physiologische Veränderungen, die zu einer verminderten Leistung führen können. Es ist wichtig, die Athleten zum Trinken anzuregen, um den Verlust über den Schweiß auszugleichen. Dies kann durch Urin-Proben kontrolliert werden (klarer Urin ist ideal) und Messung des Körpergewichts vor und nach dem Training (Abnahme um 1 kg = 1 Liter Flüssigkeit). Für einen Wettkampf, der weniger als 60 Minuten dauert, sollte der Wasserhaushalt ausreichend sein. Für längere Wettkämpfe werden jedoch isotonische Sportgetränke (Gatorade, Exceed, etc.) empfohlen, welche das Verlangen zu trinken stimulieren. Außerdem helfen sie, das Elektrolyt-Gleichgewicht aufrechtzuerhalten und liefern Kohlenhydrate.

Antioxidantien, wie z. B. Beta-Caroten (die Vorstufe des Vitamin A), Vitamin C und Vitamin E sollten auch genommen werden, um die Menge der Antioxidantien in der Muskulatur zu erhöhen und so die Muskelschädigung im nächsten Training zu vermindern.

Mineralien und Spurenelemente, wie z. B. Zink und Magnesium sind wichtig für die Regeneration der Muskulatur nach dem Training. Jedoch

Tabelle 4. Checkliste zur Bekämpfung von Ermüdung

Nach jedem Training

- Trinken & Essen
- Gehen/Bewegung (mindestens 5 Minuten)
- Dehnungsübungen
- Heißes/kaltes Duschen

Abends/am Ende des Tages

- Heißes/kaltes Duschen, Whirlpool, Sauna
- Stretching & Massage (v. a. die Beine)
- Praktisches Entspannen 10–15 Minuten vor dem zu Bett gehen
- (Musik, Progressive Muskelrelaxation, Lesen, Visualisierung, Atmungsübungen)

Anmerkung

- Kontrollieren Sie, wie Sie sich jeden Tag fühlen
- Stehen Sie jeden Tag zur selben Zeit auf
- Dokumentieren Sie, wie Sie sich fühlen (z. B. gut, müde, abgeschlagen)
- Machen Sie mindestens 4 Stunden Pause zwischen den einzelnen Trainingsabschnitten

mögen synthetische Ergänzungsstoffe nicht so effektiv sein wie die Aufnahme über die Nahrung, da einige Elemente und Metalle mit anderen Nahrungsstoffen im Darm reagieren. Eine professionelle Ernährungsberatung wird daher für die Läufer empfohlen, die einen nicht unbedenklichen Muskelschaden erleiden oder diejenigen, die kontinuierlich ermüdet sind. Eisenmangel oder Probleme bei der Absorption sind nicht ungewöhnlich bei Sportlern beiden Geschlechts.

Wenn ein Läufer ständig müde ist, kann die folgende Checkliste helfen, mögliche Ursachen zu beseitigen und den Athleten dazu bringen, nach professioneller Hilfe zu suchen, falls die Müdigkeit anhält (Tabelle 4).

▮ Physikalische Therapie

Hydrotherapie

Wassertherapie wird viel zu wenig genutzt und im Sport bei weitem unterschätzt. Duschen, Sauna, Bäder und Wellenbäder bieten das ideale Umfeld für Dehnungsübungen und Massage. Im Gegensatz dazu bewirkt das Heiß-Kalt-Duschen und Sauna mit einem kalten Tauchbecken einen Anstieg der peripheren Durchblutung (Muskulatur/Haut) und neurale Stimulation (Nervensystem). Die Theorie hinter diesem Erfolg ist, dass abwechselndes Heiß und Kalt eine Pumpfunktion induziert durch das abwechselnde Öffnen (heiß) und Schließen (kalt) der Blutgefäße. Der Druck aus den Strömungs- und Duschdüsen steigert die Muskelentspannung durch Stimulation leichter Kontraktionen der Muskulatur. Zusammen fördern diese sowohl die physiologische Erholung, als auch die des Nervensystems. Die Wissenschaft hat gezeigt, dass der Wechsel von Heiß–Kalt nicht unmittelbar nach einer Verletzung angewendet werden sollte, jedoch sehr hilfreich nach einem harten Training ist, um Steifheit und Schmerzen zu vermindern. Sportler müssen daran erinnert werden, vorher, während und nach den Anwendungen zu Rehydrieren, da der Schweißverlust im Wasser nicht so leicht bemerkt wird.

Aquajogging

DWR wird stark unterschätzt. Die meisten Athleten oder Coaches haben andere Leute im Pool mit Schwimmwesten oder einem Laufgurt um ihre Hüften laufen gesehen und sich gefragt, was diese Leute machen. Das Benützen dieser Hilfsmittel ist eine hervorragende Erholungsstrategie nach einem harten Lauftraining oder einem Wettkampf, als Alternative zum Lauftraining oder bei Verletzungen bzw. wenn man besorgt ist, dass aus einem Wehwehchen eine Verletzung entstehen könnte.

Die DWR-Ausrüstung ist über den Handel verfügbar, jedoch finden auch einige Leute, die gute Schwimmer sind, dass sie es ohne Hilfsmittel machen können. Die Wissenschaft hat schlüssig gezeigt, dass die aerobe Kapazität bis zu 4 Wochen aufrechterhalten werden kann, wenn man bei Verletzungen DWR durchführt. Intervallläufe können im Pool im selben Maße durchgeführt werden wie auf einer Laufbahn. Somit stellt DWR eine hervorragende Alternative zum Lauftraining dar, v. a. wenn man wegen einer Verletzung besorgt ist. Jedoch gibt es Hinweise, dass die Herzfrequenz nicht die selben Bereiche erlangt. Meiner Erfahrung nach ist die Herzfrequenz generell ca. 10 Schläge langsamer, als sie auf der Laufbahn wäre. Dies kommt durch den Druck des Wassers, der den Rückfluss des Blutes zum Herzen unterstützt.

DWR kann sehr langweilig sein, da es Minuten dauert, um nur z. B. 25 Meter zurückzulegen. Ich persönlich halte DWR nur 20–30 Minuten am Stück durch, aber ich empfinde es als abwechslungsreicher, es zusammen mit einem Partner zu machen oder zwischendurch zu schwimmen.

Sportmassage

Massage ist die systematische Manipulation von Weichteilgewebe des Körpers und hilft, die toxischen Abfallstoffe des Energiestoffwechsels und Weichteilödeme zu beseitigen, die aus den geschädigten Muskelstrukturen stammen. Theoretisch hat die Sportmassage sechs wesentliche physiologisch und psychologisch positive Effekte, trotz der begrenzten Forschung auf diesem Gebiet, die irgendwelche stärkeren Auswirkungen vermuten lässt.

1. Der gesteigerte Blutstrom erhöht sowohl die Lieferung von Sauerstoff und Nahrungsstoffen zu der ermüdeten Muskulatur, als auch die Beseiti-

gung von metabolischen Abfallprodukten, wie z. B. Laktat. In Ruhe sind 4% der kleinen Blutgefäße (Kapillaren) eines Muskels geöffnet, während einer Massage hingegen 35%. Das Pressen des Muskelbauches zum Herzen hin fördert das Entleeren der Venen.

2. Die Beseitigung starker Schwellung, die häufig mit Muskelschmerzen nach dem Training verbunden ist, wird durch den vermehrten Blutfluss gesteigert.

3. Das Erwärmen und Dehnen von Weichteilgewebe durch Massage fördert die zeitweilige Flexibilität.

4. Das Pressen, Streichen, Komprimieren und Drücken der Massage hilft, Lymphflüssigkeit zurück zum Herzen und die Lymphknoten zu drainieren und dadurch Schwellungen zu vermindern, von denen man annimmt, dass sie zu den Muskelschmerzen beitragen.

5. Massage hilft, Muskeladhäsionen, -knoten und -mikrotraumata zu dehnen, welche zur Bildung von Narbengewebe führen können. So etwas erfordert 5–10 Massagen des tiefen Gewebes von 5–10 Minuten Dauer.

6. Wenn sich ermüdete und verspannte Muskulatur relaxiert, führt das zu einer Besserung unseres Gefühlszustandes. Massage hilft, Verspannungen, Ärger und Ängstlichkeit der Athleten zu reduzieren. Athleten fühlen sich in der Regel weniger erschöpft und entspannter nach einer Sportmassage.

Es gibt fünf grundlegende Bezeichnungen, die die Massagetechniken beschreiben: Vibration (Schütteln), Klopfmassage (leichte Schläge entlang der Muskeloberfläche mit lockeren Händen, allgemein vor einem Wettkampf als Muskelstimulation), Kneten (druckvolles Kneten vom Ansatz eines Muskels zum Ursprung hin, allgemein zur Erholung), Streichmassage (tiefes Ausstreichen eines Muskels entlang der Längsachse zum Herz hin, allgemein zur Erholung) und Friktion (kurzes intensives Streichen, oft verwendet, um die Narbenbildung nach Verletzungen zu vermindern).

Die Sportmassage verwendet verschiedene Kombinationen dieser Techniken. Dies wird als eine der effektivsten Methoden für die Erholung angesehen. Anwendungen erfolgen während drei Phasen des Trainings:

1. *Innerhalb des Trainings* selbst kann Massage während der Trainingsabschnitte gegeben werden, um zu helfen, mit einem anspruchsvollen Training zurechtzukommen.

2. *Vorbereitende Massage* als Teil des Aufwärmens kann 15–20 Minuten vor einem Laufwettbewerb und nach einem allgemeinen Aufwärmen, wie z. B. Joggen erfolgen. Die Techniken können variieren, sodass die Massage entweder einen überstimulierten Athleten entspannen kann oder einen apathischen anregen kann. Manchmal wird die Massage auch in einem verletzten Bereich angewendet, um diesen auf die bevorstehende Belastung vorzubereiten.

3. *Erholungmassage* wird nach einem Training oder Wettkampf verabreicht. Ein größerer Nutzen wird erreicht, wenn die Massage nach einer heißen Dusche, Bad oder Sauna angewendet wird. Diese Techniken haben das

Ziel, Muskelverspannungen und Ermüdung zu reduzieren und ein niedrigeres Stressniveau zu erreichen. Während junge Spitzensportler mindestens zwei Ganzkörpermassagen pro Woche benötigen, nimmt man an, dass für den älteren Athleten mit familiären und/oder beruflichen Verpflichtungen aus Zeit- und Kostengründen einmal pro Woche ausreichend ist. Die Sportmassage hat weltweit innerhalb der letzten 10 Jahre breite Anerkennung gefunden.

Wärmetherapie

Sauna, Wärmelampen, Dampfbäder und feuchte Wärmekissen öffnen die Blutgefäße der Haut und des umgebenden Gewebes und steigern den Blutfluss um ca. das doppelte. Dadurch wird der Wärmeverlust gesteigert. Die Auswirkung der Wärme relaxiert die Muskulatur und steigert den lokalen Blutfluss. Von Saunas wurde gezeigt, dass sie die Schlafqualität steigern und die Beseitigung von Schadstoffen über den Schweiß fördern (Cadmium, Blei, Zink, Natrium, Schwefelsäure und Cholesterin). Die Hitze erwärmt auch das zentrale Nervensystem und fördert die Nervenimpulsgeschwindigkeit. Gewöhnlich sind 5–20 Minuten in 5-minütigen Anwendungen ausreichend. Zuerst werden die Extremitäten, dann der Rumpf erwärmt.

Wärmetherapie sollte nicht angewendet werden bei:
▊ Unmittelbar nach dem Wettkampf oder Training (warten Sie 6–8 Stunden)
▊ Unmittelbar nach Verletzungen (warten Sie 3–4 Tage nach Verletzung)
▊ Schwangerschaft

▊ Fasst man alles zusammen: Zeitplanung für das Recovery-Training

Außerhalb der Saison/Ruhephase/frühe Vorbereitungsphase

Dies ist die wichtigste Zeit, um das Recovery-Training zu entwickeln. Einige der essentiellsten Erholungstechniken sollten eingeführt und während dieser Phase verstärkt werden. Diese beinhalten adäquate Ernährung, Stretching einschließlich Hydrotherapie, Massage und eine oder zwei der oben aufgeführten Entspannungstechniken.

Spezifische Vorbereitungsphase/Konditionierung/Vor-Wettkampfphase

Nun ist die ideale Zeit, um die Fähigkeiten der Planung mit einzubringen. Läufer müssen wissen, wie sie ihr Training im Verhältnis zu ihren anderen Verpflichtungen wie z.B. Beruf oder Studium, ihrem Zuhause, Familie und Sozialleben ausgewogen gestalten können. Die Zunahme in der Belastung durch das Lauftraining in dieser Phase führt zu einer gesteigerten muskulo-skelettalen Belastung. Das wird das Bedürfnis für mehr physisches Recovery-Training steigern, v. a. Ernährung, Hydrotherapie, Massage, aktive Erholungs-tätigkeiten und gemischtes Training. Es ist essentiell, das Wissen und die Möglichkeiten zu diesen Erholungstechniken zu verstärken und auszudehnen.

Psychologische Fähigkeiten, die die Muskelentspannung fördern, sind ebenfalls wichtig. Jeder Athlet sollte die Erholungstechniken üben, welche für den Wettkampf geplant sind, und sich adäquate Musik zusammenstel-len, die er während des Trainings zur Entspannung verwenden will.

Wettkampfphase

Zu diesem Zeitpunkt sollten alle Entspannungstechniken bereits automati-siert sein. Die Sportler sollten mit dem Selbst-Management der Erholungs-strategien vertraut sein. Sie sollten wissen, wie und wann sie all diese Tech-niken anwenden, und daran gewöhnt sein, diese während intensivem Wett-kampf und Training zu nutzen. Während dieser Phase mag größeres Ver-trauen auf der psychologischen Erholung auf Grund des großen Wett-kampfstresses liegen. Wird jedoch das Wettkampfprogramm zuvor geplant, und kennt und versteht der Athlet die Erfordernisse, wird das Stressniveau niedriger sein und er wird eine größere Kontrolle über seine physische und psychische Verfassung haben.

Tabelle 5. Die Verpflichtungen eines Athleten beim Recovery-Training

Aufzeichnungen und Management Strategien
Täglich
▪ Jeden Morgen die Herzfrequenz in Ruhe, Körpergewicht und Qualität des Schlafes
▪ Jeden Abend den Grad der Ermüdung/Müdigkeit während des Tages
▪ Achten Sie auf eine ausgeglichene Ernährung und planen Sie Mahlzeiten und Snacks, um das Training zu ergänzen
▪ Verwenden Sie Dusche, Bad und Sauna zum Stretching und abwechselndes heiß – kalt
▪ Entspannen Sie sich, bevor Sie zu Bett gehen (z. B. Musik, Visualisierung, PMR, Atmungs-übungen).
Wöchentlich
▪ Pausieren Sie mindestens einen Tag
▪ Planen Sie aktive Pausen ein (z. B. Stretching, abwechselndes Training)
▪ Organisieren Sie sich eine Massage (professionell, Partner) mindestens zweimal
Wöchentlicher Zeitplan (Planen Sie voraus)
▪ Schaffen Sie Prioritäten für alle Verpflichtungen während der Woche (Arbeit, Studium, Training, häusliche und soziale Anlässe)
▪ Bauen Sie einige verschiedene Erholungsaktivitäten während dieser Verpflichtungen ein (z. B. Whirlpool, Sauna).

▌ Der Sportler und das Recovery-Training

Alle Sportler, egal welchen Alters haben zwei wesentliche Verpflichtungen, wenn es um Erholung geht. Erstens müssen sie lernen, *auf ihren Körper zu hören*; und zweitens müssen sie physisch und psychisch *auf sich schauen*. Das Mindeste, was ein Athlet machen kann, um diese Verpflichtung zu erfüllen, ist in der unten dargestellten Tabelle 5 aufgeführt.

Wie verhält es sich mit der Erholung bei einem Trainingsaufwand

von zweimal täglich?

Zwei Trainingseinheiten pro Tag (oder mehr) bedeuten, dass ein Sportler den Energiehaushalt seiner Muskeln optimieren, Dehydration und Ermüdung minimieren und Erholung maximieren muss. Die Sportwissenschaft würde folgende Strategien zwischen den jeweiligen Trainingsabschnitten empfehlen:

▌ *Dehnen Sie sich unmittelbar nach dem Training.* Eine der Theorien, warum es zu Muskelschmerzen kommt, ist, dass die Muskulatur leicht kontrahiert bleibt und so an den Sehnen und Sehnenansätzen am Knochen zieht. Das Dehnen der Muskulatur und der Sehnen hilft, dieses Problem zu mindern. Unmittelbar nach einem Training oder Wettkampf ist die Muskulatur noch erwärmt, sodass das Dehnen über einen gesteigerten Bewegungsumfang durchgeführt werden kann. Es wird auch von vielen empfohlen, dass die Dehnungsübungen unter einer warmen Dusche durchgeführt werden, um die Dehnung durch die gesteigerten Temperatur im Gewebe zu erhöhen.

▌ *Gehen Sie in einen kühlen/kalten Pool oder Dusche.* Eine andere Theorie hinter den Muskelschmerzen ist die Ansammlung von Blut und Körperflüssigkeiten innerhalb des arbeitenden Muskels. Kaltes Wasser, wie bereits angesprochen, fördert die Kontraktion der Blutgefäße und dadurch das „Herauspumpen" der Flüssigkeit aus dem Muskel zurück in den Kreislauf.

▌ *Stellen Sie sicher, dass Sie Nahrung mit einem hohen glykämischen Index (GI) innerhalb der ersten 30 Minuten nach einem Trainingsabschnitt zu sich nehmen.* Üblicherweise werden im Hochleistungssport versucht, dass von dem Athleten 50 Gramm Nahrung mit einem hohen GI (schnell absorbierbar) so schnell wie möglich nach dem Training zu sich genommen werden. Unmittelbar nach dem Training ist aus bestimmten Gründen die beste Zeit, diese hohen GI-Kohlenhydrate aufzunehmen. Erstens weil dann der Blutfluss immer noch vermehrt in die während dem Training beanspruchte Muskulatur stattfindet; und zweitens weil die Glukose-Transporter, welche an der Aufnahme der Glukose aus dem Blut in die Muskulatur beteiligt sind, nach dem Training sehr aktiv sind.

▌ *Stellen Sie eine adäquate tägliche Aufnahme von Kohlenhydraten sicher.* Athleten, welche zweimal oder mehr am Tag trainieren, müssen täglich ca. 9–10 Gramm Kohlenhydrate pro Kilogramm Körpergewicht zu sich nehmen. So hat z. B. eine Studie aus dem Jahr 1991 mit Ruderern, welche zweimal pro Tag trainieren gezeigt, dass diejenigen, die diese Menge an Kohlenhydraten zu sich nehmen, mehr Glykogen im Muskel speichern konnten und als Folge daraus eine höhere durchschnittliche Leistung an einem Ruder-Ergometer erbringen konnten, als Sportler, die täglich nur 5 Gramm Kohlenhydrate pro Kilogramm Körpergewicht zu sich nahmen.

Sowohl zum Wiederauffüllen der Flüssigkeit, als auch des verbrauchten Muskelglykogens muss ein Sportler die 50 Gramm Kohlenhydrate in Form von Sportgetränken zu sich nehmen. Die Wissenschaft hat gezeigt, dass auch das Essen von ca. 1 Gramm Kohlenhydrate pro Kilogramm Körpergewicht in zweistündigen Abständen für die nächsten 4–6 Stunden hilft, die Kohlenhydratspeicher im Muskel für den nächsten Trainingsabschnitt wiederaufzufüllen. Darüber hinaus sollten auch 6–10 Gramm Proteine in die Aufnahme mit den Kohlenhydraten eingeschlossen werden, um die Muskelheilung nach sehr intensiven Training (Sprints, Krafttraining, lange oder intensive Ausdauerläufe) zu steigern. Dies erhöht die Aufnahme der Kohlenhydrate in die Muskulatur durch eine vermehrte Aktivität des Insulins und liefert auch die Aminosäuren für die Heilung der verletzten Muskelfasern.

▌ *Stellen Sie sicher, dass der Flüssigkeitsverlust wiederaufgefüllt wird.* Läufer, die mindestens zweimal täglich trainieren sollten vor, während und nach dem Lauftraining Flüssigkeit zu sich nehmen, um das Körpergewicht und das Blutvolumen aufrecht zu erhalten. Viele Sportler mögen das nicht wissen, aber es bedarf 2,7 Gramm Flüssigkeit, um 1 Gramm Kohlenhydrate in der Muskulatur und in der Leber zu speichern. Dies zeigt, wie wichtig der Flüssigkeitshaushalt bei der Erholung ist. Die allgemeinen Richtlinien schlagen vor, 500 ml Flüssigkeit 30–60 Minuten vor dem Training, 250 ml alle 15–20 Minuten während dem Training und nach dem Training 150% des verlorenen Körpergewichts zu trinken, um den Flüssigkeitshaushalt wieder auszugleichen. Die extra 50% sollen den Flüssigkeitsverlust über Urin und Nachschwitzen ausgleichen. Alkohol wird NICHT empfohlen. Dieser ist harntreibend und steigert so die Dehydration. Außerdem stört er die Wiederaufnahme der Kohlenhydrate in die Muskulatur und verlangsamt die Reparationsprozesse der Muskulatur. Trinken Sie Flüssigkeit, bis Sie einen klaren oder hellen Urin haben, da dies sehr gut die Flüssigkeitsbalance wiederspiegelt.

▌ *Stellen Sie sicher, dass der Elektrolythaushalt (Natrium) ausgeglichen wird.* Dies ist insbesondere wichtig während langer körperlicher Betätigung bei heißem oder/und schwülen Wetter. Schweiß enthält ca. 40 mEq/l Natrium. Wenn ein Sportler 1–2 l Schweiß pro Stunde verliert und zwei Stunden lang trainiert ohne das Natrium wiederaufzufüllen, dann hat er 80–160 mEq Natrium über den Schweiß verloren. Das entspricht 2–4 g Natrium oder 5–10 g Tischsalz. Die Verwendung von Sportgetränken während und nach dem Training hilft, das Natrium wiederaufzufüllen. Bei Läufern mit einem hohen Schweißverlust wird das Zugeben von Salz zu den normalen Mahlzeiten empfohlen.

▮ *Stellen Sie die Verfügbarkeit von Flüssigkeit sicher.* Sowohl Wasser als auch Sportgetränke müssen für den regelmäßig trainierenden Athleten jederzeit zur Verfügung stehen. Ein Coach kann das erreichen, indem er seine Sportler dazu anleitet, zu jedem Training zwei Trinkflaschen mitzubringen, vorzugsweise mit Sportgetränken. Eine sollte während dem Training, die andere nach dem Training getrunken werden.

▮ *Verwenden Sie Erholungstherapien.* Erholungstherapien beinhalten Sauna, Whirlpool, heiß-kaltes Duschen und Massage. Die Richtlinien dafür wurden bereits diskutiert.

▮ *Machen Sie eine vollständige Pause.* Dies kann Schlafen, Lesen, Musikhören oder einen Film ansehen beinhalten.

▮ Zusammenfassung

Recovery-Training ist der am häufigsten vergessene Bestandteil des Trainings und der am wenigsten verstandene aller Trainingsprinzipien. Jedoch ist das Recovery-Training für die Entwicklung des Athleten genauso wichtig, wie die Verbesserung der Energiesysteme, Kraft, Flexibilität und mentaler Fähigkeiten. Das Einbauen von Recovery-Training in das jeweilige Programm hat viele verschieden Vorteile, wie z. B.:

▮ Die Athleten lernen, ihre Trainingsantwort aufzuzeichnen und mit sich selbst zurechtzukommen, sodass sie mit ihrer Arbeitsbelastung und dem Stress besser zurechtkommen.

▮ Ein Nebeneffekt einer erfolgreichen Anpassung ist die Verminderung von Verletzungen, Krankheiten und Burn-out, welche oft bei überbeanspruchten Athleten und Coaches auftreten.

▮ Durch das Recovery-Training erlangen ältere Athleten und Coaches effektive Fähigkeiten für das alltägliche Leben, bezüglich Selbstbeobachtung, Selbstmanagement und Selbsterhaltung.

Erholungsaktivitäten bieten großartige Entfaltungsmöglichkeiten, um ein Trainingsregime zusammenzustellen, das exakt auf die spezifischen physiologischen und psychologischen Bedürfnisse des Athleten angepasst ist. Die Verantwortung für das Aufzeichnen der Adaptation und die Durchführung des Recovery-Trainings liegt sowohl beim Coach als auch beim Athleten. Wenn beide hart arbeiten und sich gut anpassen, können sie die beste Leistung erbringen.

▮ Literatur

1. Benjamin P, Lamp S (1996) Understanding Sports Massage. Champaign, Illinois Human Kinetics. ISBN: 0-87322-976-2. Beziehbar von Human Kinetics Australia (http://www.humankinetics.com/)
2. Burke L (2000) Nutrition for recovery after competition and training. In Burke L, Deakin V (eds) Clinical Sports Nutrition (2nd Edn), pp 396–425
3. Chiu LZ, Fry AC (2001) Post-training massage: a review for strength and power athletes. Strength and Conditioning Journal 23(4):65–69
4. Calder A (2000) Recovery Training: Advanced Coaching Study Pack. Beziehbar von der Verlagseinheit, Australian Sports Commission, PO Box 176, Belconnen ACT 2616
5. Frail H (2001) Nutrition for recovery. Sportsmed News, pp 15–17
6. Gatorade Sports Science Institute: Roundtable (1999) Helping athletes survive two-a-day practices. Gatorade Sports Science Exchange Roundtable #36, 10(2):1–5. Verfügbar auch online: www.gssiweb.com
7. Gatorade Sports Science Institute: Roundtable (2001) Speeding recovery from exercise. Gatorade Sports Science Exchange Roundtable #46, 12(4):1–4. Verfügbar auch online: www.gssiweb.com
8. Gunning L (2001) Enhancing recovery – impact of sleep on performance. Sports
9. Kellman M (ed) (2002) Enhancing recovery: preventing underperformance in athletes. Champaign, Illinois Human Kinetics. ISBN: 0-7360-3400-5. Beziehbar von Human Kinetics Australia (http://www.humankinetics.com/)
10. Mayo J (2000) Practical guidelines for the use of deep-water running. Strength and Conditioning Journal 22(1):26–29
11. Walters PH (2002) Sleep, the athlete, and performance. Strength and Conditioning Journal 24(2):17–24

■ Übertraining

T. Noakes

Von dem Moment an, an dem man sich für das erste Rennen registriert, tritt man in die Welt der Läufer und verlässt die gemütliche Sphäre des Joggers. Mit dem ersten absolvierten Rennen bekommt man einen guten Eindruck, zu was man wirklich fähig ist. Allerdings besteht die Gefahr, dass man dann natürlich schneller und schneller werden will und dem Körper oftmals mehr abverlangt, als er zu geben in der Lage ist. Ist man sich dieser Gefahr nicht bewusst, kommt es unvermeidlich zum Phänomen des Übertrainings.

Die ersten allgemeinen Symptome sind Erschöpfung, wiederholte Kopfschmerzen, Durchfall, Appetitlosigkeit und Desinteresse an Beruf und Sex. Schlaflosigkeit, frühes Erwachen, eine erhöhte Infektanfälligkeit und die Unfähigkeit zu entspannen können ebenfalls auftreten. Der Läufer versteht auch nicht, warum er trotz hartem Training seine Leistung nicht verbessern kann. In Fakt sind all diese Symptome wichtige diagnostische Zeichen und deuten dem Betroffenen an, dass der Körper Erholung benötigt und jenseits der Leistungsgrenze arbeitet.

■ Indikatoren des Übertrainings

Die erste wissenschaftliche Referenz wurde durch McKenzie [7] in 1923 gemacht. Weitere Autoren haben sich mit dem Phänomen des Übertrainings beschäftigt. Die nachfolgende Aufzählung ist eine Zusammenfassung der Indikatoren des Übertrainings:

Emotionale Veränderungen:
- Allgemeine Apathie
- Keine Freude am Laufen, Wunsch während des Trainings aufzuhören
- Lethargie, Müdigkeit
- Langweile, Depression, schlechte Laune
- Verlust der Konzentrationsfähigkeit, verminderte akademische Leistungsfähigkeit
- Änderungen des Schlafverhaltens, Schlaflosigkeit
- Schlaft ist nicht erholsam
- Appetitlosigkeit
- Verlust der Libido

Körperliche Veränderungen:
▋ Verminderte körperliche Leistungsfähigkeit
▋ Gradueller Gewichtsverlust
▋ Erhöhte morgendliche Pulsrate um mehr als 5/min
▋ Erhöhter Puls nach Routine-Training
▋ „Schwere Beine" für mehr als 24 Stunden nach Routine-Training
▋ Muskel- und Gelenkschmerzen
▋ Geschwollene Lymphdrüsen
▋ Gastro-Intestinale Beschwerden, besonders Durchfall
▋ Erhöhte Anfälligkeit für Infektionen. Allergien und Kopfschmerzen
▋ Amenorrhoe
▋ Milde Veränderungen der hypothalamischen und Nebennierenfunktion

Die logische Konsequenz des Athleten auf diese Indikatoren und die verminderte Leistung ist härter zu trainieren. Denn welche andere Erklärung als unzureichendes Training lässt die Leistungsminderung erklären. Vor allem, wenn man doch durch Krankheit Trainingseinheiten verliert. Damit ist der Teufelskreislauf perfekt. Der Athlet ist übertrainiert, körperliche und emotionale Leistungsfähigkeit fällt ab, man trainiert mehr, usw. Der einzige Ausweg ist sofort mit dem Training zu stoppen und erst dann wieder zu beginnen, wenn der Körper vollkommen erholt ist, und der Drang nach Training und Wettkampf wiederkommt. Ich glaube, der Hauptgrund warum der Athlet für Übertraining anfällig ist, ist, dass uns Läufern die Objektivität fehlt unsere ultimative Leistungsgrenze zu erkennen. Wir sind einfach nicht bereit zuzugeben, dass wir sterblich sind und eine genetische Leistungsgrenze eingebaut haben, die wir mit noch so viel Training nicht überschreiten können. Nach meiner Erfahrung entsteht Übertraining durch zwei Hauptfaktoren. Zum einen trainieren Läufer für längere Perioden intensiv, um sich auf einen Wettkampf vorzubereiten und zum anderen absolvieren die Athleten mehrere Wettkämpfe in kurzem Abstand gefolgt von einer Periode intensiven Trainings.

▋ Vorbeugung

Der entscheidende Punkt um den Zustand des Übertrainings zu vermeiden liegt im Verständnis der verschiedenen Phasen des Syndroms. Im Besonderen gilt es dem Unterschied zwischen normaler Erschöpfung nach Training und Wettkampf und der „Müdigkeit" und Erschöpfung, das den Beginn des Übertrainings signalisiert. Eines der deutlichsten Zeichen ist vom ehemaligen 5000 m Weltklasseathleten Brendan Foster [3, 4] beschrieben worden: „Man wacht müde auf und geht müde ins Bett." James Counsilman [2] hat diese Phasen 1968 das erste Mal beschrieben.

Trainingsabfall

Das erste und subtilste Zeichen ist ein Leistungsabfall im Training. Viele Weltklasseläufer haben daher Trainingsleistung und -umfang genau festgehalten. Tut man dies nicht, entgehen einem wertvolle Hinweise, und ich empfehle jedem Läufer jedes Training und Rennen genau zu notieren und zu analysieren. Vergleicht man Aufzeichnungen von identischen Trainings-sessions, ist man in der Lage die körperliche Verfassung, in der man sich gerade befindet, zu analysieren. Damit können Trainingsaufwand und -intensität genau gesteuert, und körperliche Topleistung am entscheidenden Tag erbracht werden. Ein wirklich guter Indikator ist die Herzfrequenz und die Borg-Skala [1] während des Trainings. Solange sich die Herzfrequenz im üblichen Trainingsbereich bewegt oder sogar vermindert, liegt man in grünen Bereich. Sobald man aber härter trainieren muss bei erhöhter Herzfrequenz, um die gleichen Trainingsleistungen zu erzielen, wird der Bereich des Übertrainings erreicht. Der Körper benötigt nun eine Ruheperiode und reduziertes Training.

Schwere Beine

Das Gefühl von schweren Beinen während des Trainings ist ein weiteres subtiles Zeichen. Dies tritt dann vor allem auf, wenn der Läufer mehr und mehr trainiert in dem Glauben, dass der Leistungsabfall im Training auf mangelnden Fleiß zurück zu führen ist. Die Beschwerden sind dem Muskelkater ähnlich mit allgemeiner Müdigkeit und oftmals auch Durchfall und Magen-Darm-Beschwerden. Nach einer Pause von 24–48 Stunden verschwinden diese Symptome meistens. Man sollte problemlos etwa 30 Sekunden pro Kilometer schneller laufen können. Natürlich sind die Beine bei regelmäßigem harten Training am Anfang des Trainings immer ein bisschen schwer. Nach „kurzem" Warmlaufen muss dieser Zustand aber schnell aufhören.

Beschwerden

Fühlt man sich während des ersten Laufes weiterhin schwach, hat man die Super Plods entwickelt und muss eine weitere Trainingspause einlegen. Je schwerwiegender die Symptome desto nähert man sich dem Zustand des Übertrainings. Athleten die mit dem Training fortfahren begeben sich jetzt in die Gefahr in die Phase des Übertrainings zu kommen. Die häufigsten Symptome sind: persistierender Muskelkater, Interesselosigkeit, erhöhte Herzfrequenz und Schlafstörungen. Sobald man diese Symptome entwickelt, benötigt man zwischen fünf und acht Wochen Erholung ohne auch nur an Training oder Wettkampf zu denken.

Andere Faktoren

Obwohl zuviel Training und Wettkampf die Hauptauslöser sind, gibt es andere Faktoren, die zum Übertraining prädisponieren oder die Symptome verschlimmern: schlechte Ernährung, Medikamenteneinnahme, mangelnder Schlaf, inadäquate Ruhepausen, Klimaveränderungen und andere Lebensumstände, wie Arbeitsbelastungen, emotionale Konflikte, monotones Training und Stress.

Überwachung der Frühsymptome

Zum Glück gibt es nur sehr wenige Läufer, die in den Zustand des Übertrainings kommen. Der einfachste Weg Übertraining zu vermeiden, ist es einen objektiven Beobachter – Trainer oder Freund – zu haben, der die frühen Symptome erfasst. Dazu zählen obengenannte, aber Salazar hat fünf Faktoren genannt, die den Beobachter auf den richtigen Weg führen:

▌ Zunehmenden Gewichtsverlust
▌ Eine erhöhte Flüssigkeitsaufnahme speziell abends
▌ Später als üblich ins Bett gehen
▌ Zunehmend weniger Schlaf
▌ Eine Zunahme der morgendlichen Herzfrequenz von 5–10 Schlägen pro Minute

Körperliche Veränderungen beim Übertraining

Bis jetzt kennt man die körperlichen Veränderungen, die Übertraining auslösen, noch nicht. Es gibt natürlich genügend „Experten", die dieses Phänomen als rein psychisch abtun. Studien haben gezeigt, dass durch Langstreckenlaufen Muskelschäden auftreten, und die Wiederherstellung des physiologischen Gleichgewichtes länger dauert als ursprünglich angenommen. Mit der Entnahme von Muskelbiopsien bis zu sieben Tage nach einem Wettkampf konnte gezeigt werden, dass selbst nach einer Woche der Muskelschaden noch nicht behoben war. Bei einigen Läufern wurde sogar ein Muskelschaden vor dem Wettkampf festgestellt. Eine andere Studie hat eine radioaktive Substanz (Technetium^{99m} Pyrophosphat) injiziert und abnormal hohe Konzentrationen in den Muskeln der unteren Extremität gefunden. Probanden mit der höchsten Konzentration hatten dabei die meisten Beschwerden. In einer anderen Studie wurde einer Gruppe von Marathonläufern bis zu 12 Wochen nach einem Rennen Muskelbiopsien entnommen. 48 Stunden nach dem Lauf wurden Schäden am Muskelapparat (speziell den Myofibrillen, Mitochondrien und am sarkoplasmatischen Retikulum) gefunden. Biopsien sieben Tage nach dem Lauf zeigte erste Reparationsvorgänge und ein Monat nach dem Rennen zeigte sich Evidenz von Regeneration der Muskelzellen. Dies war am ausgeprägtesten in Biopsien, die 8–10 Wochen nach dem Wettkampf genommen wurden. In älteren Läufern hat sich allerdings zum Teil Narbengewebe im Muskel gebildet. Diese Ergebnisse kann man am ehesten damit interpretieren, dass ekzentrisches Belasten von Muskeln und nicht die Entleerung der Energiereserven im Muskel für die Entstehung des Muskelschadens verantwortlich ist. Eine weitere Erkenntnis, die aus diesen Studien gezogen wurde, dass eine ständige Degeneration und Reparation im Muskel stattfindet. Dieses Gleichgewicht wird beim älteren Athleten durch ein Überwiegen der katabolen Situation zum Nachteil des Muskels verändert.

Psychologische Veränderungen beim Übertraining

Psychologische Veränderungen wurden zum ersten Mal bei Hochleistungsschwimmern untersucht. Es zeigten sich Stimmungsveränderungen die durch chronische Erschöpfungszustände, Depressionen und aggressive Stimmungslagen charakterisiert werden konnten. Diese Veränderungen waren nahezu immer reversibel, wenn man lange genug mit dem Training aussetzt. Eine Periode von drei bis sechs Wochen wird von den Autoren empfohlen.

Behandlung des Übertrainings

Hat man erst mal das Übertrainingssyndrom entwickelt, hilft nur absolute Ruhe für 6–12 Wochen. Eine Fortsetzung des Trainings oder etwaige Wettkämpfe sind kontraproduktiv. Das Ergebnis wird enttäuschend sein, und die chronische Erschöpfung lässt einen für Verletzungen oder Infektionskrankheiten anfälliger werden. Außerdem verlängert eine Weiterführung des Trainings nur das Ruheintervall. Je früher man diesen Fakt akzeptiert, umso besser. Ich empfehle übertrainierten Läufern erst dann mit dem Training anzufangen, wenn sie den Wunsch verspüren, wieder zu laufen. Da Übertraining aber meist ein chronischer immer wiederkehrender Zustand ist, muss der Läufer natürlich eine gewisse Intelligenz und Einsicht vorweisen. Es gilt zu realisieren, dass der menschliche Körper nicht eine Marathonmaschine ist. Und obwohl Menschen heutzutage in der Lage sind, Höchstleistungen zu erbringen, ist der menschliche Körper nichts weiter als ein extrem anpassungsfähiges Organ, der sich an eine Vielzahl von verschiedenen Situationen adaptieren kann, den wiederkehrenden monotonen Belastungen des Marathonlaufens aber nur bedingt gewachsen ist. Es ist daher notwendig das mentale Verlangen der körperlichen Schwäche anzupassen, sodass man dem Körper nicht kontinuierlich mehr abverlangt wie er zu geben in der Lage ist. Die erfolgreichsten Athleten trainieren weniger hart als die Konkurrenten annehmen.

▌ Literatur

1. Borg G (1973) Perceived exertion: a note on history and methods. Med Sci Sports (5):90–93
2. Counsilman JE (1968) The role of the coach in training for swimming. Pelham Books, London
3. Foster C (1998) Monitoring training in athletes with reference to overtraining syndrome. Med Sci Sports Exerc (30):1164–1168
4. Foster C, Lehmann M (1997) Overtraining syndrome. In: Guten GN (ed): Running injuries. Saunders, Philadelphia 13:173–188
4. Hikida RS, Staron RS, Hagerman FC, Sherman WM, Costill DL (1983) Muscle fibre necrosis associated with human marathon runners. J Neur Sci (59):185–203
5. Matin P, Lang G, Carretta R, Simon G (1983) Scintigraphic evaluation of muscle damage following extreme exercise. J Nuc Med (24):308–311
6. McKenzie RT (1923) Exercise in education and medicine. WB Saunders, London
7. Salazar A (1986) Quoted by Olsen E: Alberto Salazar: Body and soul. The runner 3:24–31
8. Selye H (1957) The stress of life. Green and Co., London
9. Warhol MJ, Siegel AJ, Evans WJ, Silverman LM (1985) Skeletal muscle injury and repair in marathon runners after competition. Am J Path (118):331–339
10. Waitz G, Averbuch G (1986) Grete Waitz-World Class. Warner Books, New York

■ Rehabilitation von Laufverletzungen

R. Fleischmann, B. Grimm

Eine Verletzung oder Überlastung bedeutet für einen Sportler meist die Reduktion oder Unterbrechung seiner normalen Trainingsgewohnheiten und -intensitäten, was eine Wettkampfvorbereitung erheblich beeinflusst. Ziel der therapeutischen Bemühungen ist es demnach, den Athleten in einer möglichst kurzen und effektiven Rehabilitationsphase zu seiner vollen Belastungs- und Leistungsfähigkeit zurückzuführen und möglichen Rezidiven vorzubeugen.

Die häufigsten Gründe für notwendige Rehabilitationsmaßnahmen beim Läufer sind nach den Erfahrungen in der sportphysiotherapeutischen Praxis:

Akutverletzungen
■ Muskelverletzungen wie Zerrungen und Muskelfaserrisse
■ Distorsionen und Überdehnungen
■ Rupturen des Kapsel-Band-Apparates
■ Frakturen und Knorpelschädigungen

Überlastungsprobleme
■ an Muskelinsertionen, Sehnen oder Sehnenscheiden
■ an Kapsel-Band-Apparat, Knochenhaut oder Schleimbeuteln
■ im Bereich der Wirbelsäule (Blockierungen,...)
■ Ermüdungsbrüche

Chronisch-degenerative Probleme, z. B.
■ Kalkanlagerungen an Sehnen und Bändern
■ Knorpelschädigungen und Arthrosen
■ chronische Veränderungen der Wirbelsäule

Die Rehabilitation eines Sportlers nach derartigen Schäden und Verletzungen lässt sich grob in folgende *Nachbehandlungsphasen* einteilen:

■ **Phase 1:**
Beseitigung von Erguss und Schwellung
Schmerzlinderung

▌ **Phase 2:**
Wiederherstellung der physiologischen Funktion
Schmerzfreiheit in Ruhe

▌ **Phase 3:**
Aktives Training mit zunehmender Belastung (im schmerzfreien Bereich!!)
Stabilisierung der physiologischen Funktion

▌ **Phase 4:**
Wiedereingliederung in die sportliche Belastung
Erreichen der schmerzfreien Maximalbelastung
Präventivmaßnahmen zur Erhaltung der physiologischen Funktion

▌ Therapeutische Maßnahmen

Die Art und Zusammensetzung der eingesetzten therapeutischen Techniken und Maßnahmen unterscheidet sich je nach Verletzungsart und Phase der Rehabilitation. So wird bei einer akuten Verletzung (z.B. Ruptur des Kapsel-Band-Apparates) am Anfang eine schnelle Reduzierung des Ergusses im Vordergrund stehen, während z.B. bei einer chronischen Überlastung einer Muskelinsertion unmittelbar auf die Behandlung der Sehne und die Beseitigung der Überlastungsursache eingegangen wird.

Im Folgenden nun eine detailliertere Beschreibung und Begründung der unterschiedlichen Behandlungsmöglichkeiten entsprechend der o.g. Phaseneinteilung:

In **Phase 1**, der Akutphase der Verletzung, geht es in erster Linie um eine Reduzierung von Erguss und Schwellung sowie um Schmerzlinderung.

Hierbei ist die *manuelle Lymphdrainage* das erste Mittel der Wahl. Durch die entstauenden Griffe erzielt man eine, oft schon während der Behandlung sichtbare, Umfangsreduzierung; die taktilen Reize auf die Hautrezeptoren bewirken zudem eine ausgezeichnete Entspannung und damit Schmerzlinderung.

Diese manuelle Behandlung wird ergänzt durch eine *feucht-kühle Kompressionsbandagierung*, welche eine zusätzliche Entstauung bewirkt und durch die gemäßigte Kälte (ca. 10–12 °C) eine Überwärmung im gereizten Bereich reduziert. Auch so genannte „Hot-Ice"-Umschläge mit in Eiswasser getränkten Schwämmen und Binden werden in diesem Zusammenhang gerne empfohlen. (Bei Hautverletzungen oder frischen Narben wird selbstverständlich nur trockene Kälte appliziert!) Zur Schmerzlinderung und auch zur Entstauung kann außerdem *Elektrotherapie* angewendet werden.

Durch Hochlagern und Schonen der betroffenen Extremität soll der Patient die vorgenannten Maßnahmen ebenso unterstützen und ergänzen, wie evtl. durch Salbenverbände, Quarkumschläge oder Medikamenteneinnahme.

Aktiv wird in dieser Phase an nicht betroffenen Körperteilen gearbeitet. So lässt sich nicht nur die *allgemeine Fitness* (insbes. Kraft und Ausdauer) möglichst gut erhalten, sondern über die Kräftigung kontralateraler Extremitäten auch ein so genannter *"Overflow-Effekt"* auf das betroffene Körperteil erzielen (wichtig zur Atrophieprophylaxe). Eine *Mobilisierung der angrenzenden Gelenke* ist sowohl zum Erhalt deren Beweglichkeit als evtl. auch zur Thromboseprophylaxe notwendig.

In **Phase 2**, wenn Schwellung und Erguss weitestgehend abgeklungen sind, geht es um die Wiederherstellung der physiologischen Funktion der betroffenen Strukturen. Es kommen diverse, v. a. manuelle Techniken zum Einsatz, um geschädigtes Gewebe und gestörte Gelenkfunktionen positiv zu beeinflussen:

Die manuelle Lymphdrainage geht fließend über in eine sanfte *Massage*, die für eine weitere Entspannung des Gewebes sorgt und die Elastizität steigert.

Mit *Querfriktionstechniken* aus der manuellen Therapie wird gezielt eine Ausrichtung der Faserstruktur im verletzten Gewebe unterstützt. (Diese Technik wird auch allgemein zur Anregung der Heilungsvorgänge verwendet, z. B. bei Ansatztendinosen.) Die Narbenbildung kann dahingehend positiv beeinflusst werden, dass die Narbe weniger voluminös und möglichst elastisch und verschieblich wird – also dem umliegenden Gewebe bestmöglich angeglichen.

Bei Wirbelsäulenproblematiken haben die klassische Massage und die Unterwassermassage eine sehr große Bedeutung, weil sie Muskelverspannungen am schnellsten reduzieren. Ergänzend können gezielte Entspannungstechniken zum Einsatz kommen.

Eine gestörte Gelenkfunktion verbessert man mit Hilfe *manualtherapeutischer Mobilisationstechniken*, wenn schmerzfrei möglich, bis zur Erlangung des vollen physiologischen Bewegungsumfangs.

Die manuellen Techniken werden unterstützt durch den Einsatz von *Ultraschall* (zum Lösen von Verklebungen und Ablagerungen) und *Elektrotherapie* (zum Abschwellen und zur Schmerzlinderung, evtl. auch zur Atrophieprophylaxe).

Außerdem sollten weiterhin benachbarte Gelenke mobilisiert und die dazugehörige Muskulatur gedehnt werden, da es durch Schonhaltung häufig zu Bewegungseinschränkungen kommt.

Sehr wichtig ist die Kräftigung entsprechender Synergisten, Antagonisten und der gesamten Stützmuskulatur (wobei die isolierte Kräftigung bestimmter Muskelgruppen je nach Schädigung anfangs kontraindiziert sein kann). Ein Mittel der Wahl zur *Kräftigung und Koordinationsschulung* sind die PNF-Techniken, da hiermit gezielt Muskelgruppen sowie einzelne Muskeln auch in exakt selektierten Teilabschnitten von Gesamtbewegungen trainiert werden können. „Richtige" Bewegungsmuster sind so wieder zu erlernen und zu stabilisieren. Sehr häufig nämlich entstehen Überlastungsprobleme, aber auch Akutverletzungen, aufgrund muskulärer Dysbalancen und einer daraus resultierenden Fehlmotorik, die sich aus verschiedenen Gründen (alte Verletzungen, falsches Erlernen neuer Techniken, zu einseitiges Training usw.) eingeschlichen haben können.

Des Weiteren kann mit Training unter Teilentlastung begonnen werden. Hierzu eignen sich z. B. bestimmte Übungen und Ausgangsstellungen auf dem Pezzi-Ball, um bestimmte Körperteile zu entlasten und andere zu trainieren. Durch entsprechende Aufgabenstellung sollte hierbei sowohl das propriozeptive Training als auch die Muskelkräftigung berücksichtigt werden.

Mit fortschreitender Heilung (in etwa **Phase 3**) nimmt das aktive Training in den Bereichen Koordination/Propriozeption und Kraft einen immer höheren Stellenwert ein, während passive Maßnahmen wie Massagetechniken, Kälte-/Wärmebehandlungen, Elektrotherapie nur noch begleitenden und behandlungsoptimierenden Charakter haben.

Im *propriozeptiven Training* kommen u. a. folgende Geräte zum Einsatz:
▌ Airexmatte
▌ Weichbodenmatte
▌ Therapiewippe/-kreisel
▌ Minitrampolin
▌ Posturomed
▌ Hindernisgehbahn bzw. -laufbahn

Der Schwierigkeitsgrad der Übungen wird mit entsprechenden Trainingsgeräten und Aufgabenstellungen mehr und mehr angehoben. Beispiel für eine mögliche Steigerung der Anforderungen im Einbeinstand auf dem Therapiegerät:

z. B. exakte Körperhaltung in Ruhe > mit Bewegung > mit offenen/geschlossenen Augen > mit Fremdeinwirkung > mit Gewichten > mit Bewegen von Gewichten oder Sportgeräten (z. B. Ball) > mit bewegten Geräten von „außen" (Ball zuwerfen).

Auch bei der *Muskelkräftigung* wird die Intensität gesteigert, soweit dies schmerzfrei möglich ist. Neben höheren Widerständen bei den PNF-Übungen kommen nun ein Training an Kraftmaschinen und entsprechende Freiübungen, z. B. Squats/Kniebeugen, in Frage. Mit Laufübungen, Sprüngen und reaktivem Training kann je nach Verletzung langsam begonnen werden.

Außerdem erhält der Athlet ein Heimprogramm z. B. mit Theraband, Gewichten und Freiübungen. Dieses sollte aber koordinativ nicht zu schwierig sein, da die Selbstkontrolle einer exakten Bewegungsausführung nicht immer gewährleistet ist und es sonst von neuem zu Fehl- und Ausweichbewegungen kommen kann.

Wie in den vorhergehenden Therapiephasen bleibt die Kräftigung von Begleit- und Stützmuskulatur mit einer hohen Gewichtung im Therapieprogramm enthalten. So ist bei Läufern eine optimale Becken- und Rumpfmuskulatur wichtige Voraussetzung für eine erfolgreiche und beschwerdefreie Ausübung des Sports.

Oft weisen zudem die Fußextensoren und die kleinen Fußmuskeln Schwächen auf, die beim Sportler zu Beschwerden führen können. Man darf schließlich nicht vergessen, dass ein gesunder Fuß mit leistungsfähiger Fußmuskulatur einen entscheidenden Teil der Dämpfungsarbeit beim Laufen übernimmt und somit bei optimaler Funktion die darüberliegenden Gelenke und die Wirbelsäule entlastet werden. Ein Training der Fußmuskulatur z. B. mit Theraband, Murmeln, Bleistiften (Greifübungen) oder einem Mais- oder Sandkasten (für Bewegungsübungen gegen Widerstand) kann bei entsprechenden Defiziten oder auch präventiv sinnvoll sein.

Mit zunehmender Belastbarkeit gehen die Therapiemaßnahmen mehr und mehr in ein therapeutisch gesteuertes freies Training (**Phase 4**) über. Besonders bei Verletzungen der unteren Extremitäten kommt es zu einer deutlichen Fehlmotorik und es ist wichtig, dem Läufer sobald wie möglich einfache „Laufaufgaben" (Vorwärts-, Rückwärts-, Seitwärts-, Slalomlaufen...) zu stellen. Oftmals nämlich ist schon sehr bald nach einer Verletzung das „Geradeauslaufen" kein Problem mehr, wohingegen bei Richtungsänderungen oder Bodenunebenheiten noch Fehlbelastungen und Ausweichbewegungen auftreten können. Dies kann in Folge zur nächsten Verletzung bzw. Überlastung führen.

Die genannten „Laufaufgaben" beginnen auf ebenem, festem Boden und steigern sich über ebenen, nachgiebigen zu unebenem Untergrund (Rasen>Wiese>Wald) bis zu geneigtem Untergrund (am Hang laufen). So wird das Rezeptorensystem geschult, wieder auf alle von außen einwirkenden Reize zu reagieren, was einen optimalen Schutz unseres physiologischen Systems (Kapsel-, Band-, Muskel-, Sehnen-, Knochen- und Knorpelgewebe) gewährleistet.

Ein so genanntes „Lauf-ABC", welches zur Grundschulung und zum regelmäßigen Training eines Läufers gehören sollte, wird ebenfalls in den Therapieplan integriert (verschiedene Laufformen wie Dribbling, Skipping, Kniehebeläufe, Sprungläufe, ...). Die schwierigste koordinative Aufgabe stellt das Laufen mit „Fremdsteuerung" dar, wobei dem Läufer Richtungsänderungen und Aufgaben von außen vorgegeben werden, ohne dass er diese vorhersehen kann. Hier bietet sich als Training zunächst das so genante „Spiegellaufen" an, bei dem sich zwei Athleten gegenüber stehen und der eine Partner Laufrichtung und -art des anderen genau spiegelbildlich folgen muss. Hierbei lassen sich zur Steigerung auch Aufgabenstellungen wie Zwei- oder Einbeinsprünge integrieren.

Eine weitere Form des "Laufens mit Fremdsteuerung" ist Laufen im Spiel, wobei die Anforderungen hier sehr komplex werden. Die Aufgaben werden durch Mitspieler und Gegner gestellt, der Sportler muss situativ entsprechend reagieren und hat als zusätzliche koordinative Anforderung das Spielgerät (z. B. Ball) mit einzubeziehen.

Bei allen neu in den Therapieplan aufgenommenen koordinativ anspruchsvollen Übungen, wie z. B. dem Laufen auf unebenem Untergrund, ist darauf zu achten, dass der Sportler zwar gut erwärmt, aber keinesfalls körperlich oder geistig ermüdet ist. Dies würde das motorische Lernen ebenso wie die koordinativen Fähigkeiten allgemein negativ beeinflussen. Verminderte Aufmerksamkeit und Reaktionsfähigkeit führen zu erhöhter Verletzungsgefahr.

Die genannten sportartspezifischen Therapieaßnahmen bereiten das neuromuskuläre System auf die hohen Anforderungen im Sport vor und sind somit bedeutsam für eine möglichst vollständige Wiedererlangung der prätraumatischen Leistungsfähigkeit.

Weiterhin bleiben natürlich auch Therapiemaßnahmen aus den ersten Behandlungsphasen erhalten. Stets haben beim Läufer Massagen zur Lockerung oder leichte Dehnungsprogramme einen positiven Effekt, da sie die Regeneration (wie beim gesunden Athleten) fördern und daraus resultierend der Körper auf nachfolgende Trainings- und Therapiereize besser reagieren kann. Auf alle Fälle sollte der Sportler auch ein präventives Gymnastikprogramm mit Dehnungs- und Kräftigungsübungen an die Hand bekommen, das ganzjährig regelmäßig durchzuführen ist.

Entscheidend während des gesamten Rehabilitationsverlaufes ist es stets, parallel zur Behandlung, die eigentliche Ursache für die Verletzung bzw. Überlastung zu finden. Auch Akutverletzungen, besonders wenn ähnliche oder gleiche Traumata schon mehrmals aufgetreten sind, müssen nicht nur durch Zufall oder „Pech" entstanden sein. Aufgabe des Therapeuten ist das Herausfinden und Beseitigen von Fehlmotorik und muskulären Dysbalancen; in Zusammenarbeit mit einem Trainer oder Sportwissenschaftler können zudem spezielle Technikfehler erkannt und bearbeitet werden.

Vorbeugend sollte ein abwechslungsreiches Training zur Vermeidung von einseitigen Bewegungsabläufen beitragen. Wichtig ist es, eine Schulung der Feinkoordination und körperlichen Beweglichkeit und Geschicklichkeit in das regelmäßige Trainingsprogramm zu übernehmen, ebenso wie die Kräftigung von Rumpf-, Stütz-, und Begleitmuskulatur.

Zusammenfassend kann festgestellt werden: Ein Läufer sollte nicht nur „Geradeauslaufen". In sein Trainingsprogramm gehören:

▮ Laufen auf verschiedenem Untergrund
▮ Laufen in verschiedenem Gelände
▮ Spiele (z. B. ein 15-minütiges lockeres Basketballspiel verändert nach einem Dauerlauf gleich wieder den einseitigen Muskeltonus)
▮ Krafttraining
▮ Koordinationstraining
▮ Gezieltes, *konzentriertes* Gymnastikprogramm (täglich, z. B. 10 min)
▮ Ausgleichssport wie Schwimmen und Radfahren
▮ Passive Pflege und Regeneration (Massage, Sauna...)

Alle Athleten sollten bedenken: oft trägt eine Regenerationseinheit zur Leistungssteigerung mehr bei als eine Belastungseinheit.

Viel Erfolg!!

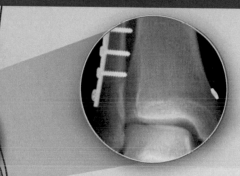

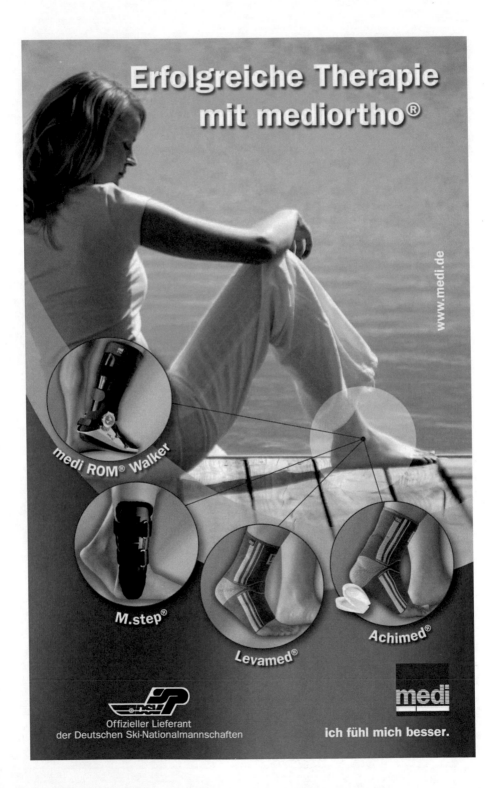